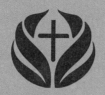

全国高职高专医药院校护理专业
"十三五"规划教材(临床案例版)

供护理、助产等专业使用

丛书顾问 文历阳 沈彬

护理导论
（临床案例版）

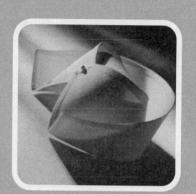

主　编　朱　红　邹金梅
副主编　林　波　白建民
编　者　（以姓氏笔画为序）
　　　　白建民　南阳医学高等专科学校
　　　　吕孝臣　皖西卫生职业技术学院
　　　　朱　红　山西同文职业技术学院
　　　　孙天聪　四川卫生康复职业学院
　　　　李雨昕　四川医科大学
　　　　吴明柯　南阳医学高等专科学校
　　　　邹金梅　四川卫生康复职业学院
　　　　张晓怡　山西职工医学院
　　　　林　波　皖西卫生职业学院
　　　　罗玉娇　四川医科大学

华中科技大学出版社
http://www.hustp.com
中国·武汉

内 容 简 介

本书是全国高职高专医药院校护理专业"十三五"规划教材(临床案例版)。

本书主要包括:认识医院和护理,初步掌握护理学理论,护士怎样才能做好护理工作,培养护士进行健康教育的能力等内容。

本书可供护理、助产等专业使用。

图书在版编目(CIP)数据

护理导论:临床案例版/朱红,邹金梅主编.—武汉:华中科技大学出版社,2015.3(2022.4重印)
全国高职高专医药院校护理专业"十三五"规划教材
ISBN 978-7-5680-0756-6

Ⅰ.①护… Ⅱ.①朱… ②邹… Ⅲ.①护理学-高等职业教育-教材 Ⅳ.①R47

中国版本图书馆 CIP 数据核字(2015)第 058545 号

护理导论(临床案例版) 朱 红 邹金梅 主编
Huli Daolun (Linchuang Anli Ban)

策划编辑:周 琳
责任编辑:熊 彦
封面设计:原色设计
责任校对:曾 婷
责任监印:周治超
出版发行:华中科技大学出版社(中国·武汉)　　电话:(027)81321913
　　　　　武汉市东湖新技术开发区华工科技园　　邮编:430223
录　　排:华中科技大学惠友文印中心
印　　刷:武汉开心印刷有限公司
开　　本:880mm×1230mm　1/16
印　　张:11.25
字　　数:387千字
版　　次:2022年4月第1版第7次印刷
定　　价:38.00元

本书若有印装质量问题,请向出版社营销中心调换
全国免费服务热线:400-6679-118　竭诚为您服务
版权所有　侵权必究

全国高职高专医药院校护理专业"十三五"规划教材（临床案例版）教材编委会

丛书学术顾问　文历阳　沈　彬

委　员（按姓氏笔画排序）

付　莉	郑州铁路职业技术学院
冯小君	宁波卫生职业技术学院
朱　红	山西同文职业技术学院
刘义成	汉中职业技术学院
李红梅	山西医科大学汾阳学院
邹金梅	四川卫生康复职业学院
范　真	南阳医学高等专科学校
罗金忠	贵州城市职业学院
金庆跃	上海济光职业技术学院
周　涛	泰州职业技术学院
桑未心	上海东海职业技术学院
黄　涛	黄河科技学院
黄岩松	长沙民政职业技术学院
曹新妹	上海交通大学医学院附属精神卫生中心
章正福	滁州城市职业学院
雷良蓉	随州职业技术学院
谯时文	乐山职业技术学院

前言
Qianyan

为贯彻《中共中央国务院关于深化教育改革,全面推进素质教育的决定》和国家中长期教育规划精神,根据专业知识和服务能力、学业证书和职业资格证书并重的教学改革理念,在教育部高职高专相关医学类专业教学指导委员会的指导下,由华中科技大学出版社组织全国多家示范院校或示范专业的专家和骨干教师,编写了以高职高专护理专业"双证书"为特色的规划教材,以适应护理专业人才培养的需求。《护理导论》即是其中之一。

《护理导论》是护理专业学生的专业基础入门课程教材,旨在通过体现"知识、能力、素质"的专业教育思想,激发学生热爱专业的情感,提高专业服务意识,培养科学精神和创造性思维习惯,对学生认识护理、了解护理、热爱护理、学习护理,都起着重要的引导和奠基作用,对学生掌握相应的基础理论、基本操作技能具有重要的指导作用。

本书坚持"市场为导向、就业为前提、能力为重点、素质为根本"的原则,贯穿"项目导向、任务分解、标准对接"的编写思路,从"整体、实用、易学"的角度,将传统的教学内容整合成四个项目十一个任务。项目有引导,任务有要求。阐述明了,举例生动,互动具体。四个项目分别为认识医院和护理、初步掌握护理学理论、护士怎样才能做好护理工作、培养护士进行健康教育的能力;依托任务内容设置知识链接、课堂互动、附录资料、能力检测及参考答案等;末尾附教学大纲作为各校教学使用的参考。

本书在编写过程中,参考、借鉴了一些成果,并得到了山西同文职业技术学院、华中科技大学出版社及各位编者所在单位领导和老师的大力支持和帮助,在此一并表示衷心感谢。

本课程教学以理论阐述为主,一直因"枯燥""不生动"带来教学上的困扰。本书进行了较大力度的整合和改革,但由于编者学识水平和经验有限,书中难免有不足之处,恳请各位读者不吝指正。

朱 红

目录

项目一 认识医院和护理 / 1
  任务一 认识我国医疗卫生服务体系 / 1
  任务二 认识护理和护理学 / 8
  任务三 认识护士 / 22

项目二 初步掌握护理学理论 / 30
  任务一 学会应用相关护理学理论 / 30
  任务二 学会应用护理专业理论 / 45

项目三 护士怎样才能做好护理工作 / 60
  任务一 重视护理工作中各种人际关系的处理 / 60
  任务二 培养护士科学思维的习惯和能力 / 70
  任务三 培养护士按照程序进行护理工作的素质和能力 / 87
  任务四 培养护士依法执业的意识及能力 / 107

项目四 培养护士进行健康教育的能力 / 135
  任务一 认识健康与疾病 / 135
  任务二 具备进行健康教育的素质和能力 / 142

附录 / 156
  附录A 项目/任务教案设计(注:相当于传统的预习) / 156
  附录B 项目任务书(根据教学内容酌情参考使用) / 156
  附录C 项目/任务完成评价书 / 156
  附录D 《护理导论》教学大纲 / 157

参考答案 / 161

参考文献 / 174

项目一 认识医院和护理

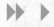

护理导论是护理专业学生的专业入门课程。通过学习,能够让学生系统了解护理专业及专业相关的知识背景,引导学生明确护理学的基本理论及学科框架,深入了解专业,提高专业素养。

本项目的基本任务就是通过了解我国医疗和护理的组织系统,让护生逐步深入认识和了解医院、护理、护理学和护士等概念,为自己成为合格护士奠定扎实的专业知识基础,为后续项目学习起到承上启下的作用。

任务一 认识我国医疗卫生服务体系

学习目标

1. **素质目标**:培养护生热爱护理工作,激发其成为优秀护士的热情。
2. **能力目标**:初步了解医院总体布局与功能,写出二甲以上医院见习报告或说出布局分布。
3. **知识目标**:熟悉我国医疗卫生服务体系相关基本概念和构成;掌握我国护理系统相关概念和体系构成。

【重点难点】

重点:医院的布局和功能;城乡三级卫生网;护理组织系统。

难点:医疗卫生服务体系组织结构和功能。

一个国家医疗卫生服务体系的建设和发展,不仅关系到人民健康、社会稳定,更影响着这个国家国民素质和国家未来,关系着整个国家经济的建设和发展。随着国家的日益强盛,我国对医疗卫生服务体系建设的重视和资金的投入也在逐年增加,一个从人员到设施、从生理到心理、从治疗到预防、从医院到社区、从服务于患病群体到关注全民健康的综合性卫生服务体系已基本完善。

一、了解我国医疗卫生服务体系

医疗卫生服务体系是指不同层次的医疗卫生机构在提供医疗、预防、保健、康复、计划生育、健康教育和科研工作等卫生服务过程中,所形成的具有一定结构和功能的有机整体。

我国医疗卫生服务体系(medical health system)的组织设置包括卫生行政组织、卫生事业组织、群众卫生组织和其他卫生组织。我国医疗卫生服务体系是整个国民经济体系中的一个重要分支,为执行新时期的卫生工作方针,实现卫生工作总目标,提高广大人民群众的健康水平,承担着组织保障作用。

(一)我国医疗卫生服务体系的组织结构和功能

1. 卫生行政组织

(1)组织体系:国家设国家卫生和计划生育委员会(简称卫计委),省、自治区、直辖市及各地市均设相应的卫生和计划生育委员会,由卫生和计划生育专职干部负责所辖地区的卫生和计划生育工作。

(2) 主要功能：根据党和国家对社会经济发展的统一要求，制定全国和地方卫生职业发展总体规划、方针和政策；制定有关卫生工作的法律、法规、技术标准和重大疾病防治规划；制定医学科研发展规划，组织科研攻关；根据国家卫生法规和标准对社会公共卫生、劳动卫生、食品、药品、医用生物制品和器材等行使监督权；对重大疾病及医疗质量等实施监控；制定爱国卫生方针、政策和措施，并组织实施。

2. 卫生事业组织 卫生事业组织是具体开展业务工作的专业机构。按工作性质不同，大体可分为7个类别，见表1-1-1。

表1-1-1 我国卫生事业组织专业机构一览表

类 别	包 含 机 构	主要功能或任务
医疗预防机构	医院、护理院、康复医院、医疗保健院、养老院、疗养院、门诊部等	诊疗和预防疾病，是分布最广、任务最重、卫生人员最集中的机构
卫生防疫机构	疾病预防控制中心，职业病、地方病、结核病、寄生虫病等防治机构，食品卫生监督所，国家卫生检疫机构等	对危害人体健康的影响因素进行监测、监督和控制，如环境卫生、食品卫生、学校卫生等
妇幼保健机构	妇幼保健院（站、所）、妇产医院、计划生育机构等	保护、监督和控制影响妇女和儿童健康的各种因素；为妇女和儿童提供公共卫生和基本服务
医学教育机构	医学院校、卫生学校等	发展医学教育，培养医药卫生人才
医学科学研究机构	医学科学院、中医研究院、预防医学中心、各种医学研究所等	医药卫生科学研究；推动医学科学和公共卫生事业发展
传统医学机构	中医院、中医药大学、中药制药厂等	研究并传承中医中药学，培养现代中医中药人才，推动中西医结合发展
药品、生物制品、卫生材料的生产、质检、管理机构	药品检验所、生物制品研究所等	发展我国医药学、保证用药安全

3. 群众卫生组织 群众卫生组织是由专业或非专业人员在政府行政部门领导下，按不同任务所设置的机构。按人员组成和活动内容不同，可分为三类。见表1-1-2。

表1-1-2 我国群众卫生组织机构一览表

类 别	包 含 机 构	主要功能或任务
由国家机关和人民团体代表组成	爱国卫生运动委员会、地方病防治委员会等	组织有关单位和部门做好卫生工作，协调各方力量，推动群众性除害灭病及卫生防病等工作
由卫生专业人员组成的学术性团体	中华医学会、中华护理学会、中华药学会、中华预防医学会及各地分会等	提高医药卫生技术、开展各类学术活动、经验交流、科普咨询等
由卫生工作者和群众卫生积极分子组成的基层群众卫生组织	中国红十字会、各地方红十字会等	协助各级政府部门，开展群众卫生和社区福利救济等工作

4. 其他卫生组织 国家较大的部委也成立了卫生机构，其行政管理归属于相应的部门，卫生专业活动受主管部门和当地卫生管理组织双重管理，并接受隶属于卫生和计划生育委员会的卫生机构的指导、帮助和协作。

（二）城乡三级医疗卫生网

1. 城市医疗卫生网 大城市的医疗卫生机构一般分为市、区、基层三级，见图1-1-1。中小城市一般分为市、基层两级。市级相关机构设备完善、技术较高、功能齐全,区级是桥梁,基层主要是服务。

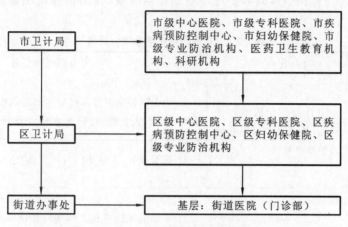

图 1-1-1　我国城市医疗卫生网

2. 农村医疗卫生网　我国约 70% 人口在农村,加强农村卫生事业建设一直是国家卫生工作的重点。经过几十年的努力,我国农村已形成以县级医疗卫生机构为中心,乡卫生院为枢纽,村卫生室为基础的三级医疗卫生网,见图 1-1-2。

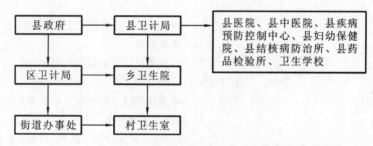

图 1-1-2　我国农村医疗卫生网

课堂互动:
能否简要概括一下我国医疗卫生体系的组织结构和功能?

知识链接

《中国的医疗卫生事业》白皮书(节选)

从反映国民健康状况的重要指标看,中国居民的健康水平已处于发展中国家前列。2010 年人均期望寿命达到 74.8 岁,其中男性 72.4 岁,女性 77.4 岁。孕产妇死亡率从 2002 年的 51.3/10 万下降到 2011 年的 26.1/10 万。婴儿死亡率及 5 岁以下儿童死亡率持续下降,婴儿死亡率从 2002 年的 29.2‰ 下降到 2011 年的 12.1‰,5 岁以下儿童死亡率从 2002 年的 34.9‰ 下降到 2011 年的 15.6‰。

……

截至 2011 年底,全国医疗卫生机构达 95.4 万个(所),与 2003 年比较,医疗卫生机构增加 14.8 万个(所)。执业(助理)医师 246.6 万人,每千人口执业(助理)医师数由 2002 年的 1.5 人增加到 1.8 人。注册护士 224.4 万人,每千人口注册护士数由 2002 年的 1 人增加到 1.7 人。医疗卫生机构床位数 516 万张,每千人口医疗卫生机构床位数由 2002 年的 2.5 张提高到 3.8 张。

……

二、了解我国护理组织系统

为保证我国护理工作高效运转和护理事业的稳定发展,我国护理组织系统已初步建立并逐步健全,见表1-1-3。

表1-1-3 我国护理组织系统一览表

组织名称		组织性质	主要职责和任务
卫生行政部门护理管理机构	卫计委护理管理机构	卫计委下设医政司护理处,是国家护理行政管理最高机构	1. 为全国城乡医疗机构制定和组织实施有关护理工作的政策、法规、人员编制、管理条例、工作制度、职责和技术质量标准等; 2. 配合教育、人事部门对护理教育、人事等工作进行管理
	省、自治区、直辖市等行政部门护理管理机构	属各省、地、市卫计委医政处行政主管,配中级职称以上护理专干1名	1. 根据上级精神和工作实际情况,制定本地区护理工作的具体方针、政策、法规和护理操作标准; 2. 制定发展规划和工作计划; 3. 听取工作汇报,组织检查执行情况; 4. 研究解决存在的问题
医院内的护理组织机构		各医院护理管理指挥系统	1. 300张床位以上医院实行护理部主任—科护士长—护士长三级负责制; 2. 300张床位以下医院实行总护士长—护士长二级负责制; 3. 500张床位以上医院配专职护理副院长且兼任护理部主任,另设2名副主任; 4. 300~500张床位以下医院(或虽不足300张床位,但教科研任务重),设护理部主任1名,副主任1~2名; 5. 300张床位以下医院设总护士长1名; 6. 100张床位或有3个护理单元或任务繁重科室,可设科护士长; 7. 病房设护士长,其他独立单元有5名以上护士时,可设护士长1名; 8. 任务繁重科室可设副护士长; 9. 病房护理管理实行护士长负责制

三、认识医院

(一)医院的概念和性质

1. 医院的概念 医院是对广大人民群众进行防病治病,以提供诊疗和护理服务为主要目的的医疗事业机构。医院具有一定数量的病床与配套设施、相应的专业技术人员和必要的医疗设施设备。医务人员通过运用医学科学理论和技术,通过集体协作,对住院或门诊患者实施科学而正确的诊疗和护理服务。

2. 医院的性质 "医院是防病治病、保障人民健康的社会主义卫生事业单位,必须贯彻党和国家的卫生工作方针政策,遵守政府法令,为社会主义现代化建设服务"。因此,我国医院的基本性质包括公益性、生产性和经营性三个方面。医院工作具有的特点:以患者为中心,具有科学性、技术性、实践性、连续性、社会性、群众性、规范性和随机性,是一种复合型劳动。

(二)医院的任务和类型

1. 医院的任务 医院的任务是以医疗工作为中心,在提高医疗质量的基础上保证教学和科研任务的完成,同时做好预防和社区卫生服务工作,如指导基层计划生育和妇幼保健、健康教育、家庭卫生服务、疾病普查等工作。

2. 医院的类型 根据不同的分类方法,可将医院划分为不同的类型(表1-1-4、表1-1-5)。

表1-1-4 医院类型划分一览表

分类方法	医院类型划分
按收治范围分类	综合性医院、专科医院
按特定任务分类	军队医院、企业医院、医学院校附属医院等
按所有制分类	全民所有制医院、集体所有制医院、个体所有制医院、中外合资医院
按卫计委分级管理制度分类	三级十等医院(三级,即一、二、三级;十等,即一、二、三级医院又分为甲、乙、丙等和三级医院增设特等)

表1-1-5 三级十等医院类型及任务一览表

医院等级	服务范围	医院类型	主要功能或任务
一级医院	服务一定社区(≤10万人口)	农村乡镇卫生院、城市街道医院、企业职工医院等	1. 提供医疗、一级预防和卫生保健; 2. 是社区初级卫生保健的主要机构; 3. 是三级医疗网络的基础
二级医院	跨多个社区(半径人口在10万以上)	市级、县级、省辖市的区级、相当规模的职工医院等	1. 提供医疗护理、预防保健、康复服务; 2. 参与指导高危人群监测; 3. 接受一级医院转诊; 4. 指导基层医院开展一定程度的教学与科研工作
三级医院	跨地区、省市,以及向全国提供诊疗服务的高级别医疗机构	国家、省市、直属大医院及医学院校附属医院等	1. 是国家高层次医疗卫生服务机构; 2. 是医疗、教育、预防和科研相结合的技术中心; 3. 直接对一、二级医院进行业务指导和技术培训,承担教学、科研任务

(三)医院的组织结构

虽然不同级别的医院所承担的社会职能和服务功能有所不同,但医院的机构设置基本相同,一般由三大系统构成(表1-1-6)。

表1-1-6 医院的组织结构

医院系统	主要功能	所含部门
医疗部门(临床部门)	是医院的主体; 是提供医疗护理服务的业务科室	门诊和病区,设内科、外科、妇产科、儿科、眼科、口腔科、耳鼻喉科、皮肤科、中医科、急诊科等
医疗辅助部门(医疗技术部门)	是帮助临床部门诊断、治疗、照顾患者的业务科室	药剂科、临床检验科、影像诊断科、麻醉科、病理科、供应室、营养科等
行政后勤部门	为临床科室和医疗辅助科室服务	医院办公室、医务科、护理部、科研和教学科、财务科、设备物资供应科、保卫科等

课堂互动:

在你的居住地和上学的城市里,有多少所三甲医院?又有哪些专科医院?

(四)医院业务科室设置与护理工作

医院业务科室设置一般包括门诊部、急诊科和病区三大部分。根据业务科室的不同特点和任务进行设置和布局,护理工作也各有侧重,见表1-1-7。

表1-1-7 医院业务科室设置与护理工作

科室	特点	设置与布局	护理工作
门诊部	1. 是窗口和一线; 2. 人员多、流动性大、易交叉感染	挂号处、收费处、各科诊察室、化验室、药房、综合治疗室等	1. 预检分诊; 2. 安排候诊与就诊; 3. 执行治疗工作; 4. 消毒隔离; 5. 健康教育,保健咨询
急诊科	1. 是抢救生命第一线; 2. 配备综合素质高的护士; 3. 管理和技术应做到标准化、程序化、制度化	1. 预检处、诊疗室、治疗室、抢救室、监护室、观察室; 2. 挂号室、收费室、药房、化验室、X射线室、心电图室等	1. 预检分诊:一问、二检、三分诊、四登记; 2. 抢救工作:做好准备、配合抢救; 3. 观察病情:设观察床,留观时间3～7天
病区	是跨地区、省市,以及向全国提供诊疗服务的高级别医疗机构	国家、省市、直属大医院及医学院校附属医院等	1. 是国家高层次医疗卫生服务机构; 2. 是医疗、教育、预防和科研相结合的技术中心; 3. 直接对一、二级医院进行业务指导和技术培训,承担教学、科研任务

四、了解社区

(一)社区

1. 社区 社区是指一定地域内,具有某些共性的人群在社会生活中所形成的共同体,是构成社会的基本单位。

2. 社区要素 社区的要素包括:人口、地域、共同的社会意识、生活方式、文化传统及行为规范、管理机构等。

(二)社区服务

1. 社区服务 社区服务是指一个社区为满足其成员物质生活与精神生活需要而进行的社会性福利活动。

2. 社区服务内容 社区服务主要包括:老年人服务、残疾人服务、婴幼儿服务、青少年服务、拥军优属服务、社会救助服务、文化娱乐服务、便民生活服务、民俗改革服务、精神卫生服务和社区卫生服务等11项服务内容。

(三)社区卫生服务

1. 社区卫生服务 社区卫生服务是指社区内的卫生机构及相关部门根据社区内存在的主要卫生问题,合理使用社区的资源和适宜技术,主动为社区居民提供的基本卫生服务。

2. 社区卫生服务特点 社区卫生服务的特点:以人群健康为中心,以家庭为单位,以社区为范围,以需求为导向,以妇女、儿童、老年人、慢性病患者、残疾人等为重点,以解决社区主要卫生问题和满足基本卫生服务需求为目的,融预防、医疗、保健、康复、健康教育、计划生育服务等为一体,是一种有效、经济、方便、综合、连续的基层卫生服务。

(四)社区护理

1. 社区护理 社区护理是社区卫生服务的重要组成部分。社区护理是以护理学和公共卫生学的理论和技术,借助社区基层卫生机构的力量,在社区范围内开展以社区人群为服务对象,以促进和维护社区内个人、家庭及人群健康为目的,集预防、保健、医疗、康复、健康教育和计划生育指导为一体的系统化整体护理服务。

2. 社区护理特点 社区护理的特点是以健康为中心,以人群为主体,需要多部门合作,工作具有长期性等。

3. 社区护理内容 社区护理工作的主要内容包括:社区健康护理,家庭健康护理,健康教育,计划免疫与预防接种,传染病防治,健康体检,参与社区康复、精神卫生、慢性病防治,参与计划生育技术服务的宣传、教育与咨询,承担社区卫生服务相关人员的协调与联络工作等。

要点小结

作为一名护生,通过本任务的学习,应该了解我国医疗卫生服务体系、我国护理组织系统的特点,并能认识医院,了解社区,能解释医院、社区护理等概念,简述卫生系统组织分类,医院的功能、分类,医院护理管理组织系统、社区护理工作内容等。重点应掌握:护理组织系统、医院的任务和分类、我国三级医疗卫生网。

能力检测

一、名词解释

1. 医疗卫生服务体系
2. 医院
3. 社区护理

二、简答题

1. 简述医疗卫生服务体系的组织设置。
2. 阐述医院的功能。
3. 简述社区卫生服务的特点。

三、选择题(5个备选答案中可能有1个或1个以上正确答案)

1. 卫生行政组织的主要功能不包括( )。
   A. 贯彻实施党和政府的卫生工作方针、政策   B. 领导全国与地方卫生工作
   C. 提出卫生事业发展的战略目标、规划   D. 制定医疗卫生法规和进行督促检查
   E. 承担医药学和保证安全用药的任务

2. 主要承担预防疾病任务的机构是( )。
   A. 医疗预防机构   B. 卫生防疫和妇幼保健机构
   C. 医学教育机构   D. 医学科研机构
   E. 药品、生物制品、卫生材料的生产单位

3. 医院的主要功能是( )。
   A. 预防保健   B. 社区卫生服务   C. 医疗   D. 教学   E. 科研

4. 医院工作的特点不正确的是( )。
   A. 以患者的疾病为中心   B. 科学性、技术性强
   C. 随机性大、规范性强   D. 社会性、群众性强
   E. 是复合型和创造性劳动

5. 农村乡、镇卫生院和城市街道卫生院属于( )。
   A. 一级医院   B. 二级医院   C. 三级医院   D. 四级医院   E. 五级医院

6. 对前来门诊就诊的患者,护士应首先进行( )。
   A. 卫生指导   B. 健康教育   C. 预检分诊   D. 心理安慰   E. 查阅病案

7. 不属于预检分诊内容的是（　　）。
   A. 询问病史　　B. 观察病情　　C. 初步判断　　D. 安排候诊　　E. 分诊指导
8. 下列不属于门诊候诊室护士工作职责的是（　　）。
   A. 按挂号顺序安排就诊　　　　　　　　　B. 扼要了解病情
   C. 随时观察候诊者的病情变化　　　　　　D. 科普教育
   E. 候诊者多时应帮助医生一起参加诊治
9. 门诊发现传染病患者首先应（　　）。
   A. 消毒环境　　B. 隔离就诊　　C. 提前就诊　　D. 健康教育　　E. 报告疫情
10. 当候诊患者出现高热、剧痛、呼吸困难、出血、休克等情况时，应立即（　　）。
    A. 测量生命体征　　　　　　B. 报告医生　　　　　　C. 精神安慰
    D. 安排提前就诊　　　　　　E. 观察病情进展

四、实践与操作

1. 医院是救死扶伤的地方，作为护士，你是否对我们工作的地方真的了解呢？按卫计委医院分级管理制度医院应如何分类？通过讨论交流，总结列举你学校所在地各个二甲以上医院的种类。

2. 见习：以个人或5人以下小组为单位，就近选择一家二甲以上医院进行见习，并写出见习报告。报告内容应包括：见习的时间、地点、人物、主题、见习内容、见习收获与体会。见习内容可用文字或图示加文字表述。

（朱　红）

任务二　认识护理和护理学

学习目标

1. 素质目标：培养对护理工作的热爱，逐步建立职业认同感。
2. 能力目标：能够正确认识护理专业，具有现代护理观。
3. 知识目标：掌握护理学的基本概念；熟悉现代护理学发展的阶段及特点、护理学的任务、目标、实践范畴、工作方式；了解护理学发展史中重要的人物和事件。

【重点难点】
重点：护理和护理学相关概念；护理的四大基本概念内涵。

难点：正确阐述护理相关概念的内涵。

一、护理学的发展史

护理学产生于人类的生存需要，它的发展与人类文明进步息息相关。学习护理学的发展史，有助于我们认识和理解护理的本质，同时也可以使我们了解护理发展过程中的经验及教训，鉴古知今，从而更好地促进护理学的发展。

（一）古代护理的孕育

1. 人类早期的护理

（1）自我护理　自从有了人类就有了生老病死，原始医护照顾也就开始萌芽。在原始社会中，人类居住在山林和洞穴中，靠采集和渔猎生活，生存环境恶劣，人们常常因伤病而受到死亡的威胁。为了谋求生存，人类在与自然作斗争的过程中，逐渐积累了丰富的经验，逐渐形成了"自我保护"式的医疗照顾。如人们发现食用某些食物而导致腹部不适时，用手抚摸可减轻疼痛，于是便形成了原始的按摩疗法；人们学会用火，结束了"茹毛饮血"的生活，减少了胃肠道疾病的发生，人类开始了解饮食与胃肠道疾病的关系；人们将烧热的石块置于患处可减轻疼痛，即最原始的热疗。

(2) 家庭护理　为了抵御险恶的生存环境，人们逐渐群居，形成以家族为中心的部落，自我护理进入家庭护理阶段。在母系氏族时代，妇女承担起了照护的责任，她们凭借慈爱的本性和保护家人的责任，借代代相传的经验去照顾家庭中的伤病者和弱者。她们用一些原始的方法为伤病者解除痛苦，促进康复。

(3) 宗教护理　在原始社会中，医护照顾长期与宗教迷信活动联系在一起。由于当时人类对疾病还没有正确的认识，把疾病看成是神灵主宰或魔鬼作祟，于是巫师应运而生。巫师采用祷告、念咒、放血、冷热水泼浇等驱除鬼怪巫术治疗疾病。与此同时，也有人应用草药或一些治疗手段治病。此时，迷信、宗教与医药混合在一起，医巫不分。

随着人类文明的发展，人们对疾病有了进一步的认识，一部分人摒弃了巫术，只给患者用草药和一些简单的治疗手段，加上饮食调理和生活照顾，形成了集医、护、药于一身的原始医生，医巫分开。在一些文明古国，如中国、印度、埃及、希腊、罗马、巴比伦，逐渐发展了应用各种草药、动物药、矿物药治疗疾病；重视饮食调养、环境及个人卫生、疾病预防，并出现了止血、缝合、绷带包扎、催吐、灌肠等治疗护理技术。

公元初年，基督教兴起，开始了教会对医疗护理长达一千多年的影响。教徒们宣扬"博爱"、"牺牲"等思想，神职人员在传播宗教信仰、广建修道院的同时，还开展医病、济贫等慈善事业，并建立了医院。这些医院最初为收容徒步朝圣者的休息站，后发展为治疗精神病、麻风等疾病的医院或养老院。一些献身于宗教的妇女，在从事教会工作的同时，还参加对老弱病残人员的护理。护理工作开始由家庭走向社会。虽然她们当中的多数人并未受过专门的训练，但因出于博爱、济世救人的思想而认真工作、热忱服务，这种奉献精神，受到了社会的赞誉和欢迎。这是早期护理的雏形，对护理事业的发展有着良好的影响。

2. 中世纪的护理　中世纪(公元476—1453年)的护理工作主要受到宗教和战争的影响。中世纪的欧洲，由于政治、经济、宗教发展，教会争夺权力，导致战争频发，疫病流行，迫切需要大量的医院和护士，这对护理的发展起到了一定促进作用，逐渐形成了宗教性、民俗性、军队性的护理社团。13—14世纪，罗马天主教皇掌握了欧洲许多国家的宗教大权，在欧洲各国广建教堂和修道院，建立了数以百计的大小医院，但这些医院大多数条件很差，没有足够的护理设备、管理混乱。这些医院的护理工作主要由修女承担，她们以良好的道德品质提供护理，但由于没有受过正规的专业训练，再加上条件的限制，护理工作多限于简单的生活照顾。

3. 文艺复兴时期的护理　文艺复兴时期(14—17世纪)，西方称之为科学新发现时代，由于文艺复兴、宗教改革以及工业革命的影响，文学、科学、艺术、医学等领域获得了巨大的发展。在此期间，建立了许多图书馆、大学、医学院校，出现了一批医学科学家，如瑞士医生帕拉塞尔(Paracelsas)在药物化学方面有很大的贡献；比利时医生维撒留斯(Vasalius)写出了第一部《人体解剖学》，英国的威廉哈维(William Harvey)发现了血液循环的原理。从此，近代医学开始朝着科学的方向发展，并逐渐成为一门独立的专业。

但是护理工作却仍然停留在中世纪的状态，并由于重男轻女、宗教改革及工业革命的影响，使护理陷入了长达200年的黑暗时期。由于重男轻女的影响，当时的妇女得不到良好的教育；宗教的改革使医院中的修女不能留在医院或其他医疗场所继续照顾患者；工业革命的影响，使人们拜金意识增强，爱心被削弱，因此，护理工作不再由具有仁慈博爱精神的神职人员担任，而主要是由一些为生活所迫的贫困人家的妇女来担任。她们既无护理经验，又缺乏爱心及工作热情，爱慕钱财，服务态度恶劣，致使护理工作陷入瘫痪的状态。

(二) 现代护理学的诞生

19世纪初，随着社会的发展，社会对护理的需求日益增加，欧洲相继开设了一些护士训练班，护理工作的质量及社会地位有所提高。1836年，德国牧师弗里德尔(Fliedner)在凯塞威尔斯城建立了世界上第一个较正规的护士训练所，佛罗伦斯·南丁格尔(Florence Nightingale)曾在此接受训练,见图 1-2-1。现代护理学的发展主要是从南丁格尔时代开始的。

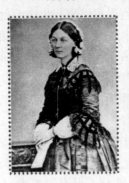
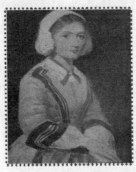
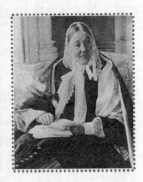

图 1-2-1　南丁格尔图像

1. 南丁格尔生平　19 世纪中叶,南丁格尔(1820—1910 年)首创了科学的护理专业,被尊为现代护理的创始人。她对护理的贡献非常深远,她使护理学逐步走上了科学化、专业化、正规化的道路。

南丁格尔 1820 年 5 月 12 日出生于父母旅行之地——意大利佛罗伦萨。其家庭为英国的名门贵族家庭,她从小受到了良好的教育,精通英、法、德、意等国语言,具有较高的文化修养。她从小受到母亲仁慈秉性的影响,少年时代就表现出很强的慈爱心,乐于助人、接济贫困人家、关心伤病者。她长大后经常去看望和照顾附近村庄的贫苦患者和亲友中的病弱者,在从事慈善活动中,深深体会到十分需要训练有素的护士。1850 年,她不顾家庭的阻挠和社会舆论的反应,慕名前往当时最好的护士培训基地——德国的凯塞威尔斯城学习护理,并对英、法、德等国的护理工作进行了考察。1853 年,在慈善委员会的帮助下,在英国伦敦成立了看护所,从此,开始了她的护理生涯。

1854 年 3 月,克里米亚战争爆发,当时英国的战地医院条件极差、管理不善,又缺乏具有医学护理知识的护理人员,大批伤病员由于得不到合理的照顾而死亡,病死率高达 50%,引起了英国民众的极大震惊和不满。南丁格尔得知后,立即去函当时的英国陆军大臣,要求自愿率领护士赴前线进行战地救护。1854 年 10 月,南丁格尔被任命为"驻土耳其英国总医院妇女护士团团长",率 38 名护士抵达战地医院,克服重重困难,投入紧张忙碌的抢救工作。南丁格尔带领护士为伤病员清洗伤口,消毒物品,消除虫害,维持清洁,改善医院病房环境;改善伤病员膳食,以增加营养;建立阅览室和娱乐室,重整军中邮务,以便士兵与亲人通信,满足伤病员身心两方面的需求。夜晚,她经常手持油灯巡视,安慰那些伤病的士兵,因此被誉为"提灯女神"、"克里米亚天使"。由于她和全体护理人员的努力,在半年时间内,英国前线伤病员的死亡率降到了 2.2%。南丁格尔和她所带领的护理团队的行为及护理成效,震动了全英国,改变了人们对护理的看法。为了表彰南丁格尔的卓越功绩和支持她的工作,公众募款建立了南丁格尔基金。1907 年,英国国王授予南丁格尔最高国民荣誉勋章,她是英国妇女中第一位受此殊荣的人。南丁格尔终身未婚,将自己的一生都奉献给了护理事业。南丁格尔于 1910 年 8 月 13 日逝世,享年 90 岁。为了纪念她,国际护士会建立了南丁格尔国际基金,向各国优秀护士颁发奖学金供进修学习之用,并将每年 5 月 12 日——南丁格尔诞辰日定为国际护士节。1912 年,国际红十字会设立了南丁格尔奖章,作为各国优秀护士的最高荣誉奖,每两年颁发一次,见图 1-2-2。从 1983 年到 2013 年,我国共有 68 人获此殊荣。

2. 南丁格尔对护理学的主要贡献

(1) 创办了世界上第一所护士学校　经过克里米亚战争的护理实践,南丁格尔更加坚信护理是一门科学,必须由接受过正规训练的护士担任。1860 年,南丁格尔在英国的圣托马斯医院(St. Thomas Hospital)创办了世界上第一所护士学校——南丁格尔护士训练学校(Nightingale Training School for Nurses),开展了正规的护理学教育。南丁格尔的办学宗旨是将护理作为一门科学的职业,采用新的护理教育体制和方法来培养护士。从 1860 年到 1890 年,学校共培养学

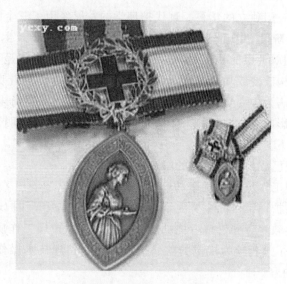

图 1-2-2 南丁格尔奖章

生 1005 名,她们学成以后,在各地推行护理改革,开办护士学校,弘扬南丁格尔精神,促进了护理事业的迅速发展。国际上称这一时期为"南丁格尔时代",这是护理学发展的一个重要转折点,也是护理步入专业化的开始。

(2) 撰写著作,指导护理工作　南丁格尔一生写了大量的笔记、书信、报告和论著,其中最有名的是《医院札记》(Notes on Hospital)和《护理札记》(Notes on Nursing)。在医院札记中,她提出了改进医院的建筑和管理方面的意见。《护理札记》阐述了护理工作应遵循的指导思想和原理,如精神对身体的影响,并对环境、卫生、采光、声响、个人卫生、饮食、病情观察等做出详细论述,此书作为当时护士学校的教科书广泛应用,被称为护理工作的经典著作。此外,她还写下了有关福利、卫生统计、社会学等方面的著作,迄今仍有指导意义。

(3) 创立了一整套护理制度　为了提高护理工作的效率和质量,南丁格尔强调在设立医院时,必须首先制定相应的规章制度,采用系统化的护理管理方式,制定医院设备和环境方面的要求。在护理组织机构的设立上,要求每个医院必须设立护理部,并由护理部主任来管理护理工作,同时要适当授权,以充分发挥每位护理人员的潜能。

(4) 为护理走向科学化奠定了基础　南丁格尔认为护理是科学与艺术的结合,有其组织性、务实性和科学性。她明确了护理学的概念和护士的任务,提出了公共卫生的护理思想,重视患者的生理及心理护理,并发展了自己独特的护理环境学说。她的护理理念确立了护理的专业地位,为现代护理学的发展奠定了基础。

(5) 其他方面　南丁格尔强调了护理伦理及人道主义观念,要求护士不分民族、种族、信仰、贫富,平等对待每一位患者。另外,她还注重护理人员的训练及资历要求等。

知识链接

南丁格尔誓约

余谨于上帝及公众前宣誓,愿吾一生纯洁忠诚服务,勿为有损无益之事,勿取服或故用有害之药,当尽予力以增高吾职业之程度,凡服务时所知所闻之个人私事及一切家务均当谨守秘密,予将以忠诚勉助医生行事,并专心致志以注意授予护理者之幸福。

课堂互动:
请谈谈你对南丁格尔的认识,她的事迹,对你树立正确的护理专业思想有何帮助?

(三) 现代护理学的发展

自南丁格尔在圣托马斯医院建立护士学校以来,欧美各国南丁格尔护士学校纷纷建立,受过正规训练的护士大批增加,护理专业化进程加快。护理学开始形成了自己的理论和实践体系,逐渐发展成为医学领域中一门独立的学科。现代护理学的发展经历了三个阶段。

1. 以疾病为中心的阶段　20世纪前半叶,随着科学技术的进步及生物科学体系的建立,"生物医学模式"形成。人们对健康的认识是"健康就是没有疾病,有病就是不健康",认为疾病是细菌或外伤引起的机体结构改变或功能异常,因此一切医疗行为都围绕着疾病进行,以消除病灶为根本目标,形成了"以疾病为中心"的医学指导思想。在当时,护理学尚未形成自己的理论体系,受这种医学指导思想的影响,协助医生诊断和治疗疾病就成为这一时期护理工作的主要内容。

此期护理的特点如下。

(1) 护理性质:护理已成为一种专门的职业。

(2) 护士角色:护理工作从属于医疗,护士是医生的助手。

(3) 护理工作内容:护理工作的主要内容是观察病情、执行医嘱和护理技术操作。

(4) 护理教育:护理教育者和管理者把护理操作技能作为护理工作质量的关键,在长期的护理实践中逐步积累形成了一套较为规范的疾病护理常规和护理技术操作常规,护理教育类同于医学教育,未突出护理内容。

(5) 局限:在护理过程中没有认识到人的整体性,仅重视局部疾病护理,忽视了对人全面的照顾。

2. 以患者为中心的阶段　20世纪中叶,随着自然科学和社会科学的发展,人们对健康与疾病有了新的认识,形成了"生物-心理-社会医学模式"。1948年,世界卫生组织(WHO)提出了新的健康观——"健康不但是没有躯体疾病,还要有完整的生理、心理状态和良好的社会适应能力",新的健康观为护理科研和实践提供了广阔的领域,护理逐步从以疾病为中心转向以患者为中心。

此期护理的特点如下。

(1) 护理性质:护理是一个独立的专业。

(2) 护士角色:护理不再从属于医疗,医护双方是合作伙伴关系,护士是医生的合作者。

(3) 护理工作内容:护理工作不再是单纯被动地执行医嘱和进行护理操作,护士应用护理程序的工作方法,主动为患者实施身心及社会等各方面的照护。

(4) 护理教育:逐步形成护理学的理论知识体系,有较规范的护理教育体系。

(5) 局限:护理人员的服务对象局限于患者,工作场所局限在医院内。

3. 以人的健康为中心的阶段

进入20世纪70年代以后,随着社会的发展、科学技术的进步以及人们物质生活水平的提高,人类疾病谱发生了很大变化。过去威胁人类健康的传染病得到了很好的控制,而与人们行为和生活方式密切相关的疾病如心脑血管疾病、糖尿病、意外伤害等成为威胁人类健康的主要问题。人们对健康的认识以及对健康的需求发生了巨大变化。1978年世界卫生组织(WHO)提出"2000年人人享有卫生保健"的战略目标,使"以人的健康为中心的护理"成为广大护理人员工作的中心和努力的方向。

此期护理的特点如下。

(1) 护理性质:护理学发展成为一门独立的学科。

(2) 护士角色:护士已成为健康保健服务的主要力量。

(3) 护理工作内容:护理的任务已经超出原有的患者或疾病护理的范畴,扩展到对所有人、生命周期所有阶段的护理。

(4) 护理工作场所:从医院扩展到了家庭、社区、社会。

(5) 护理教育:护理教育形成了从专科、本科到硕士、博士培养的完整体系,以满足护理专业发展的需要。

(四) 中国护理学的发展

1. 中国古代医学与护理　我国的传统医学历史悠久,在传统医学中,医、护、药不分,强调"三分治七分养",养即护理。按阴阳、五行、四诊、八纲辨证施治,病因方面考虑内伤七情、外感六淫等心理及环境因素,治疗时把人作为一个整体来全面考虑。

在我国古代医学书籍及历代名医传记中,记载了丰富的护理知识及技术,许多内容对现代护理仍然有指导意义。我国著名的中草药著作《神农百草》,记载了包括汉代以前的用药知识;春秋末年齐国名医扁鹊提出了"切脉、望色、听声、写形、言病之所在"的经验,记述了病情观察的方法和意义;西汉时期的《黄帝内经》是我国现存最早的医学经典著作,强调了人的整体观和疾病预防思想,记载了疾病与饮食调节、精神因素、自然环境和气候变化的关系;东汉末年名医张仲景在《伤寒杂病论》中,发明了猪胆汁灌肠术、人工呼吸和舌下给药法,提倡生活有规律、劳逸结合、饮食节制等养生之道;三国时期外科鼻祖华佗在医治疾病的同时,竭力宣传体育锻炼,以增强体质,预防疾病;唐朝杰出的医药学家孙思邈著有《千金要方》及《千金翼方》,提出了医者应有高尚的医德,也提出了凡衣服、巾、枕等不与别人通用的预防观点,还创造了细葱管导尿法;明朝医学专家李时珍所著《本草纲目》,对我国及世界药物学的发展均有很大影响。

在我国传统医学中,虽然有许多行之有效的护理思想和方法,但由于医、护、药不分,所以护理并没有得到独立的发展。

2. 中国近代护理的发展　我国近代护理事业的兴起,是在鸦片战争前后,随着西方宗教和医学的进入而开始的。

1835年,英国传教士巴克尔(Parker)在广州开设了第一所西医院,两年后,这所医院以短训班的形式开始培训护理人员。

1884年,美国妇女联合会派到中国的第一位护士兼传教士麦克尼(Mckechnie),在上海妇孺医院推行"南丁格尔"护理制度,并开设护士训练班。

1888年,美国护士约翰逊女士(Johnson)在福州医院创办了我国第一所护士学校。

1900年以后,中国各大城市建立了许多教会医院,并设立了护士学校,逐渐形成了我国护理专业队伍。

1909年,中国护理界的群众性学术团体——"中华护士会"在江西牯岭成立(1936年改名为"中华护士学会",1964年改名为"中华护理学会")。

1920年,北京协和医学院开办高等护理教育,学制4~5年,是中国第一所具有本科水平的护士学校,五年制学生毕业时被授予理学学士学位。同年,第一本护理期刊《护士季报》创刊。

1922年,"中华护士会"加入国际护士会,成为第十一个会员国。

1931年,由政府开办的中央护士学校在南京成立,成为我国第一所公办护士学校。

1934年,教育部成立护理教育专门委员会,将护理教育改为高级护士职业教育,招收高中毕业生,护理教育纳入国家正式教育体系。

1936年,卫生部开始管理护士注册事宜。要求护理学校的学生毕业后参加护士会考,会考及格者颁发证书,经注册后领取护士证书。

抗战期间,许多医护人员奔赴延安,在解放区设立了医院,并培养护士。1931年在江西开办了"中央红色护士学校",1941年在延安成立了"中华护士学会延安分会"。护理工作受到了党中央的重视和关怀,毛泽东同志于1941年和1942年曾亲笔题词:"尊重护士,爱护护士","护理工作有很大的政治重要性"。

3. 中国现代护理的发展　新中国成立后,我国医疗卫生事业在"面向工农兵、预防为主、团结中西医、卫生工作与群众运动相结合"的四大卫生工作方针指导下,得到了很大的发展,护理工作进入了一个崭新的时期。尤其是在党的十一届三中全会后,改革开放的政策进一步推动了护理事业的发展。

1)护理教育体制逐步完善

(1)学历教育多层次　1950年,新中国第一届全国卫生工作会议将护理专业教育列为中等教育范畴,学制3年,由卫生部制订全国统一教学计划,成立教材编写委员会统一编写教材,同时规定了护士学校的招生条件。

1961年,北京第二医学院恢复开办高等护理教育。

1970年后,为了解决护士短缺的问题,许多医院开办了二年制的培训班。

1976年后,我国护理教育进入恢复、整顿、加强和发展的新阶段。

1979年后,卫生部为了保证护理质量,先后发出了《关于加强护理工作的意见》和《关于加强护理教育工作的意见》的通知,大力扶持护理工作和护理教育事业。在恢复中等护理教育以后,逐渐恢复和发展了高等护理教育。

1980年,南京医学院率先开办了高级护理专修班,学制3年,毕业后获得大专学历。

1983年,天津医学院首先开设了护理本科专业,学制5年,毕业后获得医学学士学位。

1984年,教育部、卫生部联合召开全国高等护理专业教育座谈会,明确要求建立多层次、多规格的护理教育体系,培养高层次护理人才,充实教学和管理等岗位,以提高护理工作质量,促进护理学科发展,尽快缩小与发达国家的差距。

1985年,全国11所医学院设立了护理本科教育。

1992年,北京医科大学开始招收护理学硕士研究生,并逐渐在全国建立了数个硕士学位授权点。

1996年,中国协和医科大学率先成立护理学院。

2004年,第二军医大学、中南大学等院校开始招收护理学博士研究生,结束了我国内地无护理学博士教育的历史。

自此,我国形成了中专、专科、本科、硕士、博士多层次的护理教育体系。

(2) 教育形式多样化　为了更好地培养护理人才,满足人民群众日益增长的健康需求,各地区开展了各种形式的护理教育,形成了自考教育、函授教育、全日制普通教育、岗位培训教育、继续教育等多种形式的护理教育体系。1997年,中华护理学会在无锡召开继续护理教育座谈会,制定了继续护理教育的法规,我国继续护理学教育走向制度化、规范化、标准化。

2) 临床护理实践领域日益扩展

自1950年以来,我国临床护理工作一直以疾病为中心,护士作为医生的助手,主要是协助医生诊断和治疗疾病,护理技术操作常规也是围绕完成医疗任务而制定。

1980年改革开放以后,逐渐引入国外有关护理的概念和理论,认识到人的健康受生物、心理、社会等诸多因素的影响,护理人员开始积极探讨以患者为中心的护理模式。20世纪80年代初期,在美籍护理专家李式鸾的帮助下,护理人员引进了以护理程序为中心的责任制护理,主动评估、分析、判断、满足患者的需求。20世纪90年代以后,美籍华人护理专家袁剑云博士将整体护理思想引入我国,整体护理模式迅速在我国各地医院试点和实践,同时护理工作的内容和范围也不断扩大,护理人员开始尝试在家庭、社区及其他机构开展护理服务,护理对象不仅有患者,也有健康人。以人的健康为中心的护理模式,迅速在我国护理界展开。护理人员的专业水平也日益提高,在临床工作中开展了大量新业务、新技术,如大面积烧伤护理、器官移植护理、显微外科护理、重症监护、介入治疗护理等专科护理,同时中西医结合护理、家庭护理、社区护理也得到了迅速发展。

3) 护理管理体制逐步健全

(1) 健全管理体系　为了加强对护理工作的领导,提高护理质量,国家卫生部医政司设立了护理处,负责统筹全国护理工作,制定有关政策法规。各省、市、自治区卫生厅(局)在医政处下设专职护理管理干部,负责协调管辖范围内护理工作。1986年后,各地医院相继恢复了护理部,初步形成了"护理部主任-科护士长-护士长"三级管理体系或"总护士长-护士长"二级管理体系。

(2) 护理管理法制化　1979年卫生部颁发了《卫生技术人员职称及晋升条例(试行)》,明确规定了护理专业人员的初级、中级和高级职称,依据这一条例,各地制定了护士晋升考核的条件和具体内容。1993年卫生部颁发了新中国成立以来第一个关于护士执业注册的部长令和《中华人民共和国护士管理办法》。1995年6月举行了全国首届护士执业考试,考试合格获得执业证书方可申请注册。1997年卫生部颁布了《继续护理教育试行办法》,1998年卫生部颁布了《临床护士规范化培训试行办法》。2008年5月12日开始实施《护士条例》。这些"办法"、"条例"的颁布与实施,标志着我国的护理管理工作走上了法制化轨道。

（3）护理管理科学化　护理管理已逐渐从经验管理走向科学管理,护理管理者除了综合运用行政、经济、法律手段以外,还要运用心理学的方法和技巧,借鉴全面质量管理、全面经济核算、ABC时间管理、计算机辅助管理等先进的管理方法,使护理管理方法逐步走向科学化。

4）护理科研发展迅速

随着高等护理教育的恢复和发展,本科以上学历的毕业生开始进入临床护理、护理教育、护理管理岗位,有力地推动了护理科研的发展。护理科研呈现出广域性、前瞻性和综合性的特点,研究方法呈现出多样化和跨学科的特点。1991年,中华护理学会设立了护理科技进步奖;2009年该奖项被科技部批准改名为"中华护理学会科技奖"。随着护理科研水平的提高,护理人员撰写的论文数量和质量也显著提高,护理学杂志逐年增多。1954年创刊了《护理杂志》(1981年复刊后更名为《中华护理杂志》),以后又有《护士进修杂志》、《实用护理杂志》等20多种护理期刊相继创刊。护理科研在临床护理、护理教育、护理管理中广泛开展,对我国护理理论体系的完善以及实践水平的提高,起到了非常重要的推动作用。

5）学术交流活动日益繁荣

1950年以后,中华护士会(后更名为中华护理学会)积极组织国内的学术交流。1977年以来,中华护理学会和各地分会先后恢复,总会多次召开全国性的学术经验交流会,各地分会也普遍举办了各种不同类型的专题学习班、研讨会等。中华护理学会还成立了学术委员会和各专科护理委员会。

随着改革开放的不断深入,国际学术交流日益增多,1980年以后,中华护理学会及各地护理学会与国际间的学术交流更加频繁,与美国、英国、澳大利亚、加拿大、日本、德国等国家建立了学术联系。通过互访交流、互派讲学、培训师资、联合培养等方式与国际护理界交流学习,这些国际交流逐步缩短了我国护理与国外护理之间的差距,促进了我国护理学科的发展。

（五）21世纪我国护理学的发展趋势

随着社会的发展,人们的健康意识和健康需求不断提高,人们更加关注自身的健康和生活质量,对卫生服务提出了更多、更高的要求,护理专业面临着新的机遇与挑战,我国护理学在21世纪呈现出以下发展趋势。

1. 护士高学历化　随着人们卫生服务需求的提高以及护理专业向国际化迈进,我国护士需要不断提升自己的能力和水平,以适应新的形势,护理教育高层次化正是适应了这种变化和需求。2011年,国务院学位委员会正式批准护理学为医学门类下属的一级学科,这一举措将有力地推动我国高等护理教育向科学化、规范化发展。今后护士的基本学历将从以中专为主转向以大专、本科为主,护理硕士、博士人数将逐步增多,护理队伍的整体素质将明显提高。

2. 护理实践专科化　随着医学分科越来越细,护理学科的分化也愈发明显,护理人员对不同专科进行深入学习与研究,积累经验,形成各专科领域的护理知识体系与研究重点。同时,护理专科化的发展也促进了专科护士的发展,培育了临床护理专家。

3. 护理专业标准化　护理专业标准化主要包括护理教育标准化、护理实践标准化两个方面。在本世纪初,西方发达国家相继颁布了本国的医学和护理学教育标准。目前,我国也初步建立了本科护理学教育标准,并于2010年启动了护理学专业的试认证工作。今后,我国开展护理学本科教育的院校,必须达到标准所规定的各项要求,这将对此类院校起到推动专业基本建设、规范办学行为、保证教育质量的重要作用。护理实践标准是护理人员在护理实践中,共同遵守的准则和依据,是护士工作的指南。实践标准包括两类,一类是卫生行政部门以及全国性行业协(学)会制定并发布的行业标准与规范,一类是医疗机构内部制定并实施的工作要求与规范。制定国家护理实践标准,按标准实施,依标准管理,是规范护士行为,提高护理质量的重要环节。2011年6月,卫生部与解放军总后勤部联合颁布了《临床护理实践指南(2011版)》,进一步建立护理实践标准及各项分类标准,是我国护理学科建设的重要任务。

4. 护理工作社会化　随着我国人民物质生活水平的提高以及老龄化社会的到来,慢性病及与不良生活方式有关的疾病增多,传统医疗机构的卫生服务,已经不能满足人们的卫生保健需求,社区已成为护理工作最重要的领域之一,越来越多的护士将走出医院,深入社区和家庭,向全体人民提供全面的、便捷的卫生保健服务。

5. 护理工作国际化　护理工作国际化主要是指护理专业与国际接轨,要求做到:专业目标国际化、专业标准国际化、职能范围国际化、教育国际化、管理国际化、人才流动国际化。面对我国护理专业国际化的发展趋势,护理人员应该具有国际意识、国际交往能力、国际竞争能力和相应的知识与技能。

6. 中国护理特色化　在我国,长期以来,中医学和西医学互相补充、协调发展,共同担负着维护和增进人民健康的任务,这是我国医疗卫生事业的重要特征和显著优势。随着中医学在全球范围的兴起,中医护理也受到了各国护理界的高度重视。如何更好地将中医护理理论和技术,与现代护理理论与方法相结合,这是我国护理界的一个重要研究方向和领域,具有中国特色的护理理论和技术方法,将为全人类的健康做出重要贡献。

二、护理学的基本概念

(一)护理学的概念

护理学是一门以自然科学和社会人文科学为理论基础,研究有关预防保健、疾病治疗及促进康复的护理理论、知识、技能及其发展规律的综合性应用学科。

(二)护理学的基本概念

现代护理学包含了4个最基本的概念——人、健康、环境、护理。对这四个基本概念的理解和认识直接影响到护理学的研究领域、护理工作的范围和内容。

1. 人　护理的服务对象是人,对人的认识是护理理论和实践的核心和基础,护士正确认识人的特点,对提供护理专业服务是非常重要的。护理学中的"人"不仅指个体,也包括由个体组成的家庭、社区、团体或整个社会;可以是患病的人,也可以是健康的人。

(1) 人是一个统一的整体:所谓整体,是指由若干相互联系、相互作用的要素,按一定方式组成的具有特定功能的有机集合体。人具有生物和社会的双重性:一方面,人是一个生物人,由各种器官系统组成受生物学规律控制;另一方面,人也是一个社会人,有意识、有思维、有情感、有复杂的心理活动、有创造性、过着社会生活。人是由生理、心理、社会、精神、文化等要素组成的统一整体。组成人的生理、心理、社会等要素相互作用、相互影响,任何一个要素功能的变化均可在一定程度上引起其他要素功能的变化,从而对整体造成影响;而整体各个要素功能的正常运转,又能有效地促进人体整体功能的最大限度发挥,使人获得最佳的健康状态。因此,在护理工作中,我们应当把人看做一个整体,需要关注到人的生理、心理、社会等各个方面的需要,同时也要认识到任何一个方面发生的变化,都有可能会对其他其他方面甚至整体造成的影响,帮助人获得最佳的健康状态。

(2) 人是一个开放系统:人是生活在复杂环境中的有机体,不断地与周围的环境(包括自然环境和社会环境)发生相互影响。人既受到环境的影响,又能影响环境。因此,护理的主要功能包括两个方面:一是协助个体适应环境的变化;二是为个体创造良好的环境,通过护理帮助人在这种相互影响中获得并维持身心的平衡即健康状态。

(3) 人有基本需要:人的基本需要是指人为了维持身心平衡及求得生存、成长与发展,在生理上与精神上最低限度的需要。若基本需要得不到满足,就会导致机体的失衡而出现疾病。作为生物人,在生理方面的基本需要有饮食、休息、活动、睡眠等;作为社会人,在心理、社会方面的需要有心理安全、社会交往、情感表达、尊重、自我价值的实现等。许多因素均可在不同程度上影响基本需要的满足,如生理因素、情绪因素、知识与智力因素、社会因素、环境因素、个人因素、文化因素等。因此,护理的任务就是识别及预测护理对象未满足的基本需要,采用适当的方法予以满足,以维护护理对象的身心健康。

(4) 人具有独特性:每个人都是一个独特的个体,每个人都有自己独特的生活经历、文化背景、价值信仰、性格特点、生理特点等,所以,每个人在生理、心理、社会等方面的需求,会存在一定的个体差异。因此,在护理工作中,护士必须了解并尊重个体的独特性,满足护理对象的合理需要。

(5) 人有自我的概念:自我概念是指一个人对自己的看法,即个人的自我认同感。自我概念是人在与环境互动的过程中,综合他人的评价、自我觉察和自我认识而形成的。良好的自我概念,是身心健康的基础,它可以影响个人的思想和行为,对维持个体生理、心理、社会等方面的良好状态起着重要的作用。拥有良好自我概念者,对自身的能力、健康、天赋等拥有足够的信心,就会产生积极的观念和行为,有效地抵御一些身心疾病的侵袭。自我概念水平降低者,常会表现为对自己失望、不满、情绪低落等,从而产生消极的思想和行为。因此,在护理工作中,护士需要引导护理对象建立良好的自我概念,积极乐观地去面对和处理与健康有关的各种问题,以维护和促进健康。

(6) 人有权利和责任拥有适当的健康状态:健康是每个人的权利,每个人都有权利获得卫生保健服务以维护健康的状态。同时,健康也是每个人的责任,人们拥有健康是社会所期望的,是一个社会、国家存在和发展的前提条件,社会要求每一个公民主动承担起维护自身健康以及社会群体健康的责任。因此,护理人员应当为护理对象提供良好卫生保健服务,以保障护理对象享有健康的权利,同时,也要充分调动护理对象的主观能动性,引导他们主动履行维护健康的责任,并通过健康教育提供必要的知识和技术支持。

2. 健康 健康是医学科学中最基本的概念,护理学是为人类健康服务的科学,对健康和疾病的认识直接影响到护理人员的护理行为。

(1) 健康是个体生理、心理、社会、道德等方面的良好状态:1948年,WHO提出的健康定义认为,"健康,不仅是没有躯体疾病,还要有完整的生理、心理状态和良好的社会适应能力"。这是一种整体的健康观念,强调了个体的健康应包括身心两方面,同时也强调了人和环境的和谐与平衡。1990年,WHO进一步提出四维健康观,将健康概括为躯体健康、心理健康、社会适应能力良好和道德健康这四个方面。道德健康是指:个体履行对社会及对他人的义务,不违背自己的良心,不以损害他人的利益来满足自己的需要,具有辨别是非荣辱的能力,能按照社会道德行为规范约束自己,并由此产生价值感和崇高感。

(2) 健康和疾病是一个连续的动态的过程:最佳的健康状态与濒临死亡分别在一条连线的两端,任何人任何时候的健康状况都处于这条连线上的某一点上,且位置时刻都在发生变化,没有绝对静止的健康状态。因此,护理人员必须关注护理对象从最佳健康状态到濒临死亡的全过程,为所有处于不同健康状态的护理对象提供护理,促进个体健康向最佳状态发展。

(3) 健康受多方面因素的影响:世界卫生组织经研究得出结论,当前能够影响人类健康和寿命的因素取决于以下四个方面:生物学因素、环境因素、卫生服务因素、行为和生活方式。其中,行为和生活方式,约占影响健康因素的60%。

3. 环境 人的一切活动都离不开环境,环境与人相互作用,与人类的健康息息相关。

(1) 环境的定义及范围:护理理论家罗伊把环境定义为"围绕和影响个人或集体行为与发展的是所有因素的总合",韩得森认为环境是"影响机体生命与发展的所有外在因素的总称"。所有有生命的有机体都有一个内环境和围绕在其周围的外环境。内环境是指个体内部的状态,包括人的生理环境和心理环境。生理环境是指机体各器官系统的解剖结构、生理功能等;心理环境是指由于个体的先天遗传和后天成长环境相互作用形成的心理状态。外环境是指个体所处的外周环境,包括自然环境和社会环境。自然环境是指自然界中各种因素的总称;社会环境是指人类在生活、生产和社会交往活动中形成的政治、经济、文化、法律、卫生服务以及生活方式等因素和条件的总称。

(2) 环境与人健康的关系：内环境与人的健康密切相关，法国生理学家伯纳德（Claud Bernard）认为，一个生物体要生存，就必须努力保持其内环境处于相对稳定的状态。只有内环境的相对稳定，才能维持机体的健康状态。外环境对个体的健康也有着非常重要的影响。如环境污染、人际关系紧张、工作压力大、文化教育落后、医疗服务系统不健全等，这些因素正直接或间接地影响着人类的健康。因此，护理人员在为护理对象提供服务时，一方面要促进其内环境的稳定以维持和促进健康，另一方面也要重视外环境对他们的健康造成的影响，掌握内外环境与健康的相关知识，为服务对象创造良好的内外环境以恢复和增进健康。

4. 护理 护理人员只有对"护理"有了深刻的认识，才能塑造自己的专业特征，培养专业素质，以便在今后的健康照顾体系中扮演好自己的角色。

护理英文名 nursing，源于拉丁文"nutricius"，原意为抚养、扶助、保护、照顾幼小等。随着护理专业的形成与发展，护理的内涵与外延发生了深刻的变化。

1859 年，南丁格尔将护理定义为通过改变环境，使患者处于最佳状态，待其自然康复。

1961 年，道诺思·约翰逊（Dorothy Johnson）提出：护理是某些人在某种应激或压力下，不能达到自己的需要，护士给他提供技术需求，解除其应激以恢复原有的内在平衡。

1966 年，弗吉尼亚·韩德森提出：护理是帮助健康人或患者进行保持健康或恢复健康（或在临死前得到安宁）的活动，直到患者或健康人能独立照顾自己。

1970 年，玛莎·罗杰斯（Martha Rogers）提出：护理是协助人们达到其最佳健康状态。护理对象是所有人，只要是有人的场所，就有护理服务。

1980 年，美国护士协会（ANA）提出：每个人自身存在的或潜在的健康问题，必有一定的表现和反应，对这种反应的诊断和处理即称为护理。

综合分析上述概念，现阶段我们可以从以下 7 个方面对"护理"进行理解：

(1) 护理是一门科学：护理是在多门自然科学知识和社会科学知识指导下进行的活动，护理工作必须严格遵循这些学科知识的指导，遵循科学规律。

(2) 护理是一门艺术：由于护理的对象千差万别，其健康问题、需要等各不相同，因此，护士必须尊重其独特性，灵活地应用科学知识，因人而异地解决护理对象的问题，满足其需要。

(3) 护理是一个整体：护理把人看做一个整体，重视生理、心理、社会的统一；把健康与疾病的动态变化看做一个整体，促进护理对象向最佳健康状态发展；把人与环境看做一个整体，重视内外环境互动对人健康的影响。

(4) 护理是助人的活动：护士与护理对象的关系首先是一种帮助与被帮助的关系，护理活动的目的在于帮助人们恢复、维持和促进健康。这就要求护士能及时、准确地了解护理对象所需要的帮助，并用专业知识和技能为护理对象提供帮助，满足其特定的需要。

(5) 照顾是护理的核心：照顾是护理永恒的主题，纵观护理发展史，无论在什么年代，无论以什么样的方式提供护理，为护理对象提供无微不至的照顾，始终是护理人员工作的重心与职责。

(6) 护理是一个过程，其方法是护理程序：护理活动是一个过程，这个过程由一系列有序的步骤组成，包括评估、诊断、计划、实施和评价。通过这一系列的步骤，护理人员可以科学地确认并解决患者的健康问题。护理工作者将这些步骤固定为护理工作的过程或程序，即护理程序。

(7) 护理是一门专业：20 世纪 50 年代以前，由于护士仅仅是医生的助手，加之护理的特殊性以及形成过程中的历史原因，所以护理被认为是一门技术性职业或亚专业、辅助专业。20 世纪 50 年代以后，国外护理界在完善护理教育制度，开发护理理论模式，提高护理科研水平，完善专业团体功能等方面做出了诸多努力，护理逐渐由一门职业发展成为一门专业。随着护理专业地位的确立，护士的专业形象和社会地位也在公众心目中得以提升，因此，护士要用专业人员的标准严格要求自己，对社会负责，对公众负责，对人类的健康负责。

> **知识链接**
>
> **专业的特征**
>
> 关于专业的界定,1981年凯利(Kelly)认为应该符合以下特征或标准:
>
> 1. 专业拥有专门的知识体系,且通过科学研究可不断扩展。
> 2. 专业服务对人类是重要的,且造福于人类。
> 3. 专业服务的重点是涉及知识和智力活动,专业人员要承担应负的责任。
> 4. 专业人员需在大学内培养或受更高层次的教育。
> 5. 专业人员工作有相当的独立性,可控制自己的政策法规和活动。
> 6. 专业人员愿意为他人服务(利他主义),把工作作为自己的终生事业(是自己生命的一部分)。
> 7. 有职业伦理法典,以指导其成员的抉择和行为。
> 8. 有自己的学术团体,鼓励和支持高标准的工作实践。

三、护理学的任务、目标、范畴、护理工作方式

(一)护理学的任务

随着社会和护理学科自身的发展,护理学的任务已逐渐明确。1965年6月修订的《护士伦理国际法》指出:护士唯一的任务是帮助患者恢复健康、帮助健康人提高健康水平。会议明确规定了护理学的任务:一是建立有助于康复的物质和精神环境;二是着重用教授和示范的方法预防疾病;三是为个人、家庭和社区民众提供保健服务。

WHO护理专家委员会提出,护理是全面完整的健康照顾,对健康和疾病的5个阶段均应提供服务。

1. 健康维护阶段 帮助人们获得并维持最佳的健康状态。

2. 疾病易感阶段 帮助人们维护健康,预防疾病。

3. 早期检测阶段 帮助人们在发病初期,做到早发现、早诊断、早治疗,避免病情进一步发展。

4. 临床治疗阶段 帮助患者解除痛苦,树立信心,战胜疾病;对于濒死患者和家属予以安慰和支持。

5. 疾病恢复阶段 帮助人们解除因疾病带来的虚弱无力感,或帮助他们进一步康复,以减少残疾的发生或将残疾损害降到最低限度。

(二)护理学的目标

护理学是为人类健康服务的科学,其目标不仅是维护和促进个人高水平的健康,还要面向家庭、社区和社会,最终提高整个人类社会的健康水平。护理学的目标,是通过"促进健康、预防疾病、恢复健康、减轻痛苦"的护理活动来实现的。

(三)护理学的研究范畴

护理学的范畴包括理论与实践两部分。

1. 护理学的理论研究范畴

(1)护理学的服务对象、任务、目标:护理学研究的对象、任务和目标是护理学科建设的基础,随着护理学科的发展而不断发展变化。

(2)护理学与社会发展的关系:研究内容主要包括护理学在社会中的作用、地位、价值,社会发展对护理学的影响,社会发展对护理学的要求。

(3)护理学理论体系的建立与发展:护理学理论体系是护理学发展的产物,是在长期的护理

实践中建立与发展起来的。它来源于护理实践,又对护理实践具有指导作用。在护理实践中,当发现旧理论无法解释新的问题或新的现象时,就会发展原有的理论或建立新的理论。随着护理实践新领域的开辟,必将产生更多的护理新理论。

(4) 护理学分支学科和交叉学科:随着现代科学高度分化和广泛综合的发展趋势,护理学与自然科学、社会科学、人文科学等多学科相互渗透,形成了许多新的交叉型学科,如护理管理学、护理心理学、护理伦理学、护理教育学、护理美学等;同时护理学自身也在不断地丰富、细化和深化,从而形成了越来越细化的分支学科,如急救护理学、肿瘤护理学、康复护理学、老年护理学等。

2. 护理学的实践范畴

(1) 临床护理:临床护理服务的对象主要是患者,工作场所主要在医院,护理人员以护理学及相关学科的理论、知识和技能为基础,进行临床护理活动,其内容包括基础护理和专科护理。

基础护理是各专科护理的基础,是以护理学的基本理论、基本知识和基本技能为基础,根据患者生理、心理特点和治疗康复的要求,满足患者的基本需要。其内容包括病情观察、基本护理技术操作、健康教育、预防与控制医院感染、临终护理、医疗护理文件的记录与保管等。

专科护理是结合各专科患者的特点及诊疗要求,以护理学和各医学专科的理论、知识和技能为基础,为患者提供身心护理整体。如各专科的护理常规、急救护理、康复护理、各专科护理技术操作等。

(2) 社区护理:社区护理的服务对象是社区人群,工作场所在社区,主要目标是促进和维护社区内个人、家庭及人群的健康。社区护理将公共卫生学与护理学的知识技能相结合,开展以健康为中心面向个人、家庭及人群的系统化的整体服务,内容包括预防、保健、医疗、康复、健康教育和计划生育指导。

(3) 护理管理:护理管理是应用管理学的理论和方法,对护理工作中的人力、技术、信息、资金、设备等要素进行系统化管理,以保证护理工作的正确、及时、安全、有效。

(4) 护理教育:护理教育是以护理学和教育学为基础,有目的地培养护理人才,以适应医疗卫生服务和护理学科发展的需要,满足社会发展的需求。护理教育一般分为基本护理教育、毕业后护理教育和继续护理教育三大类。基本护理教育包括中专教育、大专教育、本科教育 3 个层次;毕业后护理教育包括研究生教育、岗位培训教育;继续护理教育是针对从事护理工作的在职人员,为其提供学习新理论、新知识、新技术、新方法为目的的终身性的在职教育。

(5) 护理科研:护理科研是运用观察法、实验法、调查法、经验总结法和理论分析法等科学研究的方法,进行护理领域的相关研究,促进护理理论、知识、技术、设备更新,以提高护理水平,推动护理学科的发展。

(四) 护理工作方式

护理工作方式又称护理分工方式,是指护理人员在对护理对象进行护理时所采用的工作模式。目前临床上常用的护理分工方式主要有 5 种,其各有利弊,在护理实践中,护理管理者应根据实际情况,认真分析,恰当选择应用。

1. 个案护理 个案护理是由专人负责实施的个体化护理,即一名护士负责一位患者的全部护理工作。适用于危重患者或某些特殊患者,也适用于临床教学的需要。

个案护理的优点:护士职责明确,容易产生责任感和成就感;能全面掌握患者的情况,给予细致的护理。缺点:对护理人员能力要求高,耗费人力。

2. 功能制护理 功能制护理是以科室内日常的护理事务为主要工作内容,进行岗位分工,以完成患者常规护理的一种工作方式。它是一种流水作业式的分工方式。

功能制护理的优点:护士分工明确,易于组织管理;工作效率高,节省人力。缺点:护士为患者提供的是片段性的护理,工作连续型差,护士难以掌握患者的全面情况;为患者提供的是常规的护理服务,难以满足患者的个体化需求。

3. 小组护理 小组护理是护理人员以小组(3～5位护士)的形式对一组患者(10～20位)进行整体护理的分工方式。在一个科室中,护理人员被分成若干个小组,每组由一位有能力和经验的护士担任组长,组长制订护理计划和进行工作安排,小组成员共同合作完成患者的护理。

小组护理的优点:小组成员间容易沟通协调,便于对患者实施整体护理;各层次的护士搭配形成小组,可以发挥各级护士的作用,并有利于新护士的成长。缺点:责任到组,护士个人责任感相对较弱;对组长业务能力和组织协调能力要求高。

4. 责任制护理 责任制护理是由责任护士和辅助护士按护理程序对患者进行全面、系统和连续的整体护理。责任制护理强调以患者为中心,要求从患者入院到出院整个过程均由责任护士全面负责,责任护士对患者实行8 h在岗,24 h负责制。

责任制护理的优点:责任护士责任明确;患者归属感和安全感增加;有利于建立良好的护患关系;能较全面地了解患者情况,为患者提供全面的连续的系统的整体护理。缺点:要求对患者"24 h负责"难以实现;文字书写任务重,护理人员需要多;责任护士之间较难相互沟通和帮助。

5. 综合护理 综合护理是一种通过有效地利用人力资源、恰当地选择并综合利用上述几种工作方式,为患者提供高效率、高质量、低消耗的护理服务。综合护理同样要求以患者为中心,护理程序为工作方法,为患者实施全面的连续的系统化的整体护理。临床上常见的综合护理有小组护理与功能制护理的结合、责任制护理与小组护理的结合、责任制护理与小组护理及功能制护理的结合等。

综合护理的优点:有利于为患者实施整体护理;工作效率高,注重成本效益;为护士提供了良好的个人发展空间。缺点:对护理管理者的能力要求高。

课堂互动:
请你正确比较各种护理工作模式的异同点,并能在课堂上展示汇报?

要点小结

通过完成本学习任务,你应该提升的素质主要是对护理工作的热爱和对护理职业的认同;应具备的能力是能够正确认识护理专业,具有现代护理观。应掌握的知识有护理学的基本概念、现代护理学发展的阶段及特点、护理学的任务、目标、实践范畴、工作方式、护理学发展史中重要的人物和事件。重点是护理学的4个基本概念。

能力检测

一、名词解释
1. 护理
2. 护理学
3. 健康

二、简答题
1. 现代护理学的发展经历了哪几个阶段?简述现阶段护理的特点。
2. 护理学的基本概念有哪些?简述你对"人"的理解。
3. 简述护理学的实践范畴。

三、选择题
1. 南丁格尔在何时创办了科学的护理专业?(　　)
A. 17世纪中叶　B. 18世纪中叶　C. 19世纪中叶　D. 20世纪中叶　E. 21世纪中叶
2. 世界上第一所护士学校创办于(　　)。
A. 1840年　　　B. 1850年　　　C. 1860年　　　D. 1870年　　　E. 1880年
3. 我国第一所护士学校创办于(　　)。
A. 1848年　　　B. 1858年　　　C. 1868年　　　D. 1878年　　　E. 1888年

4. 从20世纪70年代至今,医学模式是(　　)。
A. 生物医学模式　　　　　　　　　　　B. 生物-心理-社会医学模式
C. 生物-生理-社会医学模式　　　　　　D. 生物-生理-心理医学模式
E. 生物-心理医学模式

5. 自1964年以来,中国护理界的群众性学术团体是(　　)。
A. 中华护士会　　　　B. 中华护士学会　　　　C. 中国护士学会
D. 中华护理学会　　　E. 中国护理学会

四、实践与操作

1. 医院见习,了解护理工作的内容、方式。
2. 完成见习报告。
3. 完成合作项目任务书的填写。
4. 完成项目完成评价书的填写。

(邹金梅)

任务三　认识护士

 学习目标

> 1. **素质目标**:逐步培养对护理专业的认同和热爱、培养爱伤观念。
> 2. **能力目标**:能够正确认识护士及护理工作对象,初步具备观察和判断患者心理及行为反应并协助患者角色适应的能力。
> 3. **知识目标**:掌握现代护士的角色、患者常见的角色适应不良及护士在帮助其适应中的作用;熟悉成为护士所需要具备的条件和素质、现代护士的功能、患者的角色特征、患者角色适应中常见的心理反应、影响患者角色适应的因素;了解角色的概念、护士的历史角色。

【重点难点】
重点:现代护士的角色、患者常见的角色适应不良及护士在帮助其适应中的作用。
难点:护士如何帮助患者进行良好的角色适应。

一、什么人可以成为护士

(一) 成为护士的条件

根据我国2008年5月12日实施的《护士条例》第二条规定,护士是指经执业注册取得护士执业证书,依照本条例规定从事护理活动,履行保护生命、减轻痛苦、增进健康职责的卫生技术人员。

该条例规定,护士执业,应当经执业注册取得护士执业证书。申请护士执业注册,应当具备下列条件:

(1) 具有完全民事行为能力;
(2) 在中等职业学校、高等学校完成国务院教育主管部门和国务院卫生主管部门规定的普通全日制3年以上的护理、助产专业课程学习,包括在教学、综合医院完成8个月以上护理临床实习,并取得相应学历证书;
(3) 通过国务院卫生主管部门组织的护士执业资格考试;
(4) 符合国务院卫生主管部门规定的健康标准。

护士执业注册申请,应当自通过护士执业资格考试之日起3年内提出;逾期提出申请的,除应当具备前款第1项、第2项和第4项规定条件外,还应当在符合国务院卫生主管部门规定条件的医疗卫生机构接受3个月临床护理培训并考核合格。

申请护士执业注册的,应当向拟执业地省、自治区、直辖市人民政府卫生主管部门提出申请。收到申请的卫生主管部门应当自收到申请之日起20个工作日内做出决定,对具备本条例规定条件的,准予注册,并发给护士执业证书;对不具备本条例规定条件的,不予注册,并书面说明理由。

护士执业注册有效期为5年。

(二) 成为护士需要具备的素质

护理工作与人的健康密切相关,护理人员必须要具有高尚的思想道德素质、丰富的科学文化知识、良好的专业素质、良好的身体与心理素质,才能胜任护理工作,为护理对象提供良好的护理服务,同时也维护自身的身心健康。

1. 思想道德素质

(1) 热爱护理事业,具有愿意为人类健康服务的精神。

(2) 关心患者疾苦,尊重患者,对患者具有高度的责任感、同情心和爱心。

(3) 具有良好的医德医风,廉洁奉公。遵纪守法,不做违反道德和法律的事情。

(4) 具有诚实的品格、高尚的思想情操、高度的慎独修养。

2. 科学文化素质

(1) 基础文化知识:具备一定的文化程度,掌握相应的数、理、化、外语、计算机等基础知识,是深入理解学习医学、护理学理论的必备条件。

(2) 人文社会科学知识:护理工作的对象是人,护士必须学会理解人,尊重人,关爱人。通过心理学、伦理学、哲学、美学、人际沟通、法律法规、管理学、教育学等人文社会科学知识的学习,有助于培养护士人文素养,在临床护理工作中充分体现人文关怀,提高护理工作质量。

3. 专业素质

(1) 专业知识和实践技能:护士应具备的专业知识结构包括基本的基础医学知识和临床医学知识、系统完整的护理专业知识和技能。基础医学知识和临床医学知识是做好护理工作的基础,护理专业知识和技能是做好护理工作的关键。

(2) 敏锐的观察力和感知力:护理人员应具有敏锐的观察力和感知力,通过运用专业知识和技巧,及时、全面、准确地观察患者的身心变化及了解其他相关信息,为治疗及护理措施提供依据。

(3) 评判性思维及分析问题、解决问题的能力:在护理工作中,护理人员会遇到各种各样的问题,这就需要护理人员能够依据自己的专业知识,根据服务对象的具体情况,分析问题、解决问题。

(4) 沟通交流的能力:护理工作是与人打交道的工作,良好的沟通交流能力,是完成护理工作的基础。同时,也是处理好护理工作中各种复杂人际关系的基础,如护患关系、医患关系、同事之间的关系等。

(5) 团结协作的能力:医疗护理工作涉及面广,协作性强,因此,护士必须发扬团结协作的精神,与患者、家属、医生、同事以及其他健康工作者相互尊重、密切配合,以保证患者的医疗护理工作顺利实施。

(6) 学习的能力:遇到疑难问题时,能主动请教有关专家或查阅相关资料,以解决问题。同时,在医疗护理技术日新月异发展的今天,护士还需要通过不断地学习,及时掌握新知识、新技能,提高护理水平。

4. 身体及心理素质 护士健康的体魄和良好的心理素质,是进行护理工作的前提。其中良好的心理素质,既有利于护士正确应对和处理护理工作中的各种危机和突发情况,也有利于护理人员进行自我的情绪调节,维护自身的心理健康。同时,良好的心境也可以感染患者,使患者获得战胜疾病的信心。良好的心理素质包括以下几个方面。

(1) 正确的人生观及职业动机:人的一生当中,专业活动占据了大部分时间,因此,从业人员必须以良好的职业心态和动机来选择专业,才能有更好的职业活动表现。护理工作要求护士认同并热爱护理专业,有一定的职业荣誉感,了解职业角色的要求,有一定的择业动机和对专业的成就感要求,有稳定的职业心态,有关爱护理对象的基本能力。

(2) 美好的情感:护理工作是一种知识、技术、情感综合应用的活动。护士情感的核心是"爱",是对生命的爱心和对事业的热爱而铸就的美好细腻的情感,是对患者进行心理护理的"良药",同时也是履行护理职责的心理基础。

(3) 坚强的意志力:由于护理对象的特殊性和职业活动的特殊性,护理人员在工作中可能会遇到各种各样的困难,如超负荷的工作量、高风险的工作性质、复杂的人际关系、不良的工作环境等。因此,作为护理人员需要具有坚强的个人意志力,不管面对什么样的困难,都能坚持正确的行为准则,始终把服务对象的生命及健康放在首位,认真做好每一项工作。

(4) 稳重冷静的处事态度:护理人员需要有稳重冷静的处事态度,如遇到危重患者抢救等紧急事件时,务必做到沉着冷静,既可以保证紧急处理工作有条不紊地进行,又能稳定患者及家属的情绪,使他们有信任感、安全感。在平时的工作中也要保持稳定的情绪,不能喜怒无常,更不能将自己生活、家庭、工作中的情绪带入护理工作中或发泄到患者身上。

(5) 良好的性格:护理人员良好的性格,不仅能感染患者,产生良好的护理效应,还有利于护理人员进行自我的情绪调节,保持良好的心态。护士的性格特色包括:活泼开朗的个性,稳定的情绪;待人热情诚恳,宽容豁达;稳重冷静的处事态度;思维灵敏,工作一丝不苟,认真负责。个人的性格虽然有相对的稳定性,但也有一定的可塑性,护理人员需要了解自己的性格特点,使之不断优化以适应护理职业的需要。

二、护士所承担的角色是什么

随着社会的进步、医学模式的转变以及护理专业自身的发展,护理人员所承担的角色功能也在不断地扩大和延伸,护理人员已成为卫生保健系统中最重要的力量之一。

(一) 角色的概念

角色是社会心理学中的一个专门术语,是对某特定位置的行为期待与行为要求,是一个人在多层面、多方位的人际关系中的身份和地位。换而言之,角色是一个人在某种特定的场合下的义务、权利和行为准则。

(二) 护士角色

1. 历史角色 在西方社会中,护士的最初形象是"母亲代理人",后又经历了宗教修女形象,进入16—19世纪,护士是"仆人"形象。随着社会的发展,现代护理诞生,护士以其专业的知识和精湛的技艺减轻和消除了患者的身心痛苦,赢得了人们的理解和尊重,被称为"白衣天使"。

2. 现代护士的角色 随着护理理论体系的形成,护理教育和护理实践水平的提高,护士逐渐成为受专门教育、受人尊重、独立思考和工作的专业人员。护士角色也从单一的照顾者向复合角色发展。现代护士的角色如下。

(1) 护理者:护理人员应用自己的专业知识和技能,满足患者在患病的过程中的生理、心理、社会、文化、情感、精神等方面的需要,并帮助患者最大限度地减轻痛苦、恢复健康、预防疾病、促进健康。

(2) 决策者:护理人员应用自己的专业知识和技能,收集护理对象的生理、心理、社会等方面的资料,判断其健康问题及原因或诱因,做出护理诊断,并根据护理对象的具体情况列出护理计划,实施计划,最后进行评价。在整个护理活动过程中,护理人员是决策者。

(3) 计划者:护理活动是一连串经过计划的步骤与措施,以解决患者的健康问题。在这一系列的计划过程中,护理人员需要用自己扎实的专业知识和敏锐的观察力与判断力,为患者制订符合需要的、系统的、全面的整体护理计划。

(4) 沟通者:在护理工作中,护士必须与患者、家属、医生、同事以及其他健康工作者沟通,包括信息的收集与传递,以更好地了解患者的情况以及更好地协作,最大限度地满足患者的需要。

(5) 管理者及协调者:护理人员有责任管理及组织对患者的护理过程,并注意协调护理过程中所涉及的各种人员之间的关系,以保证良好的护理质量。

(6) 促进康复者:当患者由于疾病或意外伤害导致伤残或失去身体的某项功能时,护士应运用康复的知识和技能,帮助患者最大限度地恢复健康,做到最大限度的独立及自理。

(7) 教育者及咨询者:护理人员运用自己的专业知识和技能,根据护理对象的具体情况,向护理对象及家属实施健康教育或提供相关咨询,以帮助他们获得健康知识和技能、树立健康观念、建立健康行为,自觉采取措施以促进健康、预防疾病、减轻痛苦、恢复健康。

(8) 代言人及保护者:护士应该为患者提供安全的治疗环境,采取措施避免患者受到伤害和威胁。当患者没有能力分辨或表达自己的意愿时,护士应为其辩护。当护士发现有损害患者利益或安全的人或事时,或者发现有任何不道德、不合法或不符合患者意愿的事情时,应挺身而出,坚决维护患者的安全和利益。

(9) 研究者及著作者:进行护理科研是提高护理质量、促进护理专业发展的重要途径。护理人员要善于在护理工作相关的一系列问题和现象中,去发现问题,以科研的方法去探索问题、解决问题。同时,将自己的科研成果写成论文或专著进行发表,以利于专业知识的交流。

(10) 权威者:护理人员具有丰富的专业知识和技能,能自主地实施护理活动,在护理领域最具有学术权威性。

(三) 护士的功能

根据护理人员在执行护理措施时的独立程度,可将现代护士功能分为以下3种。每个护理人员都应该明确自己的职责范围,熟知哪些工作可以独立执行,哪些工作必须在有医嘱的情况下进行,哪些工作需要与其他健康保健人员合作进行,以保障护理工作的质量,同时避免产生法律纠纷。

1. 独立性功能 护理人员独立应用自己的专业知识和技能来决定并实施的护理活动。如病情观察、协助患者完成日常生活活动、防止患者意外伤害的护理活动、清洁消毒灭菌工作、健康教育、心理护理等。

2. 依赖性功能 护理人员需要遵照医嘱对患者实施护理活动,如遵照医嘱给药、采集检验标本、使用治疗仪器等。

3. 协作性功能 护理人员与其他健康保健人员相互合作采取的行动,如配合医生完成手术治疗,与营养师配合为服务对象进行饮食指导,与理疗师配合为服务对象进行康复训练等。

在护理工作中,以上三种功能是相辅相成的。如遵照医嘱给患者静脉输入药物,属于依赖性功能,但用药后指导患者注意事项、观察有无不良反应及药物的疗效,则属于独立性的护理功能,如果患者用药后出现严重不良反应需要医生与护士共同抢救,则属于协作性的护理功能。

三、认识护士的服务对象

护士的服务对象是人,包括患者和健康人,同时,护理服务对象不仅是个体,还包括群体。关于护理学中对"人"的认识,详见本项目中"任务二 认识护理和护理学"。在此,我们重点认识的是"患者角色"。

(一) 患者角色的概念

当一个人患病时,不管是否从医生那里得到证实,这个人都获得了患者角色,其原有的社会角色部分或全部被患者角色所代替,他(或她)应该履行相应的义务,获得相关的权利,行为要符合相应的准则。

(二) 患者角色的特征

美国著名社会学家塔尔科特·帕森斯(Talcott Parsons)将患者角色特征概括如下。

1. 免除或减轻日常生活中的其他角色及义务 患者可免除或部分免除正常的社会角色所承

担的责任,其免除的程度取决于疾病的性质、严重程度、患者的责任心以及患者在其支持系统中所能得到的帮助等。

2. 患者对其陷入疾病状态是没有责任的,他们有权利接受帮助　生病不是人的意志所能控制的事情,不是患者的过错,因而应该免除承担疾病所造成的问题的责任。同时,疾病可能会对患者的生理、心理、情感等多方面造成影响,他们难以凭自己的意愿和能力恢复健康,所以他们有权利获得帮助。

3. 患者有希望康复的义务　疾病会给人带来痛苦、不适、伤残、甚至死亡,因此大多数人患病后都希望早日恢复健康,并为恢复健康做各种努力。然而,由于患者角色有一定特权,也有可能成为继发性获益的来源。因此,一些人主动去寻求患者的角色,还有的人安于患者角色,甚至出现角色依赖等。

4. 患者有配合医疗和护理的义务　在恢复健康的医疗和护理活动中,患者不能只凭自己的主观意愿行事,必须和有关的医护人员合作,如遵医嘱服药、休息和配合检查治疗等。传染病患者有义务接受隔离,以免疾病扩散。

(三) 患者常见的角色适应不良

患者不能正常地行使其患者的权利和义务,即为患者角色适应不良,许多心理、社会因素都可能导致患者出现角色适应不良。患者常见的角色适应不良及主要的心理原因如下。

1. 角色行为缺如　患者未能进入患者角色,不愿意承认自己是患者。这是一种心理防御的表现。常发生于由健康角色转向患者角色时或疾病突然加重或恶化时。许多患者在初次诊断为恶性肿瘤或其他预后不良的疾病时,都有这种防御性心理反应。精神病患者常否认自己有病。

2. 角色行为冲突　患者角色与其他角色发生心理冲突,表现为意识到自己有病,但不能接受患者的角色,有愤怒、焦虑、烦躁、茫然或悲伤等情绪反应。主要发生于常态下社会角色转向患者角色时,患者一时难以适应角色转换。这是一种把疾病看做是挫折的心理表现。一般男性、A型性格的人及平时在工作和生活中占主导地位的人容易出现这种角色适应问题。

3. 角色行为消退　患者已经适应了患者角色,但是由于某种原因,使其又重新承担起本已免除的其他社会角色。如一位需要继续治疗的母亲为了照顾突然生病的孩子,毅然放弃了自己的治疗去照顾孩子。原因在于,此时"母亲"的角色在她心中已经占据了主导作用,于是她放弃了患者角色而承担起了"母亲"的角色。

4. 角色行为强化　患者本应由患者角色向常态角色转换时,却仍然安于患者角色,产生退缩和依赖心理,表现为依赖性增强,害怕出院,害怕离开医务人员,或对自己的健康状况和能力表示怀疑,没有信心恢复原有的社会角色。

5. 角色行为异常　久病或重病患者受病痛折磨,可导致心理行为的异常,如悲观、失望、病态固执、抑郁、厌世、对他人有攻击性言行、自杀等。

患者在角色转变的过程中常常会出现各种问题,如果这些问题不解决或解决不好,会给患者的康复带来严重威胁。护士在护理患者的过程中,要注意评估患者的角色适应情况,帮助患者尽快适应角色变化。

(四) 患者角色适应中常见的心理反应

1. 焦虑与恐惧　身体不适、环境陌生、缺乏诊断治疗预后等相关信息、与家人分离、经济负担、疾病影响学习和工作以及婚姻、家庭等,由于以上诸多因素的影响,每个人患病时都会有不同程度的焦虑。一般轻度焦虑对患者影响不大,而中度及中度以上焦虑,则会对患者造成很大的精神及心理压力,继而伴有相应的生理及行为表现。如:坐立不安、食欲不振、失眠,也可出现肌肉紧张、出汗、搓手顿足、紧握拳头、面色苍白、脉搏加快、血压上升、头痛等。中度及中度以上焦虑,不仅增加患者的身心痛苦,也会造成生理功能抑制,影响疾病的康复。

2. 自尊心增强　患病以后,由于其他需要的满足出现障碍,使得患者的自尊心比平常更强烈。患者希望得到他人的尊重和关心、重视其病情,自认为应受到特殊照顾和特别尊重。在医疗过程中,医护人员的态度或行为稍有不妥,就会伤害其自尊心,甚至导致患者生气而对治疗护理不合作。

3. 猜疑 患者对周围的事物比较敏感,表现为多疑。特别是久病不愈的患者容易盲目猜疑,对他人的表情、神态、行为等特别敏感多疑,从而暗示自己的病情;对诊断、治疗、护理也会产生怀疑,怀疑医务人员对自己的诊断及处理是否及时、准确;若亲人探视不及时或次数减少,也会怀疑家人开始对他冷淡甚至是遗弃。

4. 主观感觉异常 患者对周围环境如声、光、温度、湿度等特别敏感,表现为对环境比较挑剔,比如常责怪同病室的病友太过吵闹、医院环境不清洁、医院饮食不好等。同时患者也会过度关注自己身体的变化,导致主观体验增强,比如心率正常却感到心悸,突然感到腹主动脉猛跳等,并担心这些变化会加重病情。

5. 行为退化 患者的行为表现与年龄、社会角色不相称,显得幼稚。如躯体稍有不适就发出呻吟、哭泣,甚至喊叫,以引起周围人的注意,获得关心与同情。自己能料理的日常生活也要依赖他人去做,希望得到家人、朋友、医务人员无微不至的关怀与照顾。

6. 情感脆弱、易激动 患者情绪往往不稳定,对轻微刺激异常敏感,遇事不能控制自己的情绪,稍有不满就会冲动、发怒、悲伤和落泪。特别是患慢性难治性疾病的患者,常常莫名的愤怒,怨天尤人,心烦意乱,对周围的一切感到不满,情绪反应强烈,常常对家属的照顾不满,对医务人员的服务态度不满。

7. 孤独感 在住院期间,陌生的环境、与亲人的分离、单调的生活等,常常使患者感到与世隔绝,度日如年,因而产生孤独感,尤其是被隔离的患者,这种孤独感更加强烈。孤独可使人烦恼、焦虑、恐慌,使人感到凄凉、被遗弃而消极悲观。此类患者希望尽快熟悉医院环境,希望病友间多交谈,渴望亲友来陪伴自己,希望有适当的娱乐活动以丰富病房生活。

8. 害羞与罪恶感 某些患者认为患病是自己行为不当的后果,内心常产生害羞和罪恶感,尤其是当患者认为患有不易被社会接受的疾病,如艾滋病、性病等,常感到无地自容。这些患者在描述病情和诉说病史时,往往吞吞吐吐,甚至有所隐瞒,在查体时不愿意多暴露病变部位,在与家人及同事接触时,往往有闪躲、回避等表现。

9. 期待 期待是指患者对未来的美好想象和追求。患病以后,患者身心备受折磨,他们希望获得同情和支持,得到认真的诊治和护理,急盼早日康复。期望水准较高的患者,常常把家属的安慰、医护人员的鼓励视为病情好转,甚至即将痊愈的征兆。期待心理是一个人渴望生存的精神支柱,是一种积极的心理状态,客观上对治疗是有益的。但也要预防一旦期待的目标落空,患者会陷入迷惘之中,情绪消沉,甚至精神崩溃。

10. 失助感 当患者认为自己对自身的状态和所处的环境没有控制力并无力改变时,就会产生失助感。这是一种无能为力、无所适从、听之任之的心理状态。这种失助感还可以泛化而导致失望和抑郁等临床表现。患者呈现出自卑自怜、怨恨、淡漠等情绪反应,或在回首往事留恋人生,或在默默告别人世。

11. 无价值感 如果疾病对个人的生活、学习、工作造成了严重影响,患者就容易出现无价值感,觉得自己是在拖延生命,是家庭的负担,甚至出现轻生的念头。常见于患慢性难治性疾病的患者。

12. 习惯性 习惯性是一种心理定势,因此,一般情况下患者往往并不能立即适应环境和角色的改变,需要一个过渡阶段。所以,患病之初,患者总幻想自己并没有患病,可能是医生搞错了,这是习惯性思维造成的;而当疾病好转后,又认为自己没有完全恢复,要求继续观察和治疗,不愿意或没信心重新承担原来的社会角色,这是习惯了患者身份的表现。

以上概括的是一般患者常见的心理反应。由于年龄、性别、病种、病情、文化背景、生活阅历、家庭环境等因素的不同,在不同的病程中患者可能出现其中的某一种或某几种心理反应。在护理工作中,我们对每一位患者都应具体分析、具体对待。

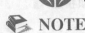

(五)影响患者角色适应的因素

1. **年龄** 老年患者角色容易强化,尤其是退休后的老年人。比如,有些老年人希望通过患者的角色来引起家人的关注。

2. **性别** 女性容易引起角色行为的冲突、强化或消退。

3. **性格** 性格比较坚强的人对疾病反应较为平静。个性比较好强的人则容易出现否认、拒绝、愤怒等。

4. **文化程度** 文化水平比较低的人,对患者角色比较淡漠。

5. **病情** 疾病的性质、严重程度、症状的可见性、是否影响运动功能或生活自理能力、病情的进展、预后等,都将影响患者的角色适应。

6. **周围环境** 包括患者的家庭、社会环境、人际关系、病室的气氛、周围人群对疾病的反应等,也对患者角色的适应有重要的影响。

7. **其他** 影响患者角色适应的因素,还包括患者的习惯、经济状况、医务人员的态度等。

(六)护理人员在帮助患者角色适应中的作用

为了使患者尽快适应患者角色,积极配合治疗护理以促进疾病早日康复,护理人员应对患者的角色适应过程进行指导。指导内容包括以下几个方面。

1. **常规指导** 在患者初次入院时,应热情接待患者,向患者做自我介绍,并介绍病区的环境、制度、注意事项、有关医务人员、病室病友等,以消除患者的陌生感和恐惧感,帮助患者建立起在医院中承担患者角色的信心。

2. **随时指导** 当患者住院后出现一些新的情况,如病情加重、即将面临手术等情况,患者出现焦虑不安时,护理人员应观察并掌握准确的信息,及时进行指导。

3. **情感性指导** 一些长期住院、伤残及失去工作能力的患者,容易对治疗失去信心,甚至产生轻生的念头;有的患者在疾病恢复期,可能出现角色强化现象。护士应经常与患者沟通,了解患者的情感及情绪变化,并给予适当的心理指导,维护其良好的心理状态。

课堂互动:
以角色扮演的形式,体现护士在帮助患者角色适应中的作用。

要点小结

通过完成本学习任务,你应该提升的思想素质主要是对护理专业的认同和热爱,对患者的责任感、同情心和爱心,应具备的能力是能够正确认识护士和护理对象,初步具备观察和判断患者心理及行为反应并协助患者角色适应的能力。应具备的专业知识有成为护士需要具备的条件和素质、现代护士所承担的角色和功能、患者的角色特征、患者常见的角色适应不良、患者角色适应中常见的心理反应、影响患者角色适应的因素、护理人员在帮助患者角色适应中的作用。重点是现代护士的角色、患者常见的角色适应不良及护士在帮助其适应中的作用。

能力检测

一、选择题

1. 我国《护士条例》实施的时间是( )。
   A. 2004年5月12日　　B. 2005年5月12日　　C. 2006年5月12日
   D. 2008年5月12日　　E. 2009年5月12日

2. 护士小杨欲申请护士执业注册,提出时间是自通过护士执业考试之日起的( )。
   A. 1年内　B. 2年内　C. 3年内　D. 4年内　E. 5年内

3. 我国护士注册的有效期是( )。
   A. 2年　B. 3年　C. 4年　D. 5年　E. 6年

4. 舞蹈演员张某,18岁,因严重车祸伤需要双腿截肢。患者出现哭闹、不配合治疗等反应,

此种情形属于哪种角色适应不良？（　　）

　　A. 角色行为缺如　　　　　　B. 角色行为冲突　　　　　　C. 角色行为强化

　　D. 角色行为消退　　　　　　E. 角色行为异常

5. 张护士向出院患者余某交代出院后服药、饮食、休息、复查等注意事项,此时张护士的角色是（　　）。

　　A. 护理者　　　B. 教育者　　　C. 计划者　　　D. 管理者　　　E. 咨询者

6. 下面不属于护士独立性功能的是（　　）。

　　A. 心理护理　　　　　　　　B. 健康教育　　　　　　　　C. 空气消毒

　　D. 给患者使用药物　　　　　E. 协助患者翻身

二、简答题

1. 简述现代护士所承担的角色。

2. 简述患者角色适应不良常见的几种情况。

3. 简述成为护士需要具备的条件和素质。

三、应用分析题

王某,男,21岁,以"支气管扩张伴咯血"入院。入院后主管护士嘱其静卧休息,但患者不以为然,不仅频繁下床活动,还不断地打电话与朋友们聊天谈笑。

请问：1. 王某出现了哪种角色适应不良？

2. 如果你是他的主管护士,你将如何帮助他尽快适应患者角色？

四、实践与操作

1. 医院见习,了解护士所承担的角色功能及护理工作对护士的素质要求,了解患者常见的角色适应不良及常见的心理反应。

2. 完成见习报告。

3. 完成合作项目任务书的填写。

4. 完成项目完成评价书的填写。

（邹金梅）

项目二　初步掌握护理学理论

护理学理论是对护理现象及本质的规律性认识。从20世纪初期到中叶,一些护理先驱从心理、社会等不同研究领域或角度,将"系统论""需要层次理论"等人文社会学科理论精华引入护理学科中,为护理专业建设和发展探寻理论依据,并提出了"自护理论"等护理理论和模式来指导护理实践,逐步形成了护理学专业独特的理论体系。这些理论对丰富护理理论、拓展护理实践、培育护理观念,促进护理学科发展起到了重要作用。

本项目的基本任务就是通过较为系统的护理学理论学习,让护生能够明白:任何护理活动的开展都需要有专业基础理论的支撑,没有理论的专业是无法科学发展的,没有理论的技术操作是无法创新和提升的。本项目将护理学理论分为相关护理学理论和护理专业理论两个任务来完成学习。

任务一　学会应用相关护理学理论

学习目标

【重点难点】

重点:马斯洛的需要层次理论、压力与适应理论在护理中的应用;能正确识别并说出护理工作中的压力源及应对措施。

难点:成长与发展理论。

1. **素质目标**:培养护生热爱护理工作,探索和钻研护理学理论的素质和热情。
2. **能力目标**:能举出相关案例,用相关护理学理论阐释理论和实践的相关性。
3. **知识目标**:掌握需要层次理论、压力与适应理论相关知识;熟悉一般系统论;了解成长与发展理论。

护理专业相关理论是护理专业重要基础理论。这些理论通过不同角度解释护理现象,阐明护理学的范围和体系,回答护理操作中"为什么"的问题,对确立以理论为基础的护理理念和价值观,指导护理专业的发展方向,都具有重要作用。护理相关理论主要包括一般系统论、人类基本需要层次理论、压力与适应理论、成长与发展理论等。

一、一般系统论

(一)了解系统论的产生

1925年,美籍奥地利生物学家贝塔朗菲(Ludwig von Bertalanffy)提出应把有机体视为一个整体或系统来考虑。这是首次把"系统"作为一种理论的标志性事件。1937年,他又提出"一般系统论"的概念。1968年,他撰写《一般系统论——基础、发展与应用》一书,该书为系统科学提供了纲领性的理论指导。20世纪60年代以后,系统论不断发展,其理论与方法渗透到自然、社会、生产等许多领域,产生了深远的影响。

知识链接

理 论

理论(theory)是指由若干人(一个人往往不能)在长期内(数年或数十年,一年半载等短期不行)所形成的具有一定专业知识的智力成果(分领域)。该智力成果在全世界范围内,或至少在一个国家范围内具有普遍适用性,即对人们的行为(生产、生活、思想等)具有指导作用。例如:公平理论、正义理论等;列宁理论、邓小平理论等;哲学理论、经济理论、法律理论、教育理论、理学理论、工学理论、医学理论、农学理论、管理理论、军事理论等。

科学理论是系统化的科学知识,是关于客观事物的本质及其规律性的相对正确的认识,是经过逻辑论证和实践检验并由一系列概念、判断和推理表达出来的知识体系。要称得上是一种理论,它必须不是一个显而易见的解释,它还应该包含一定的错综性(它涉及一种系统的错综关系,而且要证实或推翻它都不是件容易的事)。

(二) 认识系统

1. 系统的概念 系统(system)是指由若干相互联系、相互作用的要素所组成的,具有一定功能的有机整体。这个概念有三重含义:第一,系统是由各要素(子系统)所组成,但各系统的要素(子系统)的数量不尽相同;第二,每一个要素都有自己独特的结构和功能;第三,各要素间相互联系、相互作用,形成有机整体。

2. 系统的分类 自然界与人类社会中存在各种千差万别的系统,为了研究和描述的需要,将系统进行分类。常见的如下。

(1) 自然系统和人为系统:按系统的要素组成,将系统分为自然系统和人为系统。自然系统是自然形成、客观存在的系统,如生态系统、人体系统。人为系统是为某特定目标而建立的系统,如计算机软件系统、机械系统。现实生活中,大多数系统多为自然系统和人为系统的综合,称"复合系统",如卫生系统、教育系统。

(2) 超系统和子系统:按系统的复杂程度、层次关系将系统分为超系统和子系统。较复杂、高层次的系统为"超系统";较简单、低层次的系统称为"子系统"。超系统和子系统是相对的,如人体相对于循环系统、呼吸系统、消化系统来说是超系统,反之,循环系统、呼吸系统、消化系统又是人体的子系统。

(3) 开放系统和闭合系统:按系统与环境的关系将系统分为开放系统和闭合系统。开放系统是指与周围环境不断进行着物质、能量和信息交换的系统(图2-1-1)。开放系统和环境交换物质、能量和信息的过程是通过输入、输出和反馈来完成的。物质、能量和信息由环境进入系统并影响系统的功能称为系统的反馈。开放系统正是通过输入、输出及反馈,与环境保持协调和平衡并维持自身的稳定。闭合系统是指不与周围环境进行物质、能量和信息交换的系统。绝对的闭合系统是不存在的,只有相对的、暂时的闭合系统。

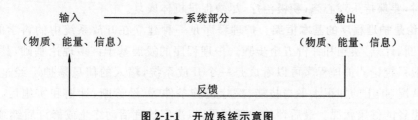

图2-1-1 开放系统示意图

3. 系统的基本属性 系统尽管类型多样,但具有相同的基本属性,即整体性、相关性、层次性和动态性。

(1) 整体性:系统的整体性主要表现为系统的整体功能大于系统的各要素功能之和。系统由要素组成,每一个要素都具有自己独特的功能,但系统功能不是各要素功能的简单相加,系统将其要素以一定方式组织起来构成一个整体后,各要素之间相互联系,要素、整体和环境之间相互作用,就产生了单个要素不具备的特定功能。例如,人是一个由生理、心理、社会、精神、文化构成的系统,人的整体生理功能又由呼吸、消化、循环、神经、肌肉和内分泌等不同系统组成,但每一个单独的部分均不能代表和体现整体人的特征,只有当各部分相互作用、协调一致时,才能形成一个完整的、独特的人。

(2) 相关性:系统各要素之间是相互联系、相互制约的,其中任何一个要素发生了功能或作用的变化,都要引起其他各要素乃至整体功能或作用的相应变化。各要素与整体系统之间也是相互联系和影响的,各要素的变化都将影响整体功能的发挥。

(3) 层次性:任何系统都是有层次的。对于一个系统来说,它既是由某些要素(子系统)组成,同时,它又是组成更大系统(超系统)的一个要素(子系统)。如学校是各班级的超系统,同时学校又是教育局的子系统。

(4) 动态性:即系统随时间的变化而变化,具体反映在系统的运动、发展与变化过程。如系统为了生存与发展,总在不断调整自己的内部结构,并不断与环境进行物质、能量和信息的交换,维持自身的生存和发展。

课堂互动:

以小组为单位,每人举出一个不同系统的例子,并共同讨论这个系统的基本属性是什么。

(三) 一般系统论在护理实践中的应用

1. 系统论促进了整体护理思想的产生和发展

(1) 人是一个整体:整体护理的观点是把人看做一个整体的、开放的系统。人是一个由无数子系统组成的自然系统,每个子系统的变化都会影响其他子系统和整个系统的运作。因此,对待护理对象时,既要注意某一系统、器官的病变,又要考虑对其他系统的影响,还要分析由此给护理对象心理、社会方面带来的影响。应把护理对象看做一个整体,不但要了解其身体状况,还要关心他的心理、精神、文化等情况,促进其整体功能的恢复和发挥。

(2) 人是一个开放系统:人是一个面向外环境的开放系统,每时每刻都在与环境进行着物质、能量和信息的交换。人体系统活动的基本目标是保持机体的平衡。人只有处在内环境稳定的状态中,才能不断适应外环境的变换。护理的功能就是帮助个体调整内环境去适应外环境的不断变化,以获得或维持身心平衡。在护理实践中要注意保持呼吸道通畅、科学合理饮食、提供良好的物质环境和社会环境、注重护患沟通等。

(3) 人是一个动态系统:人总是处在健康、亚健康、疾病的动态变化中,并在一定条件下相互转化,保持一个动态连续的发展过程。健康、亚健康或疾病状态往往不是绝对的和固定不变的。例如,人患病后有的经过积极治疗可以痊愈,也有的治疗后留下残疾,但身残志坚,继续为家庭、社会做出贡献;还有一些高血压、糖尿病等慢性病患者,在医护人员精心诊治和护理下,其疾病处于稳定状态,生活自理,可参加社会活动,这就达到了他们自己的健康水平。因此,一个人要保持良好的健康生活习惯,增强机体的防御机能,促进机体处于完好的健康状态。当机体出现亚健康或疾病状态时,要保持乐观心态,积极治疗,尽快促进机体康复。

2. 系统论是护理程序的基本框架 护理程序是一种建立在开放系统中的科学的工作方法,包含评估、诊断、计划、实施和评价五个步骤。护理程序的发展基于许多理论基础,其中一个重要的理论即一般系统论。护理程序可以看成是一个开放系统,输入的信息是护士经过评估后的患者基本健康状况、护士的知识水平与技能、医疗设施条件等,经诊断、计划和实施后,输出的信息是经护理后患者的健康状况。最后评价护理效果,以决定护理活动终止或修订后继续执行。

3. 系统论为护理管理者提供理论支持

(1) 系统论是护理管理的依据:护理系统是医院整体系统的一个子系统,其工作内容和程序既体现医院的中心任务,又要呈现护理子系统的独特任务和功能;既有助于医院整体功能的实现,又会受到医院这个整体系统活动对自身运转的影响。因此,系统论是护理管理工作的重要依据之一。

(2) 护理系统是一个动态的、开放的系统:护理系统包括临床护理、护理管理、护理教育、护理科研等一系列相互关联、相互作用的子系统。护理要发展,必须使其内部诸要素之间相互协调;同时,护理系统又与社会政治、经济、文化、科技,特别是医疗等系统相互作用、相互制约,所以还要注意与其他系统的协调与平衡,以促进护理专业不断向前发展。

课堂互动:
以小组为单位,举例说明:为什么说人是一个整体?为什么说人是一个动态的、开放的系统?

二、人类基本需要层次理论

护理的对象是人。作为具有生理和心理双重属性的人类,为了自身的生存和发展,必须满足一些基本需要,如食物、休息、睡眠、情爱等,同时也要满足一些更高层次的需要,如交往、自我实现等。如果这些需要得不到满足,就会影响人的健康或疾病恢复。

(一) 认识需要

1. 需要的概念 需要(need)是主体对自身生存和发展的一切条件的依赖、指向和需求。需要是个体活动的基本动力,是个体行为动力的重要源泉。人的各种活动或行为都是在需要的推动下进行的。人具有生物属性,又具有社会属性,为了自身的生存与发展,必然产生一定基本的需求,如食物、睡眠、情爱、交往等,它们是人类共有的需要。

2. 需要的种类

(1) 按照需要的起源可分为自然需要和社会需要:自然需要也称生物学需要,包括饮食、运动、休息、睡眠、配偶等需要,主要由机体内部某些生理的不平衡状态引起,对有机体维持生命、延续后代有重要意义。社会需要是由人的社会属性所决定的,是指对社会交往、劳动生产、文化学习、伦理道德、行为规范的需要等,对维系人类社会生活,推动社会进步有重要作用。

(2) 按照需要的指向可分为物质需要和精神需要:物质需要是指以占有物质产品而获得满足,如对日常生活必需品的需要,对住房的需要、对工作和劳动条件的需要等。精神需要是指占有社会精神产品而获得满足,如阅读文艺作品、报纸杂志或观看电影电视作品等。物质需要和精神需要紧密联系不可分开,在追求某种物质产品时,也表现某种精神需要,如要求住房的整洁、衣物的美观等。

3. 需要的特征

(1) 需要的对象性:人的任何需要都是指向一定对象的。这种对象既可以是物质性的,也可以是精神性的,如空气、食物、自尊、追求等。无论是物质的需要还是精神的需要,都必须有一定的外部物质条件才能获得满足。正是这种或那种需要,推动着个体在各个方面进行积极的行动。

(2) 需要的发展性:需要是个体生存发展的必要条件。个体在发展的不同阶段和不同的情况下,有不同的优势需要。例如婴儿期的优势需要是生理需要,而成年期的优势需要则是社会需要;在顺境时,表现出更强的社会需要,而在逆境时,会表现出更优势的安全需要等。

(3) 需要的无限性:需要并不会因暂时的满足而终止。当一些需要满足后,又会产生新的需要,而新的需要又推动人们去从事新的满足需要的各项活动。在这无限的需要中,个体获得了自身的成长与发展,并推动了社会的发展。

(4) 需要的独特性:每个人的需要不完全相同,这就形成了需要的独特性。它是个体的遗传因素、环境因素所决定的。护士应细心、耐心地观察患者独特的需要,并给予合理及时的满足。

(5) 需要的历史制约性:人有各种各样的需要,但需要的产生与满足要受到人所处的环境条件与社会发展水平的制约。因此,个体应根据主、客观条件,有意识地调节自己的需要,合理地提出和满足自己的需要。

(二) 马斯洛的需要层次理论

1. 马斯洛的需要层次理论的内容 美国心理学家马斯洛将人的基本需要按其重要性和发生

的先后次序排列成五个层次,并用"金字塔"形状加以描绘,形成了人类基本需要层次理论,见图 2-1-2。

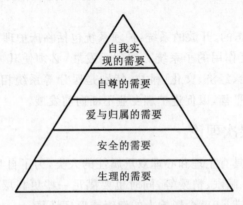

图 2-1-2 马斯洛的需要层次理论示意图

(1) 生理的需要(physiological needs):它是人类生存和成长最基本的需要,是需要的最低级别,人们在追求较高级别需要之前,总要设法满足这类需要,如食物、空气、水、温度、清洁、休息、睡眠、排泄、避免疼痛等。如果一个人最基本的需要不能满足的话,那么不可能对其他事情感兴趣。

(2) 安全的需要(safety needs):人需要一个安全、有秩序、可预知、有组织的环境,不被意外、危险的事情所困扰,有安全感、有保障、受保护、避免危险和恐惧等,如生命的安全、心理的安全、财产的安全、距离的安全等。安全需要普遍存在于各个年龄段,尤其以婴儿期更易察觉。

(3) 爱与归属的需要(love and belongingness needs):包括被爱和给予别人爱,指个体对家庭、朋友的需要,对得到组织、团体认可的需要,希望得到他人的爱、接纳和关注的需要,同时又有给予他人爱、接纳和关注的需要。表明人渴望亲密的感情,若这一需要得不到满足,人便会感到孤独、空虚。

(4) 自尊的需要(esteem needs):个体对自己的尊严和价值的追求,包括自我尊重、尊重他人和被他人所尊重。表现为个体对名利的追求,渴望自己有能力、有实力、有成就、有地位,希望得到他人的尊重和赏识。这些需要一旦受挫,即会使人产生自卑感、无价值感,而失去基本的信心。

(5) 自我实现的需要(self-actualization needs):人的某种促使自己潜能得以实现的趋势,即人的价值的完满实现,是人的基本需要的最高层次。表现为个体希望能充分发挥自己的才能和潜能,追求自己的理想,体现自身的人生价值和社会价值。如运动员希望在运动场、音乐家希望在演奏会上有最佳表现,否则会觉得并未完全实现自我价值而不能得到满足。

2. 马斯洛的需要层次理论的一般规律

(1) 人的需要是从低层次到高层次的:马斯洛所阐释的"人的基本需要"是人类普遍存在的,一般情况下,生理需要最重要,应首先得到满足,只有它得到满足之后,人才得以生存;人的需要通常是在一个层次的需要被满足之后,更高层次的需要才会出现,并逐渐明显。

(2) 各种需要满足的时间不同,且相互依赖和影响:人的有些需要应立即和持续予以满足,如空气;有的需要可以暂缓予以满足,如食物和睡眠等,但它们最终是需要得到满足的;各层次需要层层关联,低层次需要是其他高层次需要的基础,其他高层次需要是低层次需要的发展,并反作用于低层次需要。

(3) 各层次需要之间的层次顺序并非固定不变:不同的人,在不同的条件下层次需要顺序会有所不同,最明显、最强烈的需要应首先得到满足;不同层次需要的发展与个体年龄增长、社会经济、文化教育程度等有关;高级需要的满足比低级需要满足的愿望更强烈,当然,高级需要的满足也需要更多的前提和条件。

(4) 层次越高的需要,满足的方式差异也越大:如对空气、水分的满足方式人人相同,而满足自我实现的方式却人各有异。有的人志存高远,认为干出一番大事业才是自我实现;有的人选择一份平凡的工作,实现自我价值,就认为是自我实现;也有的人认为,只要将自身本领贡献社会,即是自我实现和满足。

(5) 需要被满足的程度与健康是成正比的:从心理的角度来看,基本需要被满足的程度越高,意味着更高的心理健康水平,人的心理活动越会朝着愉悦、坦然、平静等正向情绪活动的方向进行;否则,则会出现焦虑、纠结、冲突甚至愤怒等不良情绪反应。因此,对高层次需要的追求与满足是心理健康的标志之一。

(三) 需要层次理论在护理实践中的应用

1. 帮助护士识别患者的需要

(1) 生理的需要:疾病通常导致患者生理的需要无法得到满足,护士应全面评估患者尚未满足的生理的需要。如:呼吸道疾病患者对氧气的需要;脱水、水肿、电解质紊乱、酸碱平衡失调时对水的需要;肥胖、消瘦、各种营养素缺乏对饮食的需要;便秘、腹泻、大小便失禁、胃肠道手术后对排泄的需要;疲劳、各种睡眠型态紊乱对休息和睡眠的需要;各种急慢性疼痛对摆脱疼痛的需要等。

(2) 安全的需要:人在患病时,其安全感会降低,如担心自己的健康没有保障,担心住院环境有不安全因素,担心看病的经济负担太重,担心家人对自己不够照顾等问题;住院时的环境陌生、孤独无助和信息缺乏等;对各种检查和治疗产生担忧、恐惧和焦虑;对医护人员的技术不信任等,都会成为患者产生不安全感的原因。

(3) 爱与归属的需要:人在患病后常常会产生孤独感,因此,爱与归属的需要也就变得更加强烈。患者希望得到亲人、朋友、周围人的关心、理解和支持。所以,应建立良好的护患关系,允许家属探视并鼓励其参与患者的护理,帮助患者之间沟通建立信任。患者在获得安全感和归属感后,才能真正接受护理。

(4) 自尊的需要:患病会影响自尊需要的满足。患者会觉得因生病失去自身价值或成为他人的负担,出现依赖、缺乏信心、无法胜任等行为;当对患者进行体检或治疗时暴露躯体,或因病不得不接受一些侵犯隐私的处置等,尤其是当患者无法满足最基本需要时,这种需要会更强烈。

(5) 自我实现的需要:这是个体最高层次的需要。自我实现需要的产生和满足程度因人而异。患病常能影响各种能力的发挥,尤其是当重要能力丧失时,如偏瘫、失明等,疾病导致才智的运用和发展受阻,因疾病暂时或长期失去某些能力,不得不离开自己的学习、工作岗位,使其人才目标不能实现,此时,患者的心理压力会以不同的形式表现得更加突出,需要护士给予高度关注。

2. 护士帮助护理对象满足基本的需要

(1) 直接满足患者的需要:对于完全无法自行满足基本需要的人,护士应采取措施满足其需要。如昏迷患者、瘫痪患者、新生儿等,需要护士提供全面的帮助。

(2) 协助患者满足需要:对于只能部分自行满足基本需要的人,护士应鼓励患者完成力所能及的自理活动,帮助其发挥最大潜能,促进早日康复。如协助患者进食、如厕等。

(3) 进行健康教育:对于基本能满足需要,但还存在着某些影响需要得到满足的因素的人,应通过健康教育、科普讲座、健康咨询等多种形式,对护理对象提供卫生保健知识,消除影响需要得到满足的因素,避免健康问题的发生和恶化。如对孕产妇进行保健和育儿指导,对高血压患者进行服药指导等。

> **知识链接**

马斯洛简介

亚伯拉罕·哈洛德·马斯洛(Abraham Harold Maslow,1908—1970)于1908年4月1日出生于纽约的一个犹太家庭,是美国著名哲学家、社会心理学家、人格理论家和比较心理学家,人本主义心理学的主要发起者和理论家,心理学第三势力的领导人。1926年进入康奈尔大学,三年后获得心理学硕士学位,1934年获得博士学位。之后留

课堂互动:

以小组为单位,根据马斯洛的需要层次理论谈谈:你此刻都有怎样的需要?你又是如何理解人的高层次需要的?

校任教。1935年在哥伦比亚大学任桑代克学习心理研究工作助理。1937年任纽约布鲁克林学院副教授。1951年被聘为布兰戴斯大学心理学教授兼系主任。1967年任美国人格与社会心理学会主席和美国心理学会主席。1970年因心力衰竭逝世。

三、压力与适应理论

人生活在一个充满竞争的现代社会，因此都会历经各种各样的压力，不同的个体会采用不同的适应方式。学习压力和适应理论，可以使护士进一步认识压力并积极应对，能够全面评估自身及服务对象的压力，采取适当的方式减压，促进身心健康。

（一）认识压力

1. 压力的概念 压力又称"应激"，是一个复杂的概念，不同的学科对压力研究的侧重点不同，对压力有不同的解释及看法。"压力学之父"汉斯·塞利（Hans Selye）从生理学角度认为，压力是环境中的刺激所引起的人体的一种非特异性反应。

2. 压力源的概念 压力源是指任何能使个体产生压力反应的内、外环境中的刺激。既可以来自机体内部，也可以来自于机体外部；既可以是躯体的，也可以是心理、社会的。常见的压力源可分为以下四类。

（1）躯体性压力源：对身体直接产生刺激作用的刺激物，包括生理性、生物性、理化性因素等。如：饥饿、疲劳、妊娠、绝经、更年期等生理性压力源；各种病毒和微生物等生物性压力源；地震、寒冷、炎热、噪声、光线强度等物理性压力源；空气、水污染、药物毒副作用、食品安全等化学性压力源。

（2）心理性压力源：来自自身大脑中的紧张信息而产生的刺激，如各种心理冲突、各种挫折、不祥预感等。

（3）社会性压力源：各种社会现象和人际关系对个体产生的刺激，如升学考试、就业、丧偶、工作繁重、退休、失业、离婚等。

（4）文化性压力源：各种文化习俗或文化环境的改变对个体产生的刺激，如出国、远走他乡、从一个熟悉的文化环境到另一个陌生的文化环境中感到的茫然和无助等。

3. 压力反应 汉斯·塞利从生理角度描述了人体对压力的反应，他认为压力的生理反应包括全身适应综合征（general adaptation syndrome, GAS）和局部适应综合征（local adaptation syndrome, LAS）。

（1）GAS和LAS：GAS是机体面临长期不断的压力而产生的一些共同的症状和体征，如全身不适、疲乏无力、疼痛、失眠、胃肠功能紊乱等。这些症状是通过神经内分泌途径产生的。LAS是机体应对局部压力而产生的局部反应，如身体局部炎症而出现的红、肿、热、痛。

（2）压力反应过程：汉斯·塞利认为无论是GAS还是LAS都可以分为三个阶段，即警觉期、抵抗期、衰竭期。

① 警觉期：机体在压力源的刺激下，出现一系列以交感神经兴奋为主的改变，表现为血糖、血压升高，心跳加快，肌肉紧张度增加等。这种复杂的生理反应的目的就是动用机体足够的能量以克服压力。

② 抵抗期：压力源持续存在，机体进入抵抗期。在此期，所有警告期的反应已消失，但机体的抵抗力处于高于正常水平的状态，使机体与压力源对峙。对峙有两种结果，一是机体成功抵抗了压力，内环境重建稳定；二是压力持续存在，进入衰竭期。

③ 衰竭期：由于压力源过强或过长时间侵袭机体，使机体的适应性资源被耗尽，机体已没有能量来抵御压力源。这样，不良的生理反应可能会不断出现，最终导致个体抵抗力下降、衰竭，甚至死亡。见表2-1-1。

表 2-1-1 压力反应过程分期

分期	定 义	表 现
警觉期	警觉期是指机体在压力源的刺激下,出现一系列以交感神经兴奋为主的改变的时期	血糖、血压升高,心跳加快,肌肉紧张度增加等
抵抗期	抵抗期是指压力源持续存在,机体进入抵抗期。在此期,所有警告期的反应已消失,但机体的抵抗力处于高于正常水平的状态	机体与压力源对峙。对峙有两种结果:一是机体成功抵抗了压力,内环境重建稳定;二是压力持续存在,进入衰竭期
衰竭期	衰竭期是由于压力源过强或过长时间侵袭机体,使机体的适应性资源被耗尽,机体已没有能量来抵御压力源	个体抵抗力下降、衰竭,甚至死亡

(二) 压力的防卫

压力是维持正常的生理和心理功能的必要条件,适当的压力有助于提高机体的适应能力,但长期过度的压力且不能很好地应对,势必对健康产生消极影响,如削弱心理健康、影响社会功能、引起身心疾病等。

压力源所造成的影响程度取决于人的个性、对应激的感知及应对应激的能力和条件。人们为了对抗压力常采用以下防卫机制,主动应对,避免出现严重压力反应,以保护自己。

1. 第一线防卫——生理与心理防卫

(1) 生理防卫:遗传因素、身体的一般状况、营养状态、免疫功能等,如完好的皮肤和健全的免疫系统可抵抗病毒、细菌等压力源的进攻,而营养不良即使轻伤也容易引发感染。

(2) 心理防卫:心理上对压力做出适当反应的过程。人们常常在潜意识的状态下运用一种或多种心理防卫机制,以解除情绪冲突、避免焦虑和解决问题,如当个体听说自己身患癌症时,可能予以否认。它与个体的性格特征、对付压力的既往经验、智力、教育水平、生活方式、支持系统、经济状况、出现焦虑的倾向等有关。

2. 第二线防卫——自力救助 当一个人面对的压力较强大而防线较弱时,会出现一系列的身、心两方面的压力反应。若反应严重,就必须采用自我救助的方法来对抗和控制压力反应,以减少发展成急慢性疾病的可能。

(1) 正确评估压力:首先应找到压力源,然后采取相应的办法处理。一般可用自我提问的方法进行评估,例如可问自己:是否争强好胜、对自己的要求过高?是否由于工作忙没得到足够的休息和精神上的放松?是否在工作、学习、家庭方面遇到的烦心事没有得到解决?是否所处环境的人际关系难以把握?是否对自己的健康感到担忧?

(2) 正确调整情绪:人们遭受压力时常产生焦虑、沮丧、生气等负面情绪。对待这些情绪的方法是首先确定和承认正在经历的情感挫折,然后进行合理的分析、排解,并采用恰当的方法处理好自己的情绪,如与朋友交谈或运用心理防卫机制。

(3) 信任社会支持系统:家庭和社会的支持对缓解压力的不良影响起着重要的作用。护士要了解患者生活中的重要的支持网络,鼓励患者信任自己的亲人,参与力所能及的社会活动。此外,帮助患者获得相关的健康信息也能减轻焦虑,如介绍肿瘤患者到癌症咨询中心、孕妇到社区寻求孕产期保健咨询等。

(4) 减少生理影响:良好的身体状况是避免受到压力侵犯的基础。因此,应提高人的自我保健意识,如改善营养状况,控制烟酒等,以加强第一线防卫;锻炼不仅可使身体强壮,还能解除心理压力,如阅读、散步、听音乐等能减少和消散压力。

3. 第三线防卫——专业辅助 当强烈的压力导致身心疾病时,就必须获得医护人员的帮助,由医护人员帮助患者掌握各种应对技巧,如提供必要的健康咨询和教育,给予针对性的药物治疗、物理治疗或心理治疗等,以利于疾病痊愈。若个体不能及时获得恰当的专业帮助,则会使病

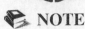

情加重或演变成慢性疾病,如高血压、胃溃疡等。同时,这些疾病又可以成为新的压力,加重患者的负担,并进一步影响其身心健康。

（三）压力的适应

1. 适应的概念 适应是生物体促使自己更能适合生存的一个过程,是应对行为的最终目标,是所有生物的特征。事实上,适应是一种长期的应对行为。因为人们无论遇到何种压力,都会试图去适应,若适应成功,身心就可以维持或恢复平衡;若适应有误,就会引起疾病。而疾病作为压力,又会促使人们采取一系列应对行为去适应。

2. 适应的层次 一般而言,人类的适应较其他生物复杂,所涉及的范围更广,包括生理的、心理的、社会的和技术的适应。

（1）生理适应:通过体内生理功能的调整,适应外界环境的变化对机体需求的增加。如进行长跑锻炼,开始会感到肌肉酸痛、心跳加快,但坚持一段时间后,这些感觉就会逐渐消失。这是因为体内器官的功能慢慢地增强,适应了跑步对身体所增加的需求。另外,适应有时可表现为感觉灵敏度的降低,这是由于固定刺激或持续反应而引起的。

（2）心理适应:当人们经受心理刺激时,通过调整自己的态度、情绪去认识和处理问题,以恢复心理上的平衡。一般可运用心理防卫机制或学习新的行为来应对压力。常见的心理防卫机制有否定、合理化、转移、投射、认同、退化、幻想、反省、抵消、抑制、补偿、升华、幽默等,可根据不同的压力采用不同的方法进行应对。

（3）社会适应:调整个人的行为使之与各种不同的群体的信念、习俗及规范相协调。如不同的家庭有不同的生活、饮食、休息习惯;如刚参加工作的护士除了学习专业知识,掌握有关技能外,还必须尽快熟悉医院环境,遵守医院制度。文化适应是调整个人的行为以符合文化的观念、传统、理想和各项规定。如护理不同国籍、不同民族的患者时,应注意尊重其本国文化和民族习俗。

（4）技术适应:通过技术的掌握,改造自然环境,控制环境中的压力。

（四）压力与适应理论在护理实践中的应用

1. 帮助护士识别自身的压力 护理工作是体力劳动和脑力劳动相结合的职业,是健康服务行业中应激较大的职业之一。护理工作要面对来自多方面的压力。

（1）繁重而紧张的工作:在各级各类医疗机构护士的编制数量往往不足时,导致护士超负荷工作;同时随着科技发展,要求护士不断掌握各种新理论、新技术,岗位对护士的要求越来越高;护士还要经常面对急重症患者的抢救,要面对患者的生死离别;护士要频繁倒班,生活不规律等,均对护士身心带来很大的压力。

（2）复杂的人际关系:护患关系和医护关系是护士面对的两个最主要的人际关系。除此以外,还有护士与护士、护士与其他部门工作人员关系,但护患关系、医护关系是主要的人际关系。

（3）高风险:医院环境中有许多有害的致病因素,如细菌和病毒侵袭、辐射的损害、药物的不良反应等,使护士在客观上面临感染的危险和其他医源性损伤的压力。另外,担心差错事故也是护士必须面对的工作压力。

2. 指导护士加强自身适应

（1）正确认识专业:适应护士这个职业的工作环境、工作性质、人际关系等,不断调整心态,逐渐接纳护理工作,最终达到乐意从事护理工作的境界。

（2）不断加强学习:树立终生学习的理念,不断加强自身学习,提高护理队伍的整体素质,提升护理工作的服务质量。

（3）提升专业价值:正确认识护理工作的职业价值,不断增强职业的自豪感,积极应对压力。需要强调的是,作为一名专业工作者,护士本身就是角色模型,应该起到示范作用。

（4）健康工作生活:养成健康的生活方式,保证适当的运动、均衡的营养和充足的睡眠,有利于对抗压力的挑战。

(5) 建立支持系统：在面临压力时可向亲属、朋友、同事倾诉，寻求帮助；也要善于利用领导和上级主管部门的支持，如给护士提供更多学习的机会，提高护士待遇，加强技能培训，合理调配人员，减少护士非专业性工作，避免超负荷工作等。

3. 帮助护士识别患者的压力

(1) 陌生的环境：患者对周围环境不熟悉，对饮食不习惯，对作息制度不适应，对负责自己的医生与护士不了解等。

(2) 疾病的威胁：患者感受到严重的疾病威胁，如想到可能得了不治之症，或即将手术，可能致残等。

(3) 与外界的隔离：患者与家人分离或与他人隔离，感到孤独无助等。

(4) 信息的缺乏：患者对自己所患疾病的诊断、治疗及护理不清楚，对医护人员说的医学术语不理解，提出的问题得不到答复等。

(5) 自尊的丧失：患者因疾病丧失自理能力，如进食、如厕、洗澡、穿衣服等都需别人协助；卧床休息后不能按照自己的意愿做事等。

4. 帮助患者认识和适应压力

(1) 协助患者适应医院环境：护士应为患者创造一个整洁、安静、舒适、安全的病室环境，主动热情地接待患者，介绍医院环境、有关规章制度及负责的医生与护士，使患者消除由于陌生和孤独带来的心理压力。

(2) 尽量满足患者的需要：由于疾病的影响，患者的需要往往不能完全满足，会出现紧张、焦虑、抑郁等负面情绪，护士应及时和患者沟通，缓解其不良情绪。

(3) 提供有关患者的信息：护士应将有关疾病的诊断、治疗、护理、预后等方面的信息及时告诉患者，减少患者的焦虑及恐惧，增加其安全感和信任感。

(4) 协助患者适应其角色：护士要接纳、尊重、关心、爱护患者，主动了解不同病情、具有不同生活背景的患者的心理、生理感受，给予恰当的心理疏导；让患者参与治疗和护理计划，以减轻焦虑，主动配合；对恢复期患者，注意锻炼患者的自理能力，以恢复患者的自尊、自信和自我控制感，避免患者角色行为强化，启发其对生活和工作的兴趣，逐渐适应自理的需要。

(5) 协助患者保持良好的自我形象：住院后，患者的穿着、饮食、活动都受到医院的限制，因此会感到失去自我；同时由于疾病所致自理能力的降低，又会使患者感到自卑。护士应尊重患者，协助患者保持整洁的外表，改善患者的自我形象，尊重患者原来的爱好和习惯，使患者获得自尊和自信。

(6) 协助患者建立良好的人际关系：护士应鼓励患者与同病房的病友融洽相处，并动员家庭和社会支持系统的关心和帮助，使患者感受到周围人对他（或她）的关怀和爱护，促进其身心健康的恢复。

四、成长与发展理论

护理工作的对象涉及不同年龄阶段的人，护士有必要了解护理对象在不同年龄阶段的身心发展特征。目前护理领域中应用的相关理论主要有弗洛伊德的性心理发展理论和艾瑞克森的心理社会发展理论。

（一）认识成长与发展

1. 了解相关概念

(1) 成长：又称生长，是指由于细胞增殖而产生的生理方面的改变，表现为各器官、系统体积和形态的改变，是量的变化，可用量化的指标来测量，如身高、体重等。

(2) 发展：又称发育，是指生命中有顺序的可预测的功能改变，是个体随着年龄的增长以及与环境间互动而产生的身心变化过程。表现为细胞、组织、器官功能的成熟和机体能力的成熟。

(3) 成熟：个体生理上的成长与心理、智力发展充分发挥的过程，是成长与发展的结果。狭义的成熟是指生理上的生长发育;广义的成熟还包括心理社会的发展。

2. 成长与发展的基本规律　人的成长与发展是一个复杂的过程,受许多因素的影响。每个人的成长与发展具有一定的个体差异,但人的成长与发展又具有一定的共性。

(1) 成长与发展是一个持续的过程:人的成长与发展都要经过相同的发展过程,有规律、有顺序、可以预测。虽然每个人的生长发展速度不同,但遵循由上到下、由近到远、由粗到细、由简单到复杂、由低级到高级的顺序。

(2) 成长与发展的过程具有阶段性:每个阶段的发展都具有各自的特征,并都有一定的发展任务,每个人只有在完成本阶段的发展任务后,才能迅速进入下一阶段的发展。

(3) 成长与发展具有独特性:人的成长与发展的过程是由遗传和环境的互动所决定的,每个人的发展都是按照自己独特的方式和速度进行的。如每个人受孕机会和条件不同、成长环境不同等,都决定了每个人都是独特的。

(4) 成长与发展的过程需要时间和经验的积累:人的成长与发展是个体通过逐步的成熟和不断地学习而获得的。其间所有的经过和经历,都会使个体在不同的方面得到收获,逐渐成熟。

3. 影响成长与发展的因素　遗传和环境是影响成长与发展的两个最基本的因素。遗传决定成长与发展的潜力,这种潜力又受到环境因素的作用和调节,两个方面共同作用决定了人体成长与发展的水平。

(1) 遗传因素:基因是人类成长与发展的重要因素之一。基因决定了人体发展过程中身体的可能范围,控制着身体的生物特性。人体的成长与发展受到父母双方遗传因素的影响,表现在身高、体形、肤色及面部特征等生物学特征,同时也表现在性格、气质和智力等心理社会特征。

(2) 环境因素:环境是影响人类成长与发展的另一重要因素,决定发展的速度及最终达到的程度,主要内容如下。

① 家庭:家庭是人接触最多、关系最密切的一个环境。家庭的首要功能是满足家庭成员的一些基本需要,如温饱、安全、爱与归属的需要。如果家庭因经济困难、照顾知识缺乏或家庭关系不和睦等原因无法满足这些需要时,就会影响个体的成长与发展。此外,家庭是个人主要的生活环境,因此家庭提供适当的刺激,能锻炼个体身体发育、语言发展、人际关系的建立、价值观的确认等,与个体社会心理方面的健康发展有着密切的关系。

② 学校:人一生的前段时间大部分都是在学校度过的,而这段时间又是个体迅速成长的时期。学校通过系统地传授知识,帮助个体在认知方面成长,提供给个体将来立足于社会的必要的知识。同时学校也兼顾个体的体格锻炼与艺术熏陶。此外,学校还可帮助个体建立与家庭成员以外的人际关系如同学关系、师生关系等。

③ 社会:就人的属性而言,既具有生物属性,更具有社会属性,一个个体要成为真正的社会人,则不可能离开社会而独立生存。因而不同的社会文化环境对人在各发展阶段所需完成的任务有着不同的要求,有什么样的社会,就会有什么样的家庭和学校。因此,社会环境不但影响儿童的教育,而且影响人的就业、家庭的建立及自我实现。

(3) 个体因素:个体因素在人的成长与发展过程中具有主观能动性的作用,但受到遗传和环境因素的制约。

① 健康状况:个人的健康状况不仅影响人体的体格发育,而且会不同程度地影响人体的心智发育,尤其在发展的关键期。疾病、药物等均可影响儿童的成长与发展。

② 自我因素:人的自我意识的形成一般在2岁左右,而其独立的行为也在这时开始出现,使个体有能力去选择自己的生活方式,从而不同程度地影响人体的成长与发展。

③ 自我努力:人的成长与发展还会受到许多其他因素的影响,如人体内环境、动机及学习过程等,其中自我努力对成长成才有着重要的作用。我们经常可以见到,两个先天因素相似、后天成长环境也几乎相同的人,由于主观努力不同,结果达到了完全不同的发展水平。

(二) 了解成长与发展相关理论

1. 弗洛伊德的性心理发展理论和护理　弗洛伊德是奥地利精神科医生,他通过精神分析法

课堂互动:
和你愿意交流的同学一起谈谈:在你至今的成长过程中,对你影响最大的那个人、那件事、那本书、那个电影、那句名言是什么?

观察人的行为,创建了自己的理论。他认为人的性心理发展可分为五个阶段,护理工作过程应有针对性地进行。

(1) 口欲期:0~1岁。此期以口部为快乐中心,这一时期婴儿专注与口有关的活动,婴儿的吸吮和进食欲望若能得到满足,可带来舒适和安全感;若未能得到满足或过于满足则会造成人格的固结现象,从而出现日后的吸吮手指、咬指甲、吸烟、酗酒等。

护理:注意满足婴幼儿口部的需求和欲望,通过适当的安抚和喂养,满足其舒适感和安全感,以利于正常情绪和人格的发展。

(2) 肛门期:1~3岁。此期原欲集中在肛门区。健康的发展是建立在控制排便所带来的愉快经历上,从而养成讲卫生、有秩序的习惯和能有效控制自己。所以对此期小儿进行大小便训练时给他(或她)愉快的经历,应加以鼓励,以利于健康人格的形成。此期发展固结则会造成缺乏自我意识或自以为是等。

护理:注意对幼儿进行适当的大小便训练,对其正确的行为给予及时恰当的表扬,满足其愉悦快乐的需求,培养起自我管理和自我控制的能力。

(3) 性蕾期:3~6岁。此期以生殖器为快乐中心,儿童对男女生殖器的不同感到好奇,对自己的性器官感兴趣,这一时期儿童能分辨两性,依恋异性父亲或母亲,出现恋父或恋母情结。此期应引导儿童与同性别的父母建立性别认同感,以利于形成正确的性别行为和道德观念,反之就会造成性别认同困难或由此产生的道德问题。

护理:引导和鼓励儿童正确认同性别,强化性别教育和角色责任训练,帮助其解决恋父或恋母情结的矛盾冲突,提高处理各种人际关系的能力。

(4) 潜伏期:6~12岁。此期孩子把性和攻击的冲动埋在潜意识中,而将精力集中在智力和身体活动上,愉快来自于外在的环境,此期应注意鼓励儿童追求新知,认真学习与积极锻炼。此期发展固结会造成压迫或强迫性人格。

护理:注意营造和提供良好的与同龄人交往的环境和机会,培养其与人交往的意识,鼓励其追求新知、积极锻炼、发现问题,提升自我发展能力。

(5) 生殖期:12~18岁。生殖器重新成为快乐的中心,兴趣逐渐转向异性,幼年的性冲动复活。由于躯体、内分泌系统的迅猛发展,第二性征日益明显。此时青少年的性心理也有迅猛的发展,青少年对异性感到吸引,产生朦胧和模糊的情意。这就是异性恋的开始,但他们还缺乏社会经验与理智。他们的性器官发育逐渐成熟,但其整体心理水平还较幼稚,意志较薄弱,易受外界不良诱惑而导致犯错,因此,被视为"青春期危机"。此期应培养孩子独立自立、自强、自我决策的能力,正确引导其与异性交往,建立良好的两性关系和正确的道德观。

护理:注意提供青少年自我决定、决策的环境和机会,正确引导与异性交往,鼓励其对培养其独立能力、发展能力、自我决策能力都具有积极的作用。见表2-1-2。

表 2-1-2 弗洛伊德性心理发展的五期

阶段	年龄	特 点	护 理 应 用
口欲期	0~1岁	此期以口部为快乐中心,这一时期婴儿专注与口有关的活动	婴儿的吸吮和进食欲望若能得到满足,可带来舒适和安全感;若未能得到满足或过于满足则会造成人格的固结现象,从而出现日后的吸吮手指、咬指甲、吸烟、酗酒等。因此喂养应及时且方法得当
肛门期	1~3岁	此期原欲集中在肛门区,肛门和直肠成为快感的来源	健康的发展是建立在控制排便所带来的愉快经历上,从而养成讲卫生、有秩序的习惯和能有效控制自己。所以对此期小儿进行大小便训练时给他(或她)愉快的经历,应加以鼓励,以利于健康人格的形成。此期发展固结则会造成缺乏自我意识或自以为是等

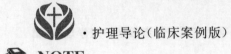

续表

阶段	年龄	特 点	护 理 应 用
性蕾期	3~6岁	此期以生殖器为快乐中心,儿童对男女生殖器的不同感到好奇,对自己的性器官感兴趣,这一时期儿童能分辨两性,依恋异性父亲或母亲,出现恋父或恋母情结	此期应引导儿童与同性别的父母建立性别认同感,以利于形成正确的性别行为和道德观念,反之就会造成性别认同困难或由此产生的道德问题
潜伏期	6~12岁	此期孩子把性和攻击的冲动埋在潜意识中,而将精力集中在智力和身体活动上,愉快来自于外在的环境	此期应注意鼓励儿童追求新知,认真学习与积极锻炼。此期发展固结会造成压迫或强迫性人格
生殖期	12~18岁	生殖器重新成为快乐的中心,兴趣逐渐转向异性,幼年的性冲动复活,由于躯体、内分泌系统的迅猛发展,第二性征日益明显	应培养孩子独立自主、自强、自我决策的能力,正确引导其与异性交往,建立良好的两性关系和正确的道德观

2. 艾瑞克森的心理社会发展理论和护理 艾瑞克森是美国哈佛大学的心理及人类发展教授,也是弗洛伊德的学生。他根据自己的人生经历及多年从事心理治疗的经验,将弗洛伊德的理论扩展至社会方面。他将人的一生分八个发展阶段,每个阶段都有其特定的发展问题。

(1) 婴儿期:0~18个月。此期的发展危机是信任对不信任,任务是建立信任感,主要影响人是母亲。

护理:此期指导母亲及时满足婴儿的各种需要,给予婴儿爱抚和有规律的照顾,促进信任感的形成,如经常以抱、拍和抚摸婴儿等多种适当的方法与其进行交流,满足其安全感,及时哺乳、更换尿垫,满足其舒适感等。这种基本的信任感是婴儿以后与他人建立良好的人际关系的基础,成功发展的结果是对人信赖、有安全感,愿意与人交往。反之,则会产生不信任感,并会把这种焦虑、怀疑、恐惧带入以后的人生发展阶段,今后与人交往时退缩或疏远。

(2) 幼儿期:18个月~3岁。此期的发展危机是自主对羞愧或疑虑,任务是促进自我控制感、自信或自主性。主要影响人是父母。

护理:此期应指导幼儿父母要鼓励幼儿进行力所能及的活动;提供自己做决定的机会并表示赞赏,如做有痛苦的治疗或需约束患儿时,注意在操作进行前、中、后进行说明和适当解释,鼓励患儿接受、认同并能够自我控制,积极配合。

(3) 学龄前期:3~6岁。此期的发展危机是主动对内疚,任务是主动感,体验目标的实现,主要影响人是家庭成员。此期儿童的语言、活动能力加强,具备初步的社交能力,好奇心强,开始寻求探索周围世界。

护理:此期家庭成员应耐心解释儿童的各种问题,给儿童充分的游戏时间,使其在游戏中培养主动进取的性格和社会适应能力,给予儿童更多的自由和机会去创造和实践,增强其自主感,使儿童不怕挫折、有进取心、有创造力。反之,如果总是指责、否定儿童的活动,或要求其完成能力之外的任务,则会使儿童产生内疚感,并且缺乏自信、态度消极、怕出错。

(4) 学龄期:6~12岁。此期的发展危机是勤奋对自卑,任务是获得勤奋感,主要影响人是父母、老师和同学。

护理:此期是养成有规则的社会行为的最佳时期,应注意引导、帮助儿童学会自我要求和管理,如引导其进行阅读、完成学习任务、发展业余爱好、适应医院的限制性环境和时间等;鼓励引导好奇和探索性活动,增强儿童的主动感,满足儿童的合理要求;倾听感受,及时回答儿童提问。在治疗和护理操作进行的前、中、后,更应向其做出适当的说明、解释和鼓励,条件许可时,可让患儿积极参与,获得主人感、现场感和成就感等积极、健康和有益的情感。

(5) 青春期:12~18岁。此期的发展危机是自我认同对角色紊乱,任务是建立自我认同感,主要影响人是同龄伙伴、崇拜的偶像。成功的发展能使青少年建立一种自我认同感,使其接受自我,有独立的人生观,明确的人生目标,并为之努力。如果发展障碍则会表现为角色紊乱,迷失生活目标,退缩或陷入彷徨和堕落。

护理:此期护理应特别注意关注患者内心感受,与其讨论关心的问题,对正确的决定和行为及时给予赞扬和鼓励;帮助维持良好的自我形象,尊重隐私,安排与同龄患者交流和娱乐;理解和接受并尊重患者,多倾听、表达接受,多讨论,表达理解;引导和鼓励正确的自我认同。

(6) 青年期:18~25岁。此期的发展危机是亲密对孤独,任务是发展与他人的亲密关系,主要影响人为同龄异性朋友。

护理:此期的社会期望是婚姻和拥有亲密的朋友。要让其学会承担责任、义务,建立友谊、爱情和婚姻关系;建立相互信任、理解的人际关系;帮助保持与他人的亲密关系,帮助实现人生目标;避免因住院造成孤独感。同时,护士作为一个咨询者,可以帮助他们设定更为现实的人生目标。

(7) 成年期:25~65岁。此期的发展危机是创造对停滞,任务是养育下一代,主要影响人是同事和配偶。

护理:护士要给予更多的感情支持,帮助其调整和尽快适应患者角色,对其已取得的个人成就或健康发展等方面给予赞扬和认同。

(8) 老年期:65岁以上。此期的发展危机是完善对失望,任务是建立完善感,主要影响人是老伴、子女。完美无憾的感觉来自对生命的满足。老年期是生命的终末阶段,许多老年人丧失了体力和健康,丧失了工作、配偶和朋友,同时,又不可避免地面对生老病死。

护理:指导老年人除了必须适应生理和周围环境的变化外,还要不断地与悲观失望的情绪做斗争。老年人常回顾自己的一生,评价自己的人生价值,感悟生命的意义。这种顺利发展的结果是乐观、满足。顺其自然、安享晚年。反之,老年人会追悔往事并感到悲观失望。此期应耐心倾听老年人对往事的诉说,鼓励参加所喜爱的活动,与他人多交往,进行心理疏导避免意外。

知识链接

弗洛伊德简介

西格蒙德·弗洛伊德(Frend Sigmund,1856—1939),奥地利精神科、神经科医生、精神分析学派的创始人,1856年5月6日出生于摩拉维亚,4岁时举家迁居维也纳。他在中学时期就显示出非凡的智力,成绩一直名列前茅,17岁考入维也纳大学医学院,1876年到1881年在著名生理学家艾内斯特·布吕克的指导下进行研究工作。1881年开始私人创业,担任临床神经专科医生,1886年与马莎·伯莱斯结婚,育有三男三女,女儿 A·弗洛伊德后来也成为著名的心理学家,1938年因遭纳粹迫害迁居伦敦,于1939年12月23日因口腔癌在伦敦逝世。

弗洛伊德对精神分析的兴趣是在1884年与J·布洛伊尔合作期间产生的,他们合作治疗一名叫安娜·欧的21岁癔症患者,他先从布洛伊尔那里学了宣泄疗法,后又师从J·沙可学习催眠术,继而他提出了自由联想疗法,1897年创立了自我分析法。他一生中对心理学的最重大贡献是对人类无意识过程的揭示,提出了人格结构理论,人类的性本能理论以及心理防御机制理论。

弗洛伊德终生从事著作和临床治疗。他的思想极为深刻,探讨问题中,往往引述历代文学、历史、医学、哲学、宗教等材料;他思考敏锐、分析精细、推断循回递进、构思步步趋入,揭示出人们心灵的底层,这就是精神分析的内容极其丰富的根源。他的主要著作有《歇斯底里研究》、《梦的解释》、《性欲三论》、《论无意识》、《自我与本我》、《焦虑问题》《自我和防御机制》。

要点小结

通过完成本任务学习,你应该提升的素质主要是理解系统论的产生、马斯洛的需要层次理论、弗洛伊德的性心理发展理论、艾瑞克森的心理社会发展理论;应具备的能力是重视相关护理学理论对护理实践的指导意义,在护理实践中能正确应用上述理论知识;应掌握系统、需要、压力、适应的概念,马斯洛的需要层次理论的内容。重点是系统论和马斯洛的需要层次理论及其在护理工作过程中的应用。

能力检测

一、名词解释

1. 系统
2. 需要
3. 应激
4. 适应
5. 成长
6. 发展

二、简答题

1. 系统的基本属性有哪些?
2. 马斯洛的需要层次理论的内容有哪些?
3. 人在对抗压力时有哪三线防卫?

三、选择题

1. 护理程序的框架构成主要理论依据是(   )。
   A. 系统论　　　　　　　　B. 需要层次理论　　　　　　C. 压力理论
   D. 成长与发展理论　　　　E. 适应理论
2. "入芝兰之室久而不闻其香"是(   )。
   A. 社会适应　　　　　　　B. 代偿性适应　　　　　　　C. 感觉适应
   D. 文化适应　　　　　　　E. 技术适应
3. 患者因对所患疾病不了解而感到焦虑,此压力属于(   )。
   A. 不被重视　　B. 丧失自尊　　C. 信息缺乏　　D. 环境陌生　　E. 疾病威胁
4. 希望得到他人的关心爱护,希望被人接纳,属于何种需要?(   )
   A. 生理的需要　　　　　　B. 安全的需要　　　　　　　C. 爱与归属的需要
   D. 自尊的需要　　　　　　E. 自我实现的需要
5. 某患者因面部烧伤留有瘢痕,不愿见人,此时护士应考虑其(   )。
   A. 生理的需要　　　　　　B. 安全的需要　　　　　　　C. 爱与归属的需要
   D. 自尊的需要　　　　　　E. 自我实现的需要
6. 护士在照顾患者时,注意建立良好的护患关系、鼓励亲友探视是(   )。
   A. 生理的需要　　　　　　B. 安全的需要　　　　　　　C. 爱与归属的需要
   D. 自尊的需要　　　　　　E. 自我实现的需要
7. 当个人的力量无法对抗压力时,可考虑(   )。
   A. 自我评估　　　　　　　B. 自我调节　　　　　　　　C. 承认事实
   D. 争取社会支持　　　　　E. 承认不足

8. 住院患者面对的压力不包括( )。
   A. 陌生的环境   B. 高风险工作   C. 疾病的威胁   D. 信息的缺乏   E. 自尊的丧失
9. 以口部为快乐中心,这一时期婴儿专注与口有关的活动,快感来源为吸吮、吞咽、咀嚼等。这是弗洛伊德的性心理发展理论的哪一期?( )
   A. 口欲期   B. 肛门期   C. 性蕾期   D. 潜伏期   E. 生殖期
10. 发展危机是主动对内疚,任务是主动感,体验目标的实现,这是艾瑞克森的心理社会发展理论中的哪一期?( )
    A. 婴儿期   B. 幼儿期   C. 学龄前期   D. 学龄期   E. 青春期

四、实践与操作
1. 能够正确将一般系统论应用于护理实践中。
2. 根据马斯洛的需要层次理论写出患者健康评估单。

五、案例与讨论
李某,女,35岁,两年前下岗,在家操持家务,后因夫妻感情不和离婚,有一7岁女儿跟其生活,靠做临时工维持生计。近日查出患有乙型肝炎,需住院治疗,患者听说肝炎是慢性病,难以治疗,且费用高,加上女儿住在亲友家不放心,非常思念,故入院后情绪极其低落,少言寡语,常常暗自流泪。

请问:李某面对哪些压力?你作为责任护士应如何帮助她适应这些压力?

(林 波)

任务二 学会应用护理专业理论

学习目标

1. **素质目标**:培养护生热爱护理工作,探索和钻研护理理论的素质和热情。
2. **能力目标**:能用相关护理论阐释理论和实践的相关性。
3. **知识目标**:掌握奥瑞姆的自护理论;熟悉罗伊的适应模式;了解其他模式。

【重点难点】
重点:奥瑞姆自护理论的基本概念和三个理论体系要点。
难点:奥瑞姆自护理论在护理实践中的应用;罗伊适应模式的适应过程。

随着护理教育的不断完善,护理专业化教育的发展进程不断加快,护理学家在护理相关理论启发之下,对护理的现象及本质进行了专业性探讨,促进了护理专业理论和模式的建立、完善和发展,提出了多角度、不同观点的护理专业理论和模式。本任务重点学习的护理专业理论包括奥瑞姆的自护理论、罗伊的适应模式、纽曼的健康系统模式、佩皮劳的人际关系模式等。

一、奥瑞姆的自护理论

(一)奥瑞姆的生平及理论发展背景

多罗西亚·E.奥瑞姆(Dorothea Elizabeth Orem)1914年生于美国的马里兰州巴尔的摩市的一个建筑工人家庭,是美国当代著名的护理理论学家之一。1930年毕业于华盛顿普罗维登斯医院护士学校,取得大专学历;1939年毕业于美国天主教大学,取得了护理学学士学位;1945年取得了美国天主教大学护理教育硕士学位,1984年退休。奥瑞姆一生工作经历丰富,先后担任过临床护士、护士长、实习带教老师、护理部主任、护理教育咨询专家、护理研究者多重角色,对临床护理、护理教育、护理科研等领域的工作有着深刻的体验和感受,为其理论的发展打下了坚实的实践基础。

奥瑞姆自护理论的研究始于1958年,首次出现在1959年奥瑞姆出版的《职业护理教育课程设置指南》一书中,书中指出:"当人们因健康问题无法自我照顾时,就产生了需要护理状况,而护理则是为人们提供自我照顾的职业。"该书被认为是奥瑞姆自护理论的雏形。1971年奥瑞姆又出版了《护理:实践的概念》一书,进一步完善了自护理论,且被认为是奥瑞姆自护理论的精髓和结晶。该书于1985年、1991年、1995年及2001年连续被改版,最后一次改版进一步强调了人际间的护理和增加了对心理健康的重视。正是这种执著的探索和不懈的追求,使奥瑞姆成为美国当代著名的护理理论学家之一,其自护理论也对护理学科的发展做出了重大贡献。

(二) 奥瑞姆自护理论的基本内容

奥瑞姆自护理论(the theory of self-care)是一个综合性的护理理论,是由三个基本理论构成的,即自护理论、自护缺陷理论和护理系统理论。

1. 自护理论 在自护理论结构中,奥瑞姆重点阐述了"什么是自护、人有哪些自护需要"的问题。同时认为每个人都有自护的需要,且自护的需要是根据个人的健康状况及生长发育的阶段不同而不同。概言之,自护理论强调以自我照顾为中心,最终目标是使个体担负自我照顾的责任。主要包括以下概念。

(1) 自护:自护又称"自我护理",是指个体在稳定或变化的环境中为了维持自身的结构完整、功能正常及生长发育的需要,所采取的一系列自发性的调节行为和自我照顾活动。

自护是人的本能,是一种通过学习或经他人指导和帮助而获得的、连续的、有意识的行为。一般来说,健康成人具有自护的能力,不需要别人的帮助,但一旦健康状态发生变化,就必须依赖他人的帮助才能进行正常的生活或维持生命,这时的人就由自护者变为护理接受者。可见,护理是帮助患者提供自护活动,弥补体力、意志、知识的不足,逐步恢复自主生活的能力,适应社会需要。

(2) 自护能力:个人完成自护行为的能力,即人的自我护理的能力,是身心发展趋于成熟或已成熟的人的一种综合能力。

(3) 自护主体:能完成自护活动的人。在正常情况下,健康成人的自护主体是其本人。但儿童、残疾人或其他服务对象由于自我护理能力受限,不能独立承担自护主体,需要其他人帮助。此时,他们的自护主体一部分是自己,另一部分是健康的服务者或照顾者。

(4) 自护需要:在特定时期内,个体自护活动的总称。包括三方面的自护需要,即一般性的、成长与发展性的、健康不佳时的。

① 一般性的自护需要:人类生存和繁衍的共同需要,目的在于维持自身结构完整和功能正常。如摄取足够的水分和空气;提供与排泄相关的控制和协调;维持活动、休息和睡眠;维持正常的感觉等等。

② 成长与发展性的自护需要:在生命发展过程中各阶段特定的自护需要以及某种特殊情况下出现新的需求。如婴幼儿期应养成好的进食习惯、排泄习惯等;青少年期能认识自己的第二性征、学习文化知识;成年期要有稳定的工作、婚姻等。

③ 健康不佳时的自护需要:个体发生疾病、遭受创伤及特殊生理变化,或在诊断治疗过程中产生的需要。包括:a.寻求病理状态下所需的、及时的医疗帮助;b.认识并应对病理状态的影响和后果有效地遵循诊断、治疗和康复措施;c.认识、应对或调整治疗措施所带来的不良反应;d.修正自我概念,承认自己的健康状态;e.学会在病理状态下生活;f.学会新的生活方式。

(5) 治疗性自护需要:个人通过使用正确的、有效的途径和方法,来达到满足自己的某些一般性的、成长与发展性的和健康不佳时的自护需要的混合行为需求。每个人的治疗性自护需要在一生中的不同阶段是不相同的,可以说,治疗性自护需要是一般性的自护需要、成长与发展性的自护需要、健康不佳时的自护需要的总和。

2. 自护缺陷理论 自护缺陷理论(the theory of self-care deficit)是奥瑞姆自护理论的核心部分,重点阐述了个体什么时候需要护理。奥瑞姆认为,在健康状态下,个体的自护需要与自护能力趋于平衡,当个体自护需要大于人的自护能力时,就出现了自护缺陷,于是就需要护理帮助和照顾。

3. 护理系统理论　护理系统是由护士为患者提供的护理行为和患者自身的行为所构成的行为系统。护理系统理论(the theory of nursing system)重点阐述了如何帮助护理对象满足其自护需要，并且指出护士应根据护理对象的自护需要和自护能力的不同，而采取不同的护理系统。护理系统包括完全补偿护理系统、部分补偿护理系统、支持-教育系统三种。

(1) 完全补偿护理系统：适用于完全没有自理能力，需要给予全面护理帮助的患者，即由护士负责照顾患者以满足全部需要。包括：①患者在神志和体力上完全无能力进行自护，如昏迷、全麻未清醒的患者；②患者神志清楚，知道自己的自护需要，但因体力尚无能力去完成，如重症肌无力、瘫痪的患者；③患者有肢体活动能力，但因有精神障碍无法对自己的自护需要做出正确的判断及处理，如智障患者。

(2) 部分补偿护理系统：在该系统中，患者有能力满足自己的一部分自护需要，另一部分自护需要则必须由护士"帮助"其满足。护士和患者在满足该系统中具有同等重要的地位。此外，护士可根据患者的自护需要给予适当帮助或调整，患者则应尽自己本能完成力所能及的自护部分。如手术后患者，尽管他（或她）满足了大部分自护需要，但仍需护士提供不同程度的帮助，如如厕、更换伤口敷料等。

患者不能独立完成自护需要的主要原因：①因病情或治疗需要限制了其活动；②缺乏自护的知识和技能；③心理上没有做好去学习或履行其自护行为的准备。

(3) 支持-教育系统：在该系统中，患者需要进行学习，并且能够学会如何自护，及患者有能力完成自我照顾的活动，但需要护士提供暂时性的帮助。护士所提供的帮助包括心理上的支持、技术上的指导及安静、舒适的治疗环境。在该系统中，护士的职责由"替他（或她）做"、"帮他（或她）做"，过渡为"教育、支持他（或她）做"。如护士教会糖尿病患者自行监测血糖水平等。

奥瑞姆的护理系统理论是一个动态变化的系统，在应用3个系统时应持有发展的、开放的观点，切忌将它们视为静态的、彼此孤立的。例如一个阑尾炎手术患者，一般来说入院时应给予支持-教育系统，术前准备期应给予部分补偿护理系统，术后麻醉未清醒前应给予完全补偿护理系统，术后清醒后应给予部分补偿护理系统，出院前应给予支持-教育系统。当然，在护理系统的运行过程中，还应根据患者的具体情况不断调整系统。

为了帮助明确不同护理系统内护理工作的职责范围以及护士和患者的角色及行为，奥瑞姆将其设计为3个护理系统理论示意图，见图2-2-1。

(三) 奥瑞姆自护理论对护理学核心概念的诠释

奥瑞姆自护理论的框架同样包括人、健康、环境和护理四个基本要素。奥瑞姆自护理论中对人、健康、环境和护理四个反映护理宗旨的框架性概念的解释中，所体现的护理理念与整体护理的指导思想完全符合。

1. 人　奥瑞姆认为人是有基本能力的生物体，有学习和发展的能力，并且不是通过自觉而是通过学习行为来达到自我护理的需要。奥瑞姆自护理论中的人是指接受护士帮助和照顾的人，包括个人、家庭、社会、社区和社会群体，因而护士对患者进行健康教育是促进患者自护能力发展的必要途径。

2. 健康　奥瑞姆认同WHO对健康的概念，即健康不仅是指没有疾病和身体缺陷，而且是一种生理、心理、精神与社会文化的安适状态。他不仅强调人的身体的、心理的、人际关系的和社会方面的健康是不可分割的，且健康和疾病状态是动态的，人可以从一种状态过渡到另一种状态，还强调健康应以预防保健为基础，并采取三级预防的概念，即促进和维护健康（一级预防）、治疗疾病（二级预防）和预防并发症的发生（三级预防），这一观点为提高社会保健服务提供了重要理论依据。

3. 环境　环境是人以外的所有因素，包括物理、心理、社会经济文化等一切可以影响人的自护能力的因素。奥瑞姆认为，人生活在社会中是希望能自我照顾，不仅对自身及其被照顾者（如

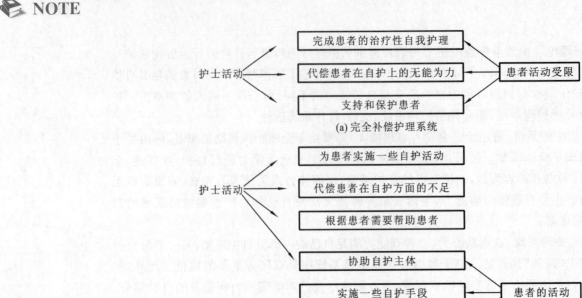

图 2-2-1 奥瑞姆护理系统理论结构示意图

父母、子女等)的健康负责,还包括对不能满足自护需要的人,社会会根据现有能力为他们提供相应的帮助。可见,护理是基于这两种价值观、为人类社会服务的特殊形式。

4. 护理 奥瑞姆认为护理是一种服务,是预防自护缺陷发展并为有自护缺陷且不能自护的人提供治疗性自理的活动,是一种助人方式。护理活动应根据患者的自护需要和自护能力缺陷程度而定。此外,奥瑞姆还认为,随着个体自理能力的增强,对护理的需要会逐渐减少甚至消失。

(四)奥瑞姆自护理论对护理实践的指导意义

1. 揭示了护理的本质 奥瑞姆从自理的角度,诠释了护理的核心概念。

2. 明确了护理专业的范畴及内容 奥瑞姆自护理论明确了护士的职责范围和护士与患者的角色和行为。传统的护理认为护士的职责是替患者做全部的自护活动。而奥瑞姆则认为护士不应该无原则地全部包揽患者的自护活动,应根据患者的自护缺陷,补充其不足,帮助患者克服自理的局限性,从而恢复和提高其自护能力。

3. 强调了患者在健康恢复中的主体作用 患者的自我护理对促进健康有重要意义。为自理缺陷的患者提供帮助,同时在提供帮助时,应善于调动和激发患者的主观能动性,挖掘患者的自理潜能,引导、指导患者和家属积极参与到护理中,使他们成为健康维护和恢复的主体。

4. 为护理实践提供了重要理论基础 奥瑞姆自护理论被广泛地应用于护理教育、临床护理、社区护理、护理管理和护理科研等各个领域。目前,以自护理论为框架进行教育模式的探讨已经是全球护理教育领域关注的热点。首先,自护理论对护理教育者提出了更高的要求,作为护士不仅要掌握护理的技术,还应掌握护理的艺术。其次,自护理论扩展了护理临床实践和科研的领域,并为护士从事健康教育提供了依据。

(五)奥瑞姆自护理论与护理程序

奥瑞姆将自护理论与护理程序有机地融合在一起,通过设计好的评估方法及工具,评估护理对象的自护需要、自护能力及自护缺陷情况,以帮助护理对象更好地达到自理。她认为护理程序分为三个步骤。

1. 评估 了解护理对象的自护需要、自护能力、自护需要与自护能力之间的关系等。确定护理对象为什么需要护理,需要采取哪些护理措施以满足护理对象的自护需要。在此阶段,奥瑞姆强调必须评估护理对象及家属的自护能力,以便使他们参与护理活动,尽快使护理对象达到自理。

2. 计划 护士首先要根据前一阶段评估的结果和护理对象的实际情况,确定采用何种护理系统,是完全补偿护理系统、部分补偿护理系统还是支持-教育系统。然后制订具体的护理方案,包括具体的护理措施及方法、实施的时间安排及先后次序、实施的环境条件、所需的仪器设备及其他物品等。计划要求详细、具体、符合护理对象当前的自护需要。

3. 实施和评价 护士根据计划对护理对象实施护理,增强护理对象的自护能力,满足护理对象的自护需要,解释评价护理结果,并根据护理对象的实际情况不断地调整护理方案,以协调和帮助患者恢复和提高自护能力。

二、罗伊的适应模式

(一)罗伊的生平及理论发展背景

卡利斯塔·罗伊(Sister Callista Roy)生于1939年10月14日美国的洛杉矶,是一位闻名世界的当代护理理论家、作家、研究者和教授,也是较为活跃的护理思想家之一。1963年毕业于洛杉矶的圣玛丽学院,取得了护理学学士学位。1966年取得了加利福尼亚大学的护理学硕士学位,并分别于1973年及1977年取得了加利福尼亚大学的社会学硕士及博士学位。主要工作经历包括担任儿科护士、护理部主任以及圣玛丽学院护理系主任等。1964年,罗伊在其护理学硕士学位学习期间,注意到儿童在成长与发展阶段的心理变化及其对环境的适应能力及潜能,认识到适应是描述护理的最佳途径,在1964年至1966年之间,以此为方向提出了罗伊适应模式(the Roy adaptation model),并在此后的工作中不断地完善和发展罗伊适应模式。

罗伊适应模式的雏形形成于20世纪60年代,1964年罗伊开始在他的论文中提出了适应模式的内容。1970年适应模式正式发表于《护理瞭望》杂志上。适应模式一发表就受到了护理界的广泛关注,并很快被广泛应用于临床护理、护理教育和护理管理等领域。其有关适应模式的理论专著有1976年发表的《护理学导论———一种适应模式》、1981年和罗伯茨合著的《护理理论的构建:适应模式》以及1988年发表的研究专著《以罗伊适应模式为基础的研究——对护理科学的25年贡献》等。

(二)罗伊适应模式的基本内容

1. 适应模式 罗伊认为适应是个体或群体通过思考和感觉,有意识地选择和适应环境的过程。人是一个整体性适应系统,即人(个体或群体)是为了达到与环境的适应所进行整体运作的系统。

人作为一个系统,自始至终处于内、外环境刺激之中,要不断地从生理、心理两个层面进行调节,以适应内、外环境的变化,维持自身在生理功能、自我概念、角色功能和相互依赖等方面的完整,从而维护其健康。人是一个整体性适应系统,其结构上包括输入、控制过程、输出和反馈四部分,见图2-2-2。

2. 刺激与适应水平

1) 刺激 刺激(stimulus)是指能激发个体反应的任何信息、物质和能量单位。刺激可以来自外界环境(外界刺激),如气温、电流、光线、声音等,也可以来自人体内部环境(内部刺激),如体温、疼痛、激素水平、适应水平等。罗伊根据刺激作用方式的不同将其分为以下三种。

(1) 主要刺激:主要刺激(focal stimuli)是指当前所面临的、促进行为发生、引起人体最大程度变化的刺激。它可以是生理上的改变,如手术、外伤等;也可以是环境方面的改变,如住院等;还可以是一种关系的改变,如家庭成员的去世等。

(2) 相关刺激:相关刺激(contextual stimuli)是指所有对主要刺激所致的行为产生正性或负

课堂互动:

以小组为单位,以"感冒"为例,讨论一下自护理论中涉及的相关概念应如何理解。

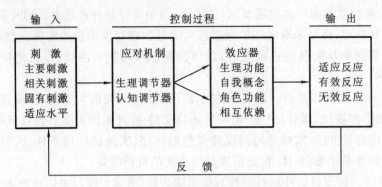

图 2-2-2 罗伊适应模式示意图

性影响的其他刺激。这些刺激是可以观察到的、可测量到的或由本人诉说的。如一位害怕再次中风的人,自己中风的经历和死于中风的哥哥的回忆会强化这种恐惧性刺激。

(3) 固有刺激:固有刺激(residual stimuli)又称剩余刺激,是指可能对当前行为有影响,但其影响作用不确切或未得到证实的刺激,或观察者无法察觉到它们作用的刺激。这些刺激可能与当时的情况有一定的关系,但不易观察或测量到。如一个人观察到自己的朋友非常恐惧,他推断朋友可能有受到惊吓的经历,但当朋友描述其恐惧的原因时并未提到受惊吓的经历,所以说,观察者所推断的刺激仅仅是一种可能性。

主要刺激、相关刺激和固有刺激是处在不断运动变化之中的,主要刺激在某种情况下可以转化为相关刺激,而相关刺激也可以转化为固有刺激。例如,对一个糖尿病患者,他当时所面临的主要刺激可能是血糖升高;相关刺激包括皮肤瘙痒、喜甜食;固有刺激可能有家族遗传史。当血糖得到控制后,因患者过度抓挠皮肤出现皮肤感染时,皮肤的感染则变成了主要刺激,而血糖升高则成为相关刺激。

2) 适应水平 适应水平(adaptation level)是对机体适应过程的描述,是通过刺激落在机体能做出反应的区域内的表达。适应水平是输入的一部分。如果刺激落在人的适应区域内,则人可能适应;如果刺激在人的适应区域之外,则人不能适应刺激。如同为 30 岁女性患者,一位被诊断为肺炎,而另一位被诊断为肺癌晚期,此时诊断为肺炎患者的疾病刺激落在了患者的适应区域,患者很容易适应,而被诊断为肺癌晚期的患者的疾病刺激落在了患者的适应区域之外,则肺癌患者的适应水平明显缺失。

3. 应对机制 应对机制(coping mechanisms)是指机体对外界环境刺激或内在环境刺激的内部控制过程。人的内在应对机制包括生理调节及认知调节。

(1) 生理调节:生理调节(regulator)是指当刺激作用于机体时,机体主要通过神经-内分泌系统进行调节的过程。如呼吸的调节,当血液中 CO_2 的浓度增高时,会刺激颈动脉体和主动脉体的化学感受器,引起呼吸加速。

(2) 认知调节:认知调节是指当刺激作用于机体时,机体主要通过认知-情感系统等复杂过程而进行调节。认知-情感系统有感觉、加工、学习、判断、情感变化等。如应用消毒剂清洗伤口。

4. 效应器 效应器(effectors)即适应方式,是指机体应对机制的具体适应活动和表现形式。主要体现在以下四个方面。

(1) 生理功能:人从生理方面对环境刺激的反应。其目的是保持人生理功能的完整状态。生理功能方面的需要包括 9 个方面,其中 5 个为基本需要,即氧气、营养、排泄、防御、活动与休息。另外 4 个是与生理适应有关的复杂过程,即感觉,水、电解质和酸碱平衡,内分泌功能等。

(2) 自我概念:人在特定的时间对自己的情绪、思想、优点及缺点等的全面的看法。自我概念的形成源于自身的感知和他人对自己的理解。自我概念包括躯体自我和人格自我两部分。躯体自我又可分为躯体感觉和躯体心像(即体像)。躯体感觉是指人对躯体自我的体验,体像是指人对自己外貌的主观概念。人格自我包括自我一致性、自我理想和道德-伦理-精神自我。自我一致性是指人能对自己有一个全面的、一致的、不受时间及空间影响的看法,自我理想是指人对自己的期望,道德-伦理-精神自我是指人的信仰系统和自我评价。

(3) 角色功能:某人在特定场合的义务、权利及行为准则。每个人在社会中的行为是依照其角色而定的。角色功能是指人行使其社会角色的表现,如角色冲突、角色转化等。角色功能是为了保持人的社会功能的完整。

(4) 相互依赖:人的社交及人际关系方面的能力,也是为了保持人的社会功能的完整。相互依赖主要涉及人是否有爱、尊重及欣赏别人的意愿及能力;是否有接受别人的爱、尊重及欣赏,并能对别人的爱、尊重、欣赏做出反应的能力。因此,在相互依赖功能方面有两个方面的行为,即贡献性行为和接受性行为。

5. 适应反应 适应反应(adaptation response)包括有效反应和无效反应。有效反应是人能适应刺激并维持自我的完整统一;无效反应是人不能适应刺激,自我完整统一受到损害。可见,适应性有效反应可促进人的完整性,并使人得以生存、成长、繁衍、主宰及自我实现,而无效反应则不能达到这些目的。

(三) 罗伊适应模式对护理学核心概念的诠释

1. 人 罗伊认为人作为护理的接受者,可以是个人、家庭、团体、社区或者社会人群。人是具有生物、心理和社会属性的有机整体,是一个适应系统。一方面,人是一个有生命的整体系统,处于与外界环境持续互动和不断进行物质、信息和能量交换的状态,是一种开放系统;另一方面,由于人与环境间的互动可以引起自身内在的或者外部的变化,而人在这变化的环境中必须保持完整性,因此每个人都需要适应。

2. 健康 罗伊认为健康是个体"成为一个完整和全面的人的状态和过程"。人的完整性表现为有能力达到生存、成长、繁衍、主宰和自我实现。罗伊认为健康和疾病是人整个生命过程中的两个必然结果。健康是一种处于或正在变成完整状态的过程和结果,也就是成功的适应。当个体应对无效时,就会产生疾病;当其能够适应时,就会保持健康。所以,罗伊认为健康是适应的一种反映,是人与环境积极互动的结果,失去适应就意味着失去健康。

3. 环境 罗伊认为环境是围绕并影响个人或群体发展与行为的所有情况、事件及因素。罗伊将环境看做一个适应系统的输入(刺激因素)。环境因素可以是积极的,也可以是消极的,任何环境因素的变化都需要个体或群体付出一定的能量去适应。

4. 护理 罗伊认为护理是通过采取措施帮助人控制或适应刺激,使刺激全部作用于个体的适应范围之内,达到良好的适应状态的一门应用科学。同时也可通过扩展人的适应范围,增强个体对刺激的耐受能力,来促进适应性反应的发生。护理的功能是帮助人们在患病时维持生理功能、自我概念、角色概念及人际关系方面的需要,以最大限度地维护护理对象的健康。

(四) 罗伊的适应模式在护理实践中的应用

1. 进一步完善了护理学概念 罗伊从适应角度,对人、健康、环境、护理进行了解释,认为人是一个适应系统,生存在一个对内、外部刺激开放的环境中,通过采取措施控制各种刺激,保持人的完整性。

2. 有利于指导护士对患者实施整体护理 当人遇到刺激时会出现生理功能、自我概念、角色功能和相互依赖等多方面的反应,护士在观察患者时,应收集患者四个方面的适应性反应行为,以更好地对患者实施有效的整体护理。

3. 人与环境的协调是维持健康的基础 护理的目的是帮助人改善和适应环境,以达到最佳的健康状态。护士应在了解患者适应水平及所有刺激的基础上,促进其生理功能、自我概念、角色功能和相互依赖方面的适应性反应。

(五) 罗伊的适应模式与护理程序

罗伊的适应模式广泛地应用在临床护理实践中,她认为护士的主要任务是采取各种方式控制影响护理对象的刺激,扩大护理对象的适应范围,改善护理对象的适应方式,促进护理对象在生理功能、自我概念、角色功能及相互依赖方面的适应。罗伊的适应模式将护理工作方法分为6

个步骤,即一级评估、二级评估、护理诊断、制订目标、护理干预和评价。

1. 一级评估　一级评估又称行为的评估,主要是收集与生理功能、自我概念、角色功能和相互依赖四个方面有关的行为信息。通过一级评估,护士不仅可以确定护理对象的行为反应是适应性反应还是无效反应,还可以帮助护士或保健团队更加清楚了解护理对象的护理要点。一级评估的主要内容如下。

(1) 生理功能:维持正常生理功能所需的,如氧气、营养、排泄、活动及休息、自我保护、感觉、水、电解质平衡、神经及内分泌功能等。

(2) 自我概念:包括躯体自我(体感及体像)、人格自我(自我统一、自我理想、道德-伦理-精神自我)。

(3) 角色功能:一个人在不同时间、空间里会扮演不同的角色。角色不同,担负的责任不同,表现的功能也不同。

(4) 相互依赖:包括贡献性行为及接受性行为,即服务他人及接受他人的帮助等。

2. 二级评估　二级评估又称刺激的评估,是对影响护理对象行为的三种刺激因素的评估。通过二级评估,可帮助护士明确引发护理对象无效反应的原因。二级评估的具体内容如下。

(1) 主要刺激:对当时引起反应的主要原因的评估。

(2) 相关刺激:包括吸烟、饮酒、药物、自我概念、角色功能、相互依赖、社交方式、应对机制及方式、生理及心理压力、文化背景及种族、物理环境、社会文化经济环境、家庭结构及功能、家庭发展周期等。

(3) 固有刺激:包括遗传、性别、生长发育的阶段、态度、特性及社会文化方面的其他因素。

3. 护理诊断　护理诊断是对护理对象适应系统的适应状态所做出的判断。护士通过一级和二级评估,可明确护理对象的无效反应及其原因,进而可推断出护理问题或护理诊断。罗伊认为,可以用护理诊断描述观察到的行为和针对此行为的最具影响性的刺激,如胸痛:与长时间暴露于高温环境导致心肌缺血有关。

4. 制订目标　目标是对护理对象经护理干预后应达到的行为结果的陈述。制订目标就是对护理活动的预期结果做出清晰的陈述,这些结果要反映适应性。一个完整目标陈述包括预期行为、预期变化和时间范围。同时,制订目标时应注意一定要以护理对象的行为反应为中心,尽可能与护理对象及家属共同制订并尊重护理对象的选择,且目标应具有可观察、可测量和可达到性。如休息 30 min 后(时间范围)胸痛消失(预期变化),能够继续完成日常生活(预期行为)。

5. 护理干预　罗伊认为护理干预可通过改变或控制各种作用于适应系统的刺激,即消除刺激、增强刺激、减弱刺激或改变刺激,使其全部作用于个体适应范围之内。干预也可着重于提高人的应对能力,扩大适应范围,使全部刺激能作用于适应范围以内,以促进适应反应。如胸痛患者,护士可以通过评估为其制订如下护理需求:获得心脏病相关信息的需要;获得低脂饮食信息的需求;参加提高心脏耐受力的心脏功能训练班的需求等。

课堂互动:
继续以"感冒"为例,讨论一下适应模式中涉及的相关概念。你又是怎么理解的?

6. 评价　评价用于确定所采取的行为是否有效。在评价过程中,护士应将干预后护理对象的行为改变与目标行为相比较,通过对效应器四个层面个体行为的观察,护士可识别个体所做出的反应是适应性反应还是无效反应。若为无效反应,找出目标未达到的原因,然后根据评价结果进一步修订或调整计划。

三、纽曼的健康系统模式

(一) 贝蒂·纽曼的生平及理论发展背景

贝蒂·纽曼(Betty Neuman)是美国著名的护理理论学家,1924 年出生于美国俄亥俄州的一个农场主家庭。1947 年她在俄亥俄州人民医院接受了护理大专教育,1957 年毕业于洛杉矶大学,被授予公共卫生护理学学士学位,1966 年获得精神卫生和公共卫生咨询硕士学位,1985 年获得了西太平洋大学的临床心理学博士学位,1993 年成为美国宾夕法尼亚护理研究院院士,1998

年获得美国密歇根州大峡谷州立大学荣誉博士,是精神卫生护理领域的先驱者。

纽曼健康系统模式是在1970年为加州大学硕士研究生设计一门从广度而非深度理解护理相关变量的课程时构思而成的。经过两年的完善及评价,1972年纽曼在专业杂志上公开发表了《纽曼健康系统模式》一文,1982年《纽曼的系统模式:在护理教育和护理实践中的应用》(The Neuman System Model:Application to Nursing Education and Practice)专著出版,之后纽曼对其模式进行了多次的完善与修改,并于1989年、1995年、2002年3次更新改版。纽曼健康系统模式现已被广泛应用于社区护理及临床护理实践。

(二)纽曼健康系统模式的基本内容

纽曼的系统模式是护理的概念性框架,以开放系统为基础,具有综合性和动态性,主要考虑压力源对人的作用及如何帮助人应对压力源,以维持人最佳的健康状况。该模式重点叙述了四部分内容,即人、压力源、面对压力源人体做出的反应以及对压力源的预防。

1. 人 纽曼的系统模式的核心是应用整体论、系统论的观点看待人。因此,护理对象可以是一个人,也可以是家庭、群体或社区。所谓整体观是指个体受生理、心理、社会文化、生长和精神变量及其相互作用影响的具有整体性的系统。系统观是指个体是一个不断与其环境相互作用、进行能量和信息交换的开放系统。纽曼认为系统是整体的、多维的,其稳定性是由基本结构、抵抗线、正常防线和弹性防线相互作用的4个变量之间相互协调决定的。贝蒂·纽曼的健康系统模式结构可以用围绕着一个核心的一系列同心圆来表示,见图2-2-3。

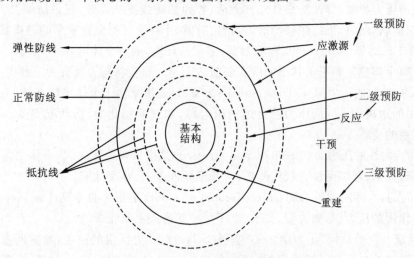

图2-2-3 贝蒂·纽曼的系统模式示意图

(1) 基本结构:基本结构(basic structure)又称能量源,是机体的核心部分。它由生物体的基本生命维持因素组成,如与生俱来的基因特征、解剖结构、生理功能、基因类型、反应类型、自我结构、认知能力、体内各亚系统的优势与劣势等。基本结构(能量源)受到个体的生理、心理、社会文化、精神、发展这五个方面功能状态及其相互作用的影响和制约。所以,每个人的核心结构中变量的程度和范围是有个体差异的。基本结构一旦遭到损害,个体失去稳定与平衡,便处于危险之中。

(2) 抵抗线:抵抗线(lines of resistance)紧贴基本结构外层,用若干虚线圈表示。这些抵抗线是由支持基本结构和正常防线的一系列已知和未知因素组成,如免疫防御机制、适应行为和适应时的生理机制等,其主要功能是保护基本结构的稳定。当来自外环境的压力源入侵到正常防线时,抵抗线即被无意识地激活。抵抗线的功能是维持个体的基本结构和恢复正常防线,以维持个体内、外环境的协调性。个体抵抗线的强弱程度因个体的生长程度、生活方式、以往的经验的不同而有差异。一旦抵抗线被侵入,个体基本结构会遭到破坏,机体能量逐渐耗竭甚至死亡。

(3) 正常防线:正常防线(normal line of defense)是抵抗线外层的实线圈。正常防线是机体的第二层防线,位于弹性防线和抵抗线之间,是机体防御系统的主体,通过生理、心理、社会文化、生长发育、精神信仰的变化来预防压力源的袭击。机体的正常防线是个体在生长发育及与环境互动过程中对环境中压力源不断调整、应对和适应的结果。正常防线是一个动态的圆圈,可扩张或收缩,与弹性防线相比则相对稳定,其变化的速度相对慢得多。当个体健康水平提高时,正常防线向外扩展;反之,当个体健康状况削弱时,则正常防线内收。因此,正常防线可作为衡量个体是否偏离正常状态的标准。当弹性防线不足以抵抗压力源的入侵时,压力源作用于正常防线,个体即产生相应的应激反应,表现为稳定性降低或疾病状态。正常防线的强弱受多种因素的影响,包括个体的系统特征、适应方式、生长发育状态、精神因素和文化因素等。

(4) 弹性防线:弹性防线(flexible line of defense)又称动态防线,是位于机体正常防线之外的虚线圈。个体系统的弹性防线可作为一个保护性缓冲系统,以防止外界压力源的直接入侵,保护正常防线,保护系统免受应激反应的干扰。因此,弹性防线的主要功能是防止压力源入侵,缓冲、保护正常防线。一般来说,弹性防线距正常防线越远,弹性防线越宽,其缓冲、保护作用就越强。弹性防线受个体生长发育、身心状况、认知技能、文化习俗、社会关系、精神信仰等诸多方面的影响。弹性防线可在极短时间内发生迅速改变,例如失眠、营养不足、生活欠规律、身心压力过大等情况下,弹性防线削弱,防御效能降低。但只有当个体系统的正常防线被穿透后,个体才会表现出对应激因子产生的反应和症状。

以上三条防线,既有先天赋予的,也有后天习得的,抵抗效能取决于个体心理、生理、社会文化、精神、发展五个变量的相互作用。三条防线中,弹性防线保护正常防线,抵抗线保护基本结构。当个体遭遇压力源时,弹性防线首先被激活,若弹性防线抵抗无效,正常防线受到侵犯,人体发生反应,出现症状,此时,抵抗线被激活,若抵抗有效,个体又可回复到通常的健康状态。

2. 压力源 压力源(stressor)又称应激源,是来自环境,威胁个体的弹性防线和正常防线,可引发紧张并影响个体稳定和平衡状态的所有刺激或力量。纽曼将压力源分为三种类型。

(1) 外在的:外在的压力源(extrapersonal stressor)是指来源于个体系统之外,与人的生存环境有关,且作用的距离比人际间压力源更远的压力源,如气候恶化、经济状况突变、环境陌生、社会医疗保障体系的变革等。

(2) 内在的:内在的压力源(intrapersonal stressor)是指来自个体内、与个体的内环境相关的压力源,如疼痛、失眠、呼吸困难、愤怒、悲伤、自我形象改变、自尊紊乱等。

(3) 人际间的:人际间的压力源(interpersonal stressor)是指来自于两个或两个以上个体之间在近距离内作用的压力源,如夫妻、父子、上下级或护患关系紧张等。

3. 压力反应 纽曼认同"压力学之父"塞利(Selye)对压力反应的描述,她赞同塞利提出的压力可产生全身适应综合征和局部适应综合征,并进一步提出,压力反应是生理、心理、社会文化、精神与发展多方面的综合反应,反应的结果可以是负性的,也可以是正性的。

4. 预防 纽曼认为护理是关注影响个体应激反应的所有变量的独特专业。护理的任务是通过对来自环境的压力源可能产生的反应进行精确评估,并对个体做出有目的的调整,避免或减少压力源及其带来的不良反应,以维持个体系统,尽可能达到或维持理想的健康水平。护理对象可为个体、家庭、群体、社区。护理行为是以三级预防措施作为干预手段,控制压力源或增强人体各种防御系统的功能,以帮助护理对象保持、维持、恢复服务系统的平衡与稳定,获得最理想的健康状态。三级预防措施如下。

(1) 一级预防:适用于护理对象系统对压力源没有发生反应之前。一级预防的目标是保护正常防线,加强弹性防线,以预防不适应状况的发生。护士主要是通过控制或改变压力源实施护理,主要可采取减少或避免与压力源接触、巩固弹性防线和正常防线来进行干预,如减少压力源侵犯的可能性、降低压力源的强度。也可以通过加强弹性防线的功能,如对护理对象进行饮食、睡眠、降低压力等方面的教育,养成良好的生活习惯,保持良好的心态等。

(2) 二级预防:适用于压力源已经穿过正常防线后,人的动态平衡被破坏,出现症状或体征时。二级预防的目标是通过适当的症状管理,使个体系统纠正不适应,重建稳定性,保存能量,恢复以往的健康状态。二级预防主要是通过个体内部、外部资源的最大利用,综合个体相关资料和其他相关理论,形成护理诊断,制订护理目标、干预措施以及评价标准。护理的重点是帮助护理对象早期发现、早期治疗。

(3)三级预防:适用于人体的基本结构及能量源遭到破坏后。三级预防的目标是帮助个体维持系统稳定和健康状态,以预防不良反应再次出现,其干预措施与一级预防相似,如健康教育等,但所不同的是,这些措施往往出现在不良反应发生之后,所以三级预防是在处理和治疗时进行健康维持,帮助个体康复。护理的重点是帮助护理对象恢复、重建功能,避免后遗症,防止压力源的进一步损害,如疾病康复期。

(三)纽曼健康系统模式对护理学核心概念的诠释

1. 人 纽曼的系统模式的核心部分就是应用整体论、系统论的观点看待人。人是为寻求平衡与和谐而与环境相互作用的开放系统,是由生理、心理、社会文化、成长与发展及精神等变量而组成的整体。护理的对象可以是患者或健康人,包括个人、家庭、社区及各种社会团体等。

2. 健康 纽曼认为健康是一种动态的连续体,是指个体系统对应压力源的正常反应范围内所达到的、最理想的稳定和协调状态。纽曼将健康看成是一种"活生生的能量",该能量不断地在个体系统和环境之间流动。当机体产生和储存的能量多于机体消耗时,个体的完整性、稳定性增强,逐步迈向健康;而当能量产生与储存不能满足机体所需时,个体的完整性、稳定性减弱,逐渐走向衰竭、死亡。所谓最佳健康状态是指系统在某一时期所达到的最高程度的稳定状态,因此,健康就是一个动态的、程度上的概念。

3. 环境 纽曼认为环境是影响个体系统的所有内部和外部因素或力量。人与环境互相影响,环境对人可能有积极的影响,也可能有消极的影响。纽曼将环境分为内环境、外环境和自生环境。内环境是指个体内部的所有相互作用的影响因素或压力源,它存在于个体内部,如疾病、先天缺陷、不良情绪等;外环境是指个体外部的所有相互作用的影响因素或力量,它存在于个体系统之外,或人与人之间,如污染、气候、贫穷、人际关系、护患冲突等;自生环境是纽曼系统模式中一种独特的概念,是指人在不断地适应内外环境的刺激过程中所产生的各种因素。

4. 护理 纽曼强调护理的整体性和系统性。她认为护理是关注影响个体应激反应的所有相关变量的独特的专业。护理是应用三级预防措施,通过有目的的干预来减少或避免影响最佳功能状态发挥的压力因素和不利状况,以帮助护理对象、家庭和群体获得并保持尽可能高的健康水平。护理的主要任务就是保存能量,恢复、维持和促进个体的稳定、和谐与平衡。

(四)纽曼的系统模式在护理实践中的应用

1. 进一步完善了护理学概念 纽曼从系统的观点对人、健康、环境、护理进行解释,丰富了现代护理理论体系。

2. 有利于指导护士全面系统地看待护理对象 纽曼认为人是一个开放的整体,护士在进行护理时,用系统的观点看待护理对象,全面收集患者的资料,以更好地实施整体护理。

3. 有利于指导护士帮助护理对象维护和保持健康 护士根据个体对压力源的反应采取不同水平的干预措施对一般人群进行一级预防,对易出现疾病的个体采取二级预防;对已康复或处于恢复期的个体采取三级预防。

(五)纽曼的系统模式与护理程序

纽曼的系统模式独特地应用了护理诊断、护理目标和护理结果三个阶段开展临床护理工作。

1. 护理诊断 护士首先评估个体的基本结构、各防线的特征以及个体内、外、人际间存在和潜在的压力源。然后收集并分析个体在生理、心理、社会文化、精神与发展各个方面对压力源的反应及其相互作用情况的资料。最后就其中偏离健康的问题做出诊断,并排出优先顺序。

2. 护理目标 纽曼强调应用一级、二级、三级预防原则来规划和组织护理活动,从而达到预定的护理目标。护士要与护理对象、家属共同制订护理目标,以保存能量,恢复、维持和促进个体稳定为护理原则,明确达到这些目标所要采取的干预措施,同时设计预期护理结果。

3. 护理结果 护士对干预效果进行评价并验证其有效性。评价内容包括个体内、外、人际间压力源是否发生了变化、压力源本质及优先顺序是否改变,机体防御机能是否有所增强,压力反应症状是否得以缓解等。

四、佩皮劳的人际关系模式

(一)佩皮劳的生平及理论发展背景

希尔德吉德·E.佩皮劳(Hildegard E. Peplau)于1909年9日出生于美国宾夕法尼亚州,是美国著名的护理学家。1931年她毕业于宾夕法尼亚州波特城医院的护校,1943年毕业于佛蒙特州的伯宁顿大学,获得了人际关系心理学学士学位,1947年取得了纽约哥伦比亚大学师范学院精神科护理硕士学位,1953年获得哥伦比亚大学课程设置教育学博士学位。佩皮劳的专业经验和教学经历广泛,涉及多个领域。曾担任过手术室督导、院领导、军队护士,并承担精神科护理研究生课程的教学及学科建设和发展等工作。自1960年起,佩皮劳开始在美国、加拿大、非洲和南美洲等处进行演讲,广泛宣传自己的理论。1999年3月17日逝世于家中。

20世纪50年代,佩皮劳在行为科学和精神科学的基础上发展并形成了人际关系模式,对这种护患间动态的、互动的关系进行了精辟的描述,对护理实践具有积极的指导意义。1952年出版了她的代表著作《护理中的人际关系》一书,该书被翻译成9种语言,并于1988年再版。佩皮劳在护理及精神科护理领域做出了卓越贡献,她本人被誉为"精神科护理之母",被评为世界第1位精神心理卫生护士,并于1995年入选美国名人大全。

(二)佩皮劳的人际关系模式的基本内容

佩皮劳认为护患关系在整个护理过程中起关键性作用。护患关系是在护理过程中形成的,从护士与患者相遇开始,在治疗护理过程中,护士与患者为了患者的健康(共同目标)互相理解,并共同努力解决患者健康问题的人际关系。

1. 护患关系之间的四个阶段　佩皮劳认为护患之间的关系是一种治疗性的关系,从双方开始接触到关系进一步发展,一般经历四个阶段。

(1)认识期:护士和患者互相认识的阶段。认识期的主要目的在于帮助患者认识护士、在参与他(或她)的健康照顾中的角色和能力,对护士产生信任感,并在护士帮助下识别和判断他(或她)所需要的帮助。

(2)确定期:此期是患者疾病确认阶段。护士帮助患者表达他(或她)所经历的任何生理或心理感觉,护患双方澄清彼此对问题的意见和看法,确认疾病的目前状态及可能的预期结果。此期患者对护士做出选择性反应,可有独立自主、不依赖护士,与护士相互依赖和被动地完全依赖护士三种情况。

(3)开拓期:此期是主要的工作阶段。患者可从已建立的护患关系中获得充分的利益,以促进自身健康并发展维护健康的能力。但此期患者易出现依赖与独立的冲突,护士应帮助患者恢复自理能力。

(4)解决期:此期是患者疾病解决阶段。此期患者的健康问题逐渐得到解决,并在专业人员帮助下调动自身的潜能,发展独立应付外界环境的能力。

尽管她对这四个阶段分别进行阐述,但每个阶段间并没有明确的界限,同一时间内各阶段可能重叠出现。在这四个阶段中,护士控制着护患相互作用的目的和过程,而患者控制着相互作用的具体内容。

2. 护士的角色　佩皮劳人际关系模式认为护理是一种有意义的治疗性的人际关系过程。在这个过程中护士承担的角色分为六种。这六种角色出现于护患关系的不同时期,但同一时期护士不仅仅扮演一种角色,有时会同时扮演几种角色。

(1)陌生人角色:出现在护患治疗性互动的认识期,是护士的第一种角色。此角色功能主要在于尊重和关心患者,表达陌生人见面应有的礼节。此期护士与患者是彼此陌生的,护士对患者不应该有先入为主的判断,除了对患者已出现的症状进行处理外,护士应该尽可能在情感上给予支持,这种情况一直持续到确认期。

(2) 信息提供者角色:护士对患者存在的有关健康和治疗的专业性问题给予回答,提供患者有关知识和健康信息。这种信息的提供应有助于帮助患者更进一步地认识和确定自己需要什么样的帮助。

(3) 教师角色:这种角色被看做是其他各种角色的综合体,常出现在患者对某事物开始了解、产生兴趣和有能力应用信息时,护士应用信息或患者已有的经验指导患者应对健康问题。佩皮劳将教师角色分为两大类,即指导性角色和经验性角色。

(4) 领导者角色:护士在扮演此角色时,应注意发展一种民主的关系,鼓励患者积极参与自己的健康照顾,通过护患合作和积极参与,帮助患者达到目标。

(5) 代理人角色:患者自身发展过程或患病经历中的负性心理和情感体验可能导致某些人际冲突,影响护士代理人角色的发挥。因此,护士应注意通过自己的态度和行为在患者心目中形成积极的情感基础,不断调整护患关系,并在这个过程中帮助患者认识个体间的异同点,解决人际冲突。

(6) 咨询者角色:作为咨询者,护士通过回答患者的问题帮助患者提高对健康相关问题的认识,促进患者的学习过程。

当护士扮演以上各种角色时,强调对患者的无条件接受、强调护士的自我意识和保持情绪的中立。尽管这六种角色描述了护士在人际关系中的作用,但这些角色也同时暗示,在健康促进中患者自身担负着主要责任。

3. 患者 患者是指正在经历病痛、带有一定焦虑水平的人。佩皮劳认为患者总是带有一定程度的焦虑,这种焦虑表现为各种不同的形式,影响患者有效学习和发挥功能。护理的一个主要目标是去评估患者的焦虑程度、焦虑的表达方式以及焦虑对患者学习和发展能力的影响,采取应对策略有效地降低焦虑水平。但同时佩皮劳又强调只有个体本身才能改变自我,引导自我走向健康,因此护士对患者的帮助在于调动患者自身的潜力解决健康问题。

上述各概念构成了佩皮劳人际关系模式的基本框架,见图 2-2-4。护士掌握着一定的专业知识和方法,患者经历着一些健康相关问题并具有一定的改变自身状况的潜能,在护患相互作用的四个阶段中,护士通过扮演不同的角色,帮助患者降低焦虑水平,最终造就具有良好的健康状况和能力的个体。

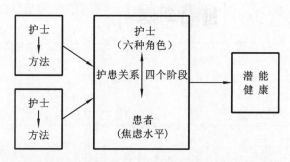

图 2-2-4 佩皮劳人际关系模式的基本框架示意图

(三) 佩皮劳人际关系模式对护理学核心概念的诠释

1. 人 佩皮劳认为人是一个生理、心理和社会都处于动态变化的有机体。人具有生化的、生理的和人际关系的特征和需要。

2. 健康 佩皮劳认为健康是人的各种生理和心理的需求得到满足,是人存在和发展过程中向着创造性的、建设性的、有价值的人生前进时的各种活动。

3. 环境 佩皮劳对环境的定义:"环境是存在于有机体之外的与文化发展紧密相关的一种力量。在环境中,人们可以有一些获得的习惯、信仰、道德观念等。但是与趋向健康有关的一般性状态总是包含着良好的人际过程。"

4. 护理 佩皮劳对护理的定义:"护理是一种教育工具,是一种促进成熟的力量,其目的是使个体的生活向更具有创造性、建设性、生产性、个性化和一致性的方向发展。"护理是一种"有意义的、治疗性的人际关系的过程,护理的功能是在沟通和交流中,通过与其他人的合作过程尽可能地使人健康。"当专业健康服务团队提供健康服务时,护士参与组织以促进患者个体的本质功能向更有效的方向递进。

(四)佩皮劳的人际关系模式与护理程序

佩皮劳的护患人际关系的四个时期是连续的、按顺序进行的,其目的是为患者解决问题、满足患者的需要,因而与护理程序有诸多共同之处。

1. 认识期 认识期即评价和确定护理问题。佩皮劳认为护士与患者初次见面互相认识,通过沟通取得患者的信任。通过交谈、观察、身体评估等收集患者的有关资料,与患者一起讨论该时期存在的主要问题,制订出初步的护理计划。

2. 确认期 确认期即计划期,是根据初步的护理计划,护患双方沟通后确定每一步骤的具体目标和实施方案,使患者有归属感。

3. 进展期 进展期即实施期,在进展期,护士与患者应根据计划合理地实施具体措施,患者在实施过程中应能够及时与护士进行交流,确定措施的有效性。另外,护士也应该定时随访,利用专业知识为患者提供进一步的专业支持。

4. 解决期 解决期即评价期,此期患者的各种需要得到满足,并且就开始进行新的互动,向新的目标前进。该期患者恢复了自身的独立性,这一轮的护患治疗性关系就结束了。

要点小结

通过本任务的学习,你应该提升的素质主要是理解奥瑞姆的自护理论、罗伊的适应模式、纽曼的健康系统模式、佩皮劳的人际关系模式的内涵;应具备的能力是重视护理理论对护理实践的指导意义,能正确应用上述理论知识指导护理实践;应掌握的知识有自我护理、自我护理缺陷、刺激、适应水平、应对机制、压力源、压力反应、预防、护士角色、患者角色的概念,奥瑞姆的自护理论、罗伊的适应模式、纽曼的健康系统模式、佩皮劳的人际关系模式的内容。重点是奥瑞姆的自护理论、罗伊的适应模式和纽曼的健康系统模式。

能力检测

一、名词解释
1. 自我护理
2. 主要刺激
3. 正常防线
4. 压力源
5. 应对机制

二、简答题
1. 奥瑞姆自护理论中护理系统有哪三种?
2. 说出罗伊适应模式中刺激的种类。
3. 人在对抗压力源时有哪三线防卫?
4. 佩皮劳人际关系模式中护士承担哪些角色?

三、选择题(5个备选答案中可能有1个或1个以上正确答案)
1. 美国护理专家奥瑞姆提出的护理理论是( )。
   A. 自护理论　　　　　　B. 人际关系模式　　　　　　C. 压力与适应理论
   D. 适应模式　　　　　　E. 健康系统模式
2. 奥瑞姆认为护理患者时采取何种护理系统取决于( )。

A. 护士的编制 B. 患者的自理缺陷程度 C. 患者的病情
D. 患者的治疗性需求 E. 医生的医嘱

3. 效应器不包括(　　)。
A. 生理功能　B. 自我概念　C. 角色功能　D. 相互依赖　E. 认知水平

4. 主要用于指导护理课程设置和临床护理实践的理论是(　　)。
A. 奥瑞姆的自护理论　　　　　　　　B. 佩皮劳的人际关系模式
C. 塞利的压力与适应理论　　　　　　D. 罗伊的适应模式
E. 纽曼的健康系统模式

5. 纽曼健康系统模式认为机体的防御结构包括(　　)。
A. 基本结构　B. 正常防线　C. 应变防线　D. 外层防线　E. 抵抗线

6. 纽曼认为护理干预是通过(　　)。
A. 一级预防完成的　　B. 二级预防完成的　　C. 三级预防完成的
D. 四级预防完成的　　E. 五级预防完成的

7. 健康系统模式是由谁提出的?(　　)
A. 佩皮劳　B. 马斯洛　C. 奥瑞姆　D. 纽曼　E. 罗伊

8. 下列符合纽曼健康系统模式观点的是(　　)。
A. 人是与环境相互影响的开放系统,是生理、心理、社会文化、成长与发展及精神信仰五个方面组成的一个整体
B. 人不断地适应环境的变化,以保持其完整性及内环境稳定
C. 人具有本能的自理能力
D. 当个体不能自理时,需通过他人帮助来满足自理需要
E. 人具有生化的、生理的和人际关系的特征和需要

9. 纽曼健康系统模式中核心部分是(　　)。
A. 基本结构　B. 弹性防线　C. 正常防线　D. 抵抗线　E. 以上都不是

10. 佩皮劳人际关系模式认为护士的角色不包括(　　)。
A. 陌生人角色　　　　B. 信息提供者角色　　　C. 教师角色
D. 代理人角色　　　　E. 管理者角色

四、实践与操作

1. 根据罗伊适应模式,正确写出围绝经期妇女保健的评估、诊断及干预措施。
2. 以表格的形式总结出不同的护理理论对护理学核心概念诠释的相同、不同之处以及特点。

五、案例与讨论

张某,18岁,独生女,大一学生,因不习惯大学生活而出现失眠、食欲降低、体重下降、上课注意力不集中。第一学期期末考试出现两门专业课课程不及格,老师和家长都非常担心。老师建议家长带学生进行心理咨询。通过询问,得知张某入学前是一个品学兼优的学生,从未独立生活过,如今对大学的集体生活很不习惯,与同学的关系紧张,对自己现在这样的状况感到非常沮丧。

请运用罗伊的适应模式制订出张某的护理计划。

(白建民)

项目三 护士怎样才能做好护理工作

在医疗护理专业快速发展的今天,要做好护理工作不是一件轻而易举的事情。要求护士不仅要具备丰富的专业理论知识和娴熟的临床操作技能,还要具备清晰的头脑、良好的沟通能力、科学的思维方式、有序的工作程序和专业的法律意识,让自己不仅能"低头拉车",更要"抬头看路",不仅要有"专业能力",更要有"人文意识",知道自己是在"为人服务",以更好地完成护理工作。

本项目的四个学习任务,都是护士在护理工作中必须具备的素质和能力。通过学习,让护生能够正确处理护理工作中的各种人际关系,在工作过程中培养自己科学思维的习惯,并掌握基本的护理程序和法律知识,为自己能够胜任和完成未来的护理岗位工作奠定良好的基础。

任务一 重视护理工作中各种人际关系的处理

学习目标

1. **素质目标**:充分认识良好人际关系的重要性,培养护生具备良好的沟通素质。
2. **能力目标**:能够创设情境,处理好工作中的人际关系,正确维护护患关系。
3. **知识目标**:掌握患者和患者角色内涵,提升人际沟通能力,维护良好护患关系的方法;熟悉各种护理人际关系的类型和特点。

【重点难点】

重点:提升人际沟通能力的方法和不同人际冲突的应对。

难点:如何维护良好的人际关系状态。

护士作为一个社会人,同样是时时处于各种人际关系状态中。护患关系是护理工作中最重要的人际关系,良好的护患关系是保证护理工作顺利进行、保证医疗护理效果的重要因素之一。因此,处理好护理工作中的各种人际关系有时比本身的知识和水平显得更为重要。正所谓"怎么说"比"说什么"更重要。

一、护士角色和护理工作中的人际关系

(一) 护士角色

1. 了解角色概念 "角色"一词最先是戏剧中的一个专有名词,指戏剧舞台上所扮演的剧中人物及其行为模式。后来被引用到社会学中,特指人们在社会生活中形成的、与人们的某种社会地位、身份相一致的、社会所期望的一整套权利、义务的规范与行为方式。

角色是人们对具有特定身份的人的行为期望,在不同的社会关系以及不同的角色情境中,应该自觉地以社会倡导的、与角色相应的道德要求来规范自己的动机和行为,以形成一种相对固定的、为社会所承认且具有伦理意义的道德心态和行为模式。

2. 护士角色 在护理发展的历史过程中,护士的角色曾被视为类似于母亲、修女、侍女和医生的助手。随着南丁格尔开创科学的护理事业以来,护理学在深度和广度上得到了较大的发展,护士的形象也发生了根本的转变。护理工作既要面向患者,又要面向社会各种类型及各种健康

状况的人群,关系着千百万人的健康和千家万户的幸福,其责任之重大,影响之深远,都是其他工作无可比拟的。同时,由于护理的对象可能来自不同国家、不同民族、不同区域,其教育程度、人生经历、宗教信仰、价值观、生活习俗等方面存在较大的差异,这就会导致对健康与生命的不同认识,对疾病与死亡的不同理解,对悲伤的不同表现形式及对护理的不同需求,从而使护理工作的复杂性、独特性又呈现在世人面前,也更使人认识和理解"护理任务是艰巨的"。

3. 护士角色多元化 由于护理模式的转变、人类文化的多元性、患者需求的多样性,势必导致护理工作的多元化和护士角色的多元化。

(1)护理执行者:护士独特的功能就是在人们不能自行满足其基本需要时,提供各种护理照顾,以满足生理、心理、文化、精神等方面的需要,帮助人们促进健康、维持健康、恢复健康、减轻痛苦。因此提供健康照顾是护士的首要职责。

(2)护理计划者:护士运用专业知识和技能,收集护理对象的生理、心理、环境、社会状况的资料,评估护理对象的健康状况,提出护理问题,制订切实可行的护理计划,并负责护理计划的实施、评价。护理计划可由护士与患者及家属一起制订,也可由护士与其他医务工作者一起制订。

(3)护理管理者:护士需对日常的护理工作进行合理的组织、协调和控制。作为护理领导者,要管理人力资源、计划资金、物质和信息资源,合理调控时间,把握本单位、本科室的护理发展方向;作为普通护士,要为护理对象制订护理计划,进行沟通交流,使护理对象得到优质服务。

(4)健康教育者:护士应依据护理对象的不同特点进行健康教育,向其传授日常生活的保健知识、疾病的预防和康复知识,促使护理对象改善其健康态度和健康行为,从而提高生活质量。同时,护士之间还应互相学习,并参与临床带教,指导新护士发展其护理专长。

(5)健康协调者:护理对象所获得的最适合的整体性照顾,来自于不同的健康专业人士和非专业人士。护士需联系并协调与之有关的人员及机构的相互关系,以使诊断、治疗、救助和有关的卫生保健工作得以相互配合、协调。

(6)健康咨询者:护士运用治疗性的沟通技巧来解答护理对象的问题,提供有关信息,给予情绪支持的健康指导,澄清护理对象对健康和疾病问题的疑惑,使护理对象清楚认识到自己的健康状况,积极采取有效的措施。

(7)患者权益保护者:护士要努力创造安全环境,保护患者免受治疗中可能产生的不利影响;护士有责任帮助患者获取与治疗疾病有关的信息,维护患者的利益不受侵犯或损害。

(8)护理研究者:作为护士,应积极参与护理研究工作,开展护理实践,改革护理服务方式,发展护理新技术,推动护理事业的发展。

课堂互动:
以小组为单位讨论:你是如何理解护士的这种多元化角色的?你认为自己可以胜任吗?为什么?

(二)护理工作中的人际关系

护理工作中的人际关系包括护士与护士之间的护护关系、护士与医生之间的护医关系、护士与医技人员之间的护技关系等多方面的关系。

1. 护护关系 护护关系是指护士与护士之间的关系。正确处理护护关系,使其相互之间处于一种和谐状态,不仅是当代护理科学发展的客观需要,也有利于护理团队的整体效应,有利于护理人才的培养和建立良好的护患关系。其意义体现在以下四个方面。

(1)适应现代护理科学发展的要求:随着护理科学的高度分化,以及与其他相关学科的高度融合,任何一个护士都不可能完全精通所有的护理知识和技能,这一方面要求护士要尽力"以博促专",努力扩大自己的知识背景,另一方面护士之间必须加强协作和互相配合。这种协作和配合除依靠医院的规章制度外,主要还是靠护士的自觉和建立在共同职业道德基础上的良好护护关系。

(2)有利于发挥护理团队的整体效应:护理工作不是某个护士的个人行为,而是护士群体共同协作的整体性行为。在这个整体中,如果护士之间能够密切配合、关系融洽,就会使每个人心情舒畅,工作热情受到鼓舞,积极性、主动性和创造性得以充分发挥,工作效率就会大大提高。否则,就会使内耗增加,护士个体的积极性受挫,其潜力不能正常发挥,出现整体负效应的结果。

(3) 有利于护理人才的培养：在良好的护护关系中，护士能够从同行中获得理解、信任、支持及帮助，能够增强对护理工作的热爱及对事业的进取心，促进心理健康和才能的发挥，从而为护士的健康成长创造宽松、和谐的环境。由此带来的积极作用成为护士健康成长的良好土壤。因此，在一个护理团队中，不仅每个护士都应经常反省自己的人际关系，而且从组织上也要加强协调并促进人才流动，使护士能够健康成长。

(4) 有利于构建和谐的护患关系：和谐护患关系的建立不仅需要护士与患者之间的共同努力，也需要护士的密切协作，只有在密切协作中才能避免相互推诿患者的现象，才能为患者提供及时、全面、周到的护理服务，才能赢得患者对护士的尊重和信任。可以说，护士之间的相互关系是护患关系的外在表现，不良的护护关系势必引起患者对护理工作的不满，诱发护患矛盾。

2. 护医关系　护医关系是指护士和医生在医疗过程中的相互关系。治疗和护理是医疗过程中的两个重要组成部分，两者相辅相成，缺一不可。尽管两者扮演的角色不同，但其服务目的是完全相同、高度一致的，都是为了患者的身心健康。因此，护医之间应当密切配合，相互尊重，相互交流，充分考虑彼此的角色期望，才能提供高工作效率，更好地为患者服务。护医关系主要表现为以下三种模式。

(1) 主导-从属型：在医学史上，早期的护理工作是寓于医疗之中的。随着医学的发展和治疗的需要，护理逐渐从医疗中分离出来，在接受正规训练之前，护士承担着为患者提供生活照顾的角色。在生物医学模式时期，护理的特点是以"护病"为中心，护理工作从属于医疗，护士被认为是医生的助手，护士的工作只是机械地执行医嘱，护医关系呈现的是一种支配与被支配的关系。这种关系模式在一定程度上影响了护理工作的协调性与连续性，影响着医疗和护理质量。

(2) 并列-互补型：随着生物-心理-社会医学模式在临床中的影响日益增大，系统论、需要层次理论等人文学科理论的发展，护理作为一门独立的学科，从单纯执行医嘱的疾病护理，发展到以人的健康为中心的整体护理，护理工作的重要性得到充分的肯定，护士的作用也被认为是无可取代的，其受重视程度越来越高，护理工作的范畴从医院到社区日益扩大，护理工作的对象也从患者扩展到所有的社会个体和群体。因此医护关系从主导-从属型转变为并列-互补型。

所谓并列，即并排平列，护理与医疗两个并列的要素无主次、从属之分，两者在诊治疾病的过程中发挥着同等重要的作用。所谓互补，即医护之间互相协作、互为补充。护士与医生虽然工作的重点与技术手段不同，但他们面对的是共同的患者，其医学的目的是相同的。在这种模式中，医护双方要相互尊重，共同维护患者的利益。护士应严格认真地执行医嘱，如果发现问题，及时与医生沟通、协商，以尽快解决问题；作为医生应尊重护士的劳动与意见，协助护士做好患者的心理疏导工作。医疗与护理两者密不可分，没有医生的诊断治疗，护理工作无从谈起；没有护士的整体护理工作，医生的诊断治疗无法落实。并列-互补型的医护关系模式，是建立融洽的医护关系，协调医护工作，共同完成医疗任务的基本条件。

(3) 交流-协作互补型：理想的医护关系模式应是交流-协作互补型，即有关患者的信息应及时互相交流；护医双方对工作采取配合、支持、协作态度，尤其在患者病情突变或必须急救时，能相互代替应急处理日常工作，注意满足彼此的角色期待。切实维护护医双方道德关系，即以尊重、信任、协作、谅解、制约、监督的原则处事。

3. 护技关系　护技关系是指护士与在非临床科室从事各种检查、检验、病理、影像、药剂等工作的卫生技术人员之间的关系。其意义主要体现如下。

(1) 便于取长补短：医技工作是对患者进行医疗护理保健的基础，医技科室的全部工作内涵与临床工作密切相关，有些是通过临床医师或护士来完成的；加强医技人员与医护人员的联系有利于检验标本的正确采集和运送，有利于对各类检查结果做出正确的解释和应用，有利于正确制订疾病诊断指标的组合，有利于正确选择治疗药物；医技人员要出色地完成任务，离不开医护人员的理解、帮助、支持和参与。医技人员对临床医护人员普及医技知识，让医护人员熟悉影响医技检查结果的潜在因素，如护士在采集标本时严格把关，以确保检验结果的准确性等。

(2) 利于环节控制：医技人员要提高医护人员对各类检查材料的采集技术，这不仅可以相互学习,更有利于医疗质量的过程与环节控制。如在医疗过程中,影响血液采集的主要因素有时间因素、饮食与药物因素、真空管质量、采血姿势和止血带的使用等,任何一个环节存在问题都会影响血液的采集质量。为了取得高质量的标本,医护人员必须了解从生物学、采集标本方式到血样运输、储存等多种非疾病因素对检验结果的影响。因此,医护人员应对这些因素系统全面认识,操作规范化、完善制度、加强责任心对提高标本的质量与正确评价检验结果至关重要。

(3) 保证操作规范:就护士与检验人员的关系而言,随着检验医学的快速发展和检验方法的不断改进,现代检验医学对检测标本的留取与收集提出了更高的要求。标本采集是直接关系检验结果的基本要素,如果标本采集不合格,即使最好的仪器设备也难以弥补在采集标本时引入的误差和错误。但是,由于临床其他医护人员不懂得一些采集标本的常识,常导致标本留取失败或者检验结果不符等。因此,检验人员要虚心学习临床医学知识,医护人员也要及时学习新的检验技术,促进检验科与临床更好地结合,提高疾病的诊治水平。除了合格的标本、准确的操作外,临床用药等治疗措施也会影响检验结果。

(4) 构成和谐环境:在临床实际工作中,由于医技科室所包含的各类专业与护理专业的区别较大,独立性更强,医技人员对护理专业的了解非常有限,在护士的专业教育中,也很少涉及医技各专业的知识。因此,护士与医技科室人员在专业上的相互了解甚少,在工作中往往难以互相理解和配合,从而容易互相埋怨和指责,一旦出现问题,还可能相互推卸责任。如放射科因患者摄片效果不佳而埋怨护士检查前的准备不认真,检验科则埋怨护士采集标本不正确而使检验结果不准确;护士则埋怨检验科室没有及时为患者做检查,耽搁了患者的治疗时间,影响护士的工作;患者发生了输液反应,临床护士则怀疑供应室消毒不严格等等。这样就会引起双方的矛盾冲突,导致沟通障碍。

二、建立良好的护患关系

(一) 了解相关概念

1. 护患关系　护患关系是在医疗护理实践活动中,护士与患者之间确立的一种人际关系。是护理活动中护、患双方相互影响、相互作用的结果,是求医行为与施医行为的互动。随着护理实践范围和功能的扩大,护患关系中的活动主体包含了更丰富的内容,主要体现为护患双方的权利与义务。

2. 护方　护方是指依法取得资格并注册和登记,为患者提供护理、预防保健服务的护士和医疗机构。

3. 医疗机构　医疗机构是指依照《医疗机构管理条例》的规定取得《医疗机构执业许可证》的机构。

4. 护士　护士是指经执业注册取得护士执业证书,依照《中华人民共和国护士条例》规定从事护理活动,履行保护生命、减轻痛苦、增进健康职责的卫生技术人员。

5. 患方　患方是指接受医护、预防和保健服务的患者本人以及与患者的利益有关系的个人和组织。一般包括患者本人及其家属等指定监护人或者法定监护人。

(二) 护患关系的性质

1. 护患关系学术观点　关于护患关系的属性,人们经常从政治、经济、伦理和法律等不同角度来分析,学术界存在着以下不同的观点。

(1) "公益说":主张护患关系是卫生行政管理关系。理由是医疗机构是国家公益性和福利性的机构,患病就医并得到基本的医护卫生保障,是公民的基本人权保障之一;医疗机构并非一般意义上的经营者,护理活动并不完全具有民事法律关系的基本特征。

(2) "消费说":主张护患关系是经营者和消费者之间的关系。理由是医方是广义上的"经营者",患方是广义上的"消费者";消费者权益保护法确定的"保护弱者"原则,最接近和最有利于保护患者权益。

(3)"合同说":主张护患关系是民事合同法律关系。理由是护患双方的法律地位平等;护理活动是护理合同订立、履行的过程。

(4)"信托关系说":主张患方基于对医护人员的诚信和责任而将自己的生命健康利益托付给医方的一种信用关系。

2. 护患关系性质

1) 护患关系是一种工作关系　建立良好的护患关系是护士职业的要求,护士与患者的交往是一种职业行为,具有一定的强制性,护士都应努力与患者建立良好的关系。

2) 护患关系是一种信任关系

(1) 尊重是前提:护患之间相互尊重、设身处地和彼此信赖。患者为了医治疾病出于对医护人员的信任将自己的发病史甚至个人生活方式和隐私毫不保留地告诉医护人员,同样,医护人员也尊重、信任患者,以崇高的人道主义精神为准则,全心全意地为患者服务。

(2) 诚信是基础:护患关系是以诚信为基础的。护患之间有着高度一致的目的性,战胜疾病、促进健康是医患双方的共同目标,该目标的实现需要医患之间的密切配合,以及相互支持和鼓励,因而就离不开彼此之间的真诚信任。

(3) 信誉是操守:患者的求医行为本身就隐含着对医方的希望和信任,他们把自己的生命和健康交于医方,托医方去诊治。而医方的特殊职业性质和职业信誉,要求其必须接受患者的托付,并以救死扶伤的人道主义精神尽可能地实现患方的希望和托付,这也是医方的义务和责任。一方面,医者要对患者诚信,拒绝过度医疗、防御性医疗,要尽力提供最佳的诊治方案;另一方面,患者也要对医者诚信,如实主诉病情。

3) 护患关系是一种治疗关系　人际关系的这种双重作用,在患者这一特殊群体中影响更为明显。许多调查研究表明,良好的护患关系,能有效地减轻或消除患者来自环境、诊疗过程及疾病本身的压力,有助于治疗和加速疾病的康复进程。护患关系是一种特殊的,应该谨慎执行的治疗性关系。由于治疗性关系是以患者的需要为中心的,除了一般生活经验等因素外,护士的素质、专业知识和技术也将影响到治疗性关系的发展。因此,要学习和倡导"人性化护理"的精神和理念。

4) 护患关系是一种契约关系　护患双方都是具有各自权力和利益的独立人格,是以尊重彼此的权利与履行各自的义务为前提的,在法律的框架下以契约的方式忠实于彼此的承诺。医疗契约关系与一般的契约关系不完全相同,如医疗契约没有订立一般契约的相关程序和条款、承诺内容未必与要约内容完全一致、契约对患方没有严格的约束力、医方负有更重的义务,如注意义务、忠实义务、披露义务、保密义务,以及急危重症时强制的缔约义务等。

(三)护患关系的特征

护患关系不但具有一般人际关系所具有的一般共性,如选择性、对流性、多层次性等,还具有一般人际关系所不具有的特殊个性,如目的专一性、地位不平衡性、特殊亲密性、选择不对等性、情感中立性等。

1. 目的专一性　作为特殊人际关系的护患交往,与一般的人际交往不同,它本身不仅具有明确的目的性,而且表现出高度的专一性。尽管护患双方交往的形式、层次多种多样,但其目的只有一个,即为了治疗疾病,确保机体的健康,而且这一目的是护患双方交往所共同期望的。

2. 地位不平衡性　虽然从人格地位及法律地位而言,护患双方是平等的,都是具有法定权利和义务的公民,都应该受到同等的尊重。但在护患关系中,由于患方存在着无法改变的知识拥有上的不平等,始终处于脆弱和不利的地位。特别是在医学科技迅猛发展、高度分化与高度综合的今天,任何人都不可能精通各方面的医学知识,即使作为患方身份出现的医务工作者也不能摆脱这种实际上的不平衡状态。当然,这里的不平等主要是就其交往的作用来说的,护士在其中担当主导的角色,常常处于下命令的地位;患者为了治病就必须服从对方的指令,配合治疗,而且疾病越严重从属性就越大。

3. 特殊亲密性 在就医护理过程中,患者出于诊治的需要和对护士的信任,可能会让护士接触到身体的一些隐私部位、了解到患者的一些缺陷、了解一些未告诉任何人的隐私或秘密,从而构成了护患之间特殊的亲密关系。在一般的人际交往中,彼此之间的信任要以长期的交往为基础,而且个人隐私或秘密他人无权了解,个人也没有向他人透露的义务。但是,在护理过程中,这种亲密关系可能在短时间内就能建立。因此,作为一种特殊的权利,护士只能就与疾病有关的隐私和秘密进行了解,不能企图窥探患者与疾病无关的隐私和秘密。同时应当为患者保密,不应把患者的隐私或缺陷作为笑料,这是护士应恪守的义务。

4. 选择不对等性 在治疗护理过程中,患者生理方面有老少、美丑、男女之分,社会方面有地位、文化水平高低之分,病情有轻重、缓急之分,护士都应当一视同仁、平等地对待所有患者,更不应当挑选患者。但是,患者对护士却有较大的选择权,患者可以根据自己的病情,经济状况,对护士的了解程度等选择不同的护士,这不仅是对患者基本权利的尊重,也有利于促进广大护士及医疗单位的护理技术水平和职业道德水平的提高。

5. 情感中立性 护士对患者应当充满感情,不应该对其疾苦无动于衷。列宁曾说:"没有人的情感,就从来也不可能有人对真理的追求"。缺乏情感的认识便失去认识的深入。一个人对所解决问题的情感越强烈,越能激发解决问题的积极性。心理学研究表明,在一定范围内,情感增加,解决问题的效率也随之增加。但是当超过一个最高点时,情感强度的提高反而会造成解决问题能力的降低。因此,在护理过程中,如果护士对患者的情感不够投入,缺乏应有的关心和热情,势必会影响其护理效果。然而,如果护士对患者的情感过于强烈,亲情关系过于密切,以情用事,也会产生一定的副作用。所以,护士对患者只能同情而不能动情,应当与患者保持情感上的距离,在接受患者的真实感情时不应当让其了解自己真实的情感,尤其不能让患者了解自己对不良诊治信息的心理反应,拒绝互惠是护患交往中的一个重要特点。

(四)护患关系的类型

1. 主动-被动型 主动-被动型模式,亦称支配-服从型模式,是最古老的护患关系模式。其特点如下。

(1)模式核心:此模式核心特点是"护士为患者做治疗"。护士应该经常考虑的问题是"我为患者做什么"。此模式关系的原型为母亲与婴儿的关系。

(2)模式优势:此模式中护士常以"保护者"的形象出现,处于专业知识的优势地位和治疗护理的主动地位,而患者则处于服从护士处置和安排的被动地位。应用此模式,便于为患者展开周到细致的服务。

(3)模式不足:此模式受传统生物医学模式的影响,过分强调护士的权威性,将患者视为简单的生物体,忽视了人的心理、社会属性,将治疗疾病的重点置于药物治疗和手术治疗方面。

(4)模式适用:在临床护理工作中,此模式主要适用于不能表达主观意愿、不能与护士进行沟通交流的患者,如神志不清、休克、痴呆以及某些精神病患者。

2. 指导-合作型 指导-合作型模式是近年来在护理实践中发展起来的一种模式,也是目前护患关系的主要模式。此模式将患者视为具有生物、心理、社会属性的有机整体。

此模式的特点是"护士告诉患者应该做什么和怎么做"。护士应该经常考虑的问题是"我帮患者做什么"。模式关系的原型为母亲与儿童的关系。在此模式中,护士常以"指导者"的形象出现,根据患者病情决定护理方案和措施,对患者进行健康教育和指导;患者处于"满足护士需要"的被动配合地位,根据自己对护士的信任程度有选择地接受护士的指导并与其合作。在临床护理工作中,此模式主要适用于急性患者和外科手术后恢复期的患者。

3. 共同参与型 共同参与型模式是一种双向、平等、新型的护患关系模式。此模式以护患间平等合作为基础,强调护患双方具有平等权利,护士应该经常考虑的问题是"我教患者做什么"。共同参与决策和治疗护理过程。

此模式的特点是"护士积极协助患者进行自我护理"。模式关系的原型为成人与成人的关系。在此模式中,护士常以"同盟者"的形象出现,为患者提供合理的建议和方案,患者主动配合治疗护理,积极参与护理活动,双方共同分担风险,共享护理成果。在临床护理工作中,此模式主要适用于具有一定文化知识的慢性疾病患者。

以上三种护患关系模式在临床护理实践中不是固定不变的,护士应根据患者的具体情况、患病的不同阶段,选择适宜的护患关系模式,以达到满足患者需要、提高护理水平、确保护理服务质量的目的。

(五)护患关系的发展过程

护士与患者之间关系的建立与维系是一个动态的过程。从患者入院治疗到康复出院,要经过一系列连续的发展阶段。一般分为三个时期。

1. 了解期 了解期是指从护患之间初次见面起至双方彼此认识和了解止。此阶段也称为护患双方交往的初期,主要任务是建立信任关系。双方都在了解对方,而了解方式和内容是不同的。患者主要通过观察、侧面打听等方式了解护士的业务水平、责任心及性格。而护士则是通过询问病史、体格检查、病历记载等方式全面收集资料,了解患者的情况,一般是公开进行的。为了建立相互之间的信任关系,护士应主动热情迎接患者,给人以温暖和善解人意之感,通过有效的沟通,向患者做自我介绍和环境介绍,包括物理环境与社会环境,让患者消除陌生感。同时也给患者一个正面了解自己的机会,消除患者的焦虑感,增强患者的信心。而对于患者的从旁打听行为更是要理解和宽恕。

2. 信任期 信任期是指从护患双方相互认识开始至所有的健康问题解决,即护士通过完成各项护理工作任务,帮助患者解决生理、心理、社会、精神、文化等多方面的健康问题,满足患者的健康需要。这一阶段护士的主要任务是在患者信任的基础上,运用护理程序的工作方法,对患者进行身心整体护理。用具体行动来帮助患者解决问题,并在护理过程中及时调整相互关系,满足患者需求,赢得进一步的信任。为了获得患者的信任,护士应充分展示自己精湛的技术、高尚的职业道德、热情耐心的服务态度。只有这样患者才会对护士的专业知识、专业技能、专业态度进行综合评价,从而对护士产生信赖并积极配合治疗。因此,该时期也称为相互合作期。

3. 结束期 结束期是指健康问题解决至患者出院这段时间。经过治疗护理,病情好转或基本康复,护患关系进入结束阶段,也称关系结束期或终止评价期。本期的目的是总结工作经验,保证护理工作的连续性。任务是护患双方共同评价护理目标的实现程度,同时护士应尽可能考虑护患关系结束后可能面临的新问题,协助患者制订对策以解决这些问题,同时妥善处理护患双方已经建立的情感与情绪,顺利结束关系。护士要提前做好出院前的准备,包括巩固各种疗效,观察各种生理特征,做好出院前指导,评价整个护患关系发展过程,了解患者对目前自己健康状况的满意程度等。结束期的护患关系沟通一般比较简单顺利,这是因为此时患者的健康问题已经解决或基本解决,大部分患者已经比较独立,可以自行处理问题。只有少数患者可能因为关系结束后面临的问题较多,或者在心理上对护士有极大的依赖性而导致结束期护患关系沟通较复杂。这一阶段影响护患关系的因素主要是患者的满意度和护士健康教育的方法和技巧。值得注意的是,护患双方在这一阶段都不能因病情好转或治疗成功而放松警惕,有些患者病情可能出现反复而导致护患关系复杂起来。

三、提升护士人际沟通的能力

(一)人际沟通的概念

人际沟通是指个人之间在共同活动中彼此交流思想、感情和知识等信息的过程。它是沟通的一种主要形式,主要是通过言语、副言语、表情、手势、体态以及社会距离等来实现的。

(二)人际沟通的基本方式

按照沟通的方式不同可以将人际沟通分为语言性沟通及非语言性沟通。

1. 语言性沟通 语言性沟通是指使用语言、文字或符号进行的沟通。语言又包括书面语言和口头语言。书面语言是以文字及符号传递信息工具的交流载体,即写出的字,如报告、信件、文件、书本、报纸等;口头语言是以语言为传递信息的工具,即说出的话,包括交谈、演讲、汇报、电话、讨论等形式,是所有沟通形式中最直接的方式。

2. 非语言性沟通 非语言性沟通是指不使用词语,而是通过身体语言传递信息的沟通形式。它是伴随着语言性沟通而存在的一些非语言的表达方式和情况,包括面部表情、目光的接触、手势、身体姿势、着装、沉默及空间、时间和物体的使用。非语言性沟通具体的表现形式有以下几种。

1) 环境安排 环境的安排及选择体现出信息发出者对沟通的重视程度。环境包括空间的布置、光线、噪声的控制、是否能满足隐私的需求等。

2) 空间距离 美国人类学家爱德华·霍尔将人类沟通中的距离分为亲密距离、个人距离、社交距离和公众距离四种。

(1) 亲密距离:人际沟通中最小的间隔或无间隔的距离,一般为 0.5 m 以内。适用于传达非常秘密的信息及亲密的感情或进行治疗护理。这种距离一般在社交场合中较为少见,主要在极亲密的人之间或护士进行某些技术操作时应用。

(2) 个人距离:人们在沟通时稍有分寸感,可以友好沟通距离,一般为 0.5~1.2 m。适用于熟人及朋友,也是护患交谈的最佳距离。在这种距离下,护患双方都会感到舒服,该距离既让人有亲近感,又不会感觉过分亲密而带来紧张感。

(3) 社交距离:一种社交性的或礼节性的较为正式的沟通距离,一般为 1.2~3.7 m。这种距离适用于传达非个人的信息,交谈的内容较为公开而正式。

(4) 公众距离:一种大众性、群体性的沟通距离,一般为 3.7 m,适用于演讲或讲课。

3) 仪表 仪表包括一个人的容貌、气质、风度及着装、修饰等,向他人显示其社会地位、职业、文化、自我修养等信息,即所谓的"第一印象",通常会影响沟通效果。

4) 面部表情 面部表情可以清楚地表明一个人的情绪,一般是非随意的、自发的,但也是可以控制的。在人际沟通中,有时人们有意控制自己的面部表情,以加强沟通效果。同一种表情可以有不同的含义,如微笑可以是幸福和喜悦的表示,也可以是友好的表示,有时甚至可以表达歉意。某种表情的具体含义在很大程度上依赖沟通情境和沟通者的习惯特征。

5) 目光接触 目光接触可能是非语言性沟通的主要信息来源,可以表明交谈的双方对交谈感兴趣。目光接触能表达似乎完全矛盾的含意——友爱和敌意、幸福和痛苦、恐吓和害怕。延续时间过长的注视就变为凝视,会引起生理和情绪的紧张,凝视可以表示有敌意,有时也可以表示困苦求助。在实际沟通中具体表达哪种含意则要看当时的情境。

6) 身体运动和姿势 身体运动和姿势在人际沟通中也可用来传达信息或强调所说的话,被称为体态语言。比如体育比赛中裁判用手势表示他的判决。体态语言的含义依赖于多种因素,主要有沟通情境、沟通者的习惯以及沟通者所处的文化背景等。

7) 身体接触 拍肩膀、握手、拥抱等身体接触也有沟通信息的作用。亲密的人之间有较多的身体接触,而陌生人之间过分亲密的接触可能意味深长。握手的次序、时间、力量,可能标志着沟通者之间不同的关系。

(三)提升护士人际沟通能力的技巧

1. 提问技巧

(1) 封闭式提问:一种将患者的应答限制在特定的范围之内的提问,可以用"是"或"否"作为预期回答的提问。优点是能直接坦率地做出回答,使医护人员能迅速获得所需要的和有价值的信息,节省时间。其缺点是在使用这种提问方式时,回答问题比较机械死板,患者得不到充分解释自己想法和情感的机会,缺乏自主性,医护人员也难以获得提问范围以外的其他信息。

(2) 开放性提问:开放性提问能导出一个探寻的范围,不过分限制或聚焦回答的内容,允许患者自由发挥。优点是有利于诱导患者开启心扉、发泄和表达被抑制的感情,患者可以自由选择讲话的内容及方式,有较多的自主权。护士可以从中获得较多的有关患者的信息,更全面、深入地理解患者的想法、情感和行为。其缺点是需要较长的交谈时间。

（3）圆锥体式提问:护患沟通中的提问技巧,提倡从开放到封闭的圆锥体式提问技巧。这种技巧是从开放性问题开始,然后逐渐过渡到封闭性问题,称为从开放到封闭的圆锥。护士可以首先采用开放性提问技巧,获得从患者角度所见问题的总体概述。然后,仍采用开放性问题提问技巧,但逐渐锁定于特定的问题。最后,采用封闭性问题提问技巧,以引出患者可能忽略的细节。

2. 倾听技巧　倾听对于沟通的双方来说都至关重要,当一个人想把自己的观点、意见、思想和情感与他人分享时,对方能够以一个良好倾听者的角色出现,会促使沟通的顺利进行,可以获取更多的信息,可以避免产生误会,可以激发对方的谈话欲望,可以获得友谊和信任,进而建立良好的人际关系。为了做到有效的倾听,可以运用以下技巧。

（1）参与:集中注意力,不受其他声音或事物的干扰,努力听清他人所说的话和看清他人所展示的非语言行为,即是完全地注意对方。具体要求包括时间上的准备,保持适当的距离,保持放松、舒适自然的姿势,保持目光的接触,避免分散注意力的动作,比如看表、皱眉等,给予及时的反馈和适当的鼓励。

（2）核实:常用核实的方法有以下四种。复述,把对方的话重复一遍,但不能加任何判断;改述,将对方的话用自己的语言重新叙述,不但要保持原意不变,而且要重点突出;澄清,将对方一些模糊的、不完整或不明确的叙述弄清楚;总结,用简单、概括的方式将对方的话再叙述一遍。核实时,应注意有一定的停顿时间,以便让对方纠正或确认核实者的理解。

（3）反映:将对方所表达的语言和非语言信息展示出来以便对方能够重新评价他所传递的信息的准确性。对方在沟通中出现停顿时,可以重述其谈话中的最后一个词或句子以使对方确信在被仔细倾听,从而鼓励对方继续开展叙述。

3. 自我表达技巧　在人际沟通中,表达自我是人与人之间感情建立和发展的重要途径之一,通过表达自我,向对方传递信任,展现愿意与对方更深入交往的诚意。在自我表达时,应注意以下几点。

（1）情绪准备:要准备好对方的情绪,情绪具有传染性,对方会受你的影响,从自己出发,使对方对你的谈话产生兴趣。

（2）眼神交流:你和对方间不要有东西阻隔,尽量与对方有眼神接触。

（3）语言应用:表达时变换音量、音高和音调,如果你的语调平平,对方很可能会打瞌睡或无法集中注意力,适时使用停顿,沉默是获取注意力以及强调某一观点的好方法。

（4）态度真诚:在谈话中适时微笑,显示你的友好和热情。

4. 营造气氛技巧　营造气氛即是指创造一种正向的气氛使沟通更为有效。

（1）描述性陈述:以客观的语言陈述你所看到的现象。

（2）平等:护患双方是平等的,护士要充分尊重患者享受健康权益的平等性,不分肤色、不分种族、不分亲疏、不分职位高低、不分贫富贵贱,都应该一视同仁,是护患沟通中应遵循的重要原则。

（3）坦诚:与人分享真正的思想和感情,不操纵或隐藏诉求。

（4）有保留的陈述:陈述你所表达的意见只是个人看法,有可能是不完全正确的。

5. 同理他人技巧　同理他人的技巧就是进入并了解他人的内心世界,并将这种了解传达给他人的一种技术与能力,又称为换位思考、神入、移情、共情,即透过自己对自己的认识,来认识他人。即在人际交往过程中,能够体会他人的情绪和想法、理解他人的立场和感受,并站在他人的角度思考和处理问题。在护患沟通中,护士要从患者的角度去思考和感受,理解患者的情感。患者有诸多生理和心理方面需要,其中最强烈的需求是被人理解、同情,同理他人可使患者减少陷于困境的感受。如当患者了解到自己最后的诊断为宫颈癌时,你以同情的面部表情和语气去安慰鼓励她,使患者感觉到你非常理解她的身心痛苦与处境,因此她会很乐意与你沟通。

6. 沉默技巧　沉默本身也是一种信息交流,所谓"此处无声胜有声"。护士对患者谈话时,也可运用沉默的手段交流信息。但长时间的沉默又会使双方情感分离,应予避免。患者谈话中也可能会出现沉默,常常有四种可能。第一是故意的,是患者在寻求护士的反馈信息。这时护士有必要给予一般性插话,以鼓励其进一步讲述。第二是思维突然中断,或是出于激动,或是突然有新的观念闪现。这时护士最好采用"反响提问法"来引出原来讲话的内容。第三是有难言之隐。为对患者负责,应通过各种方式启发患者道出隐私,以便医治其心头之痛。第四是思路进入自然延续的意境。有时谈话看起来暂时停顿了,实际上是谈话内容正在富有情感色彩的引申。

知识链接

如何提升自己的人格魅力

(1) 学会微笑。
(2) 学会倾听。
(3) 尽量让对方多说话。
(4) 说话时尽量减少口头语。
(5) 不要随意询问对方的个人隐私。
(6) 不要透露过多个人细节。
(7) 不要把后背靠在椅子上。
(8) 目光在对方的"三角区"游荡。
(9) 尽量减少说话时的手势。
(10) 找不到共同话题时,就重复对方观点。

要点小结

通过完成本任务学习,你应该提升的素质主要是认识人际关系对护理工作的重要性,提升自己处理好工作中各种人际关系并和患者建立良好人际关系的能力,应掌握的知识有护士的角色,护理工作中的人际关系,维护良好的护患关系和提升自己的人际沟通能力。重点是通过学习,能够处理好护理工作中的各种人际关系,维护好护患关系及发展,让自己成为合格的护士。

能力检测

一、名词解释

1. 护理工作中的人际关系
2. 护患关系
3. 人际沟通

二、简答题

1. 请举例说明护士的角色有哪些。
2. 护理工作中有哪些人际关系?
3. 护患关系的性质和特点是什么?
4. 护患关系是怎样发展起来的?
5. 人际沟通的方式有哪些?
6. 怎样提升自己的人际沟通能力?

三、选择题（5个备选答案中可能有1个或1个以上正确答案）

1. 现代护士的角色功能不包括（　　）。
   A. 健康协调者　B. 疾病治疗者　C. 健康教育者　D. 护理研究者　E. 健康咨询者
2. 护患关系信任期的主要任务是（　　）。
   A. 建立信任感　　　　　　B. 发现护理问题　　　　　　C. 双方进一步熟悉
   D. 为患者解决问题　　　　E. 护患双方互相评价
3. 下列有关护患关系的描述错误的是（　　）。
   A. 是一种人际关系　　　　B. 是一种帮助性关系　　　　C. 是一种专业性关系
   D. 是一种工作关系　　　　E. 以护患双方的需要为中心
4. 能将信息最快传达给对方的交流方式是（　　）。
   A. 动作的交流　B. 眼神的交流　C. 语言的交流　D. 体态的交流　E. 表情的交流
5. 以下哪种沟通技巧的运用可使对方感到被尊重和理解？（　　）
   A. 开放自我　　　　　　　B. 沉默　　　　　　　　　　C. 核实所听内容
   D. 不评论对方谈话　　　　E. 抚摸
6. 护士用不同的说法将患者所说话的言外之意表达出来，属于（　　）。
   A. 核实　　B. 改述　　C. 澄清　　D. 总结　　E. 反映

四、实践与操作

1. 设计一个临床工作的场景，根据沟通技巧，和患者进行有效的沟通。
2. 学会设计学案或进行学案设计评比。
3. 能够合作完成项目任务书的填写。
4. 能够正确和使用项目完成评价书。

五、案例与讨论

某患儿，4岁，因左手外伤缝了3针。到医院拆线时，家长要求进治疗室陪伴，但护士王某拒绝让其进入，理由是医院规定治疗室的人要尽量少，非工作人员不得进入。结果，患儿拆线过程中不配合，导致伤口出血。尽管这属于正常现象，但家长接受不了，后来投诉到医院护理部。

请分析：
1. 结合护患关系的发展过程，分析本案例中的问题发生在哪一阶段？
2. 试结合本案例，分析怎样才能建立和谐的护患关系？

（李雨昕）

任务二　培养护士科学思维的习惯和能力

【重点难点】
重点：评判性思维的标准及其在护理工作中的应用；临床护理决策的步骤。
难点：评判性思维、循证护理及临床护理决策的相关理论知识。

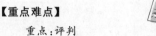 学习目标

1. **素质目标**：认识养成科学思维习惯的重要性，有意识培养自己独立思维习惯。
2. **能力目标**：能够简要叙述评判性思维、循证护理及护理决策的基本观点。
3. **知识目标**：了解评判性思维特点、循证护理证据分级、护理决策过程等知识。

护理实践过程中护士需要运用科学思维来分析和解决护理问题。由于护理对象各不相同，护理环境复杂多变，因此，护士必须综合运用已有知识和经验，对复杂临床现象进行合理质疑、独立思考，对问题进行评判性地评估、分析、综合、推理、判断，才能做出正确的决策，有效地解决所面临的各种问题。此过程要求护士必须具备相应的评判性思维能力。

一、培养评判性思维习惯,学会并敢于质疑

(一)认识评判性思维

1. 概念 评判性思维(critical thinking)也称为批判性思维,是指个体在复杂情境中,在反思的基础上灵活应用已有知识和经验进行分析、推理,做出合理判断,在面临各种复杂问题和选择时,对问题的解决方法进行选择,能正确进行取舍。

2. 特点 判断是否为评判性思维,要看其是否具备以下特点。

(1)评判性思维是主动思考的过程:评判性思维必须对外界的信息和刺激、他人的观点或"权威"的说法进行积极的思考,主动运用知识和技能做出分析判断。

(2)评判性思维是质疑、反思的过程:评判性思维通过不断提出问题而产生新的观点。在此过程中,始终注意反思自己或他人的思维过程是否合理,客观判断相关证据,坚持正确方案,纠正错误选择。

(3)评判性思维是审慎开放的过程:运用评判性思维思考和解决问题的过程中,要求审慎广泛地收集资料,分析问题发生的原因和证据,经过理性思考,得出结论。但也必须认识到评判性思维在审慎的同时,要求个体有高度的开放性,愿意听取和交流不同观点,使所做的结论正确、合理。

(二)评判性思维和护理

护士只有具备相应的评判性思维能力,才能运用所学的知识对临床问题进行批判性的评估、分析、推理、判断,有效且正确地解决各种护理问题。

1. 组成 护理评判性思维的组成主要包括:智力因素、认知技能因素和情感态度因素三个部分。

1)智力因素 智力因素是指在评判性思维过程中所涉及的专业知识。护理学的专业知识包括医学基础知识、人文知识和护理学知识。护士在进行护理评判性思维时必须具备相应的专业知识基础,才能准确地判断护理对象的健康需求,做出合理的临床推理和决策。

2)认知技能因素 认知技能因素能帮助个体在评判性思维过程中综合运用知识和经验,做出符合情境的判断。护理评判性思维由六个方面的核心认知技能及相对应的亚技能组成。

(1)解释 解释是对推理的结论进行陈述以证明其正确性。在解释过程中,护士可以使用相关的科学理论来表述所做的推论。核心认知技能中的解释包含分类、解析意义及阐明意义等亚技能。

(2)分析 分析是鉴别陈述,提出各种不同问题、概念或其他表达形式之间的推论性关系。分析中所包含的亚技能是检查不同观点、确认争论的存在及分析争论。

(3)评估 评估是对相关信息的可信程度进行评定,对推论性关系之间的逻辑强度加以评判。评估中所含的亚技能包括评估主张及评估争议。

(4)推论 推论是根据相关信息推测可能发生的情况以得出合理的结论。推论所包含的亚技能包括循证、推测可能性、作结论。

(5)说明 说明是指理解和表达数据、事件、规则、程序、判断、信仰或标准的意义及重要性。说明中包含的亚技能有陈述结论、证实步骤、叙述争议。

(6)自我调控 自我调控是有意识地监控自我的认知行为,进行及时的自我调整。自我调控中包含的亚技能有自我检查、自我矫正。

3)情感态度因素 情感态度因素是指在评判性思维过程中个体应具备的人格特征,包括具有进行评判性思维的心理准备状态、意愿和倾向。在进行评判性思维时,护士应具有以下情感态度。

(1)自信负责 自信是指个人相信自己能够完成某项任务或达到某一目标,包括正确认识自己运用知识和经验的能力,相信个人能够分析判断及正确解决服务对象的问题。护士有责任为

服务对象提供符合护理专业实践标准的护理服务,对护理服务进行决策,并承担由此产生的各种护理责任。在护理措施无效时,也能本着负责的态度承认某项措施的无效性。

(2) 诚实公正　指运用评判性思维质疑和验证他人知识、观点时,也要用同样严格的标准来质疑和验证自己的知识、观点。客观正确评估自身观点与他人观点的不一致,而不是根据个人或群体的偏见做出判断。在对问题进行讨论时,护士应听取不同方面的意见,注意思考不同的观点,在拒绝或接受新观点前要努力全面解释新观点。当与服务对象的观点有冲突时,护士应重新审视自己的观点,确定如何才能达到对双方都有益的结果。

(3) 好奇执著　好奇可以激发护士对服务对象的情况进一步询问和调查,以获得护理决策所需要的信息。护士在护理实践工作中应具有好奇心,愿意进行调查研究,深入了解服务对象的情况,以做出正确的护理决策。在护理实践中,由于问题的复杂性,护士常需对其进行执著的思索和研究。这种执著的态度倾向使评判性思维者能坚持努力,在情况不明或结果未知,遇到挫折时也会尽可能地了解问题,尝试不同的护理方法,并努力寻求其他更多的资料,直到成功解决问题。

(4) 谦虚谨慎　评判性思维者认识到在护理实践过程中会产生新的证据,愿意承认自身知识和技能的局限性,希望收集更多信息,根据新知识、新信息谨慎思考自己的结论。

(5) 独立思考、有创造性　独立思考对护理临床发展非常重要。评判性思维要求个体能够独立思考,护士应该在全面考虑服务对象情况、阅读相关文献、与同事讨论并分享观点的基础上独立思考做出判断。评判性思维者在做出合理决策的过程中,也应该具有创造性。特定服务对象的问题常需要独特的解决方法,护士使用创造性的方式考虑服务对象的具体情况,能有效调动服务对象所在环境中的各种因素,促进服务对象健康相关问题的解决。

2. 层次　护理评判性思维的层次是影响临床问题有效解决的重要因素。护士个体处于评判性思维的不同层次时,对相同护理实践问题的解决方式、有效性可有很大差别。因此,护士应了解自己在评判性思维过程中所处的层次,促进自身评判性思维向更高的层次发展。护理评判性思维包括三个层次:基础层次、复杂层次和尽职层次。

(1) 基础层次:此层次的特点如下。

①这是个体推理能力发展的早期阶段,建立在一系列规则之上,是一种具体思维过程;②在此层次,思维者相信专家对每个问题都有正确答案,并坚信所有问题都只有一个答案;③处于此阶段思维的护士缺乏足够的评判性思维经验,只能按照规范要求,严格遵循操作步骤,不能灵活调整以满足患者。此期的护士应注意通过接受专家指导和自我学习,提高评判性思维能力,使其向更高层次发展。

(2) 复杂层次:此层次的特点如下。

①处于该层次的个体开始摆脱权威的牵制和影响;②开始独立地分析和检验选择方案,对问题会依据具体的情况而定,思维能力得到一定的提高,主动性增强,认识到问题可以有不同的解决方法,而且相信每种方法各有利弊;③在做出最终决策前会仔细对不同方法的利弊进行权衡,然后选择合适的解决方法。此期的护士应注意提升自己用不同的方法来创造性地解决同一问题的能力,让自己在面临复杂情况时,也能够脱离标准规程和政策束缚进行思考、分析,并提出解决问题的方法。

(3) 尽职层次:此层次的特点如下。

①护士开始在护理专业信念的指导下,以维护服务对象利益为基础,进行专业决策,并为此承担相应的责任;②有时护士能够按照专业知识和经验,在专业所允许的范围内,充分考虑后果后再做出选择延迟行动或不采取行动的决策。此期的护士不仅要注意对解决各种复杂临床问题的备选方案进行思考,还要根据方案的可行性来选择行为,并以专业要求的原则来执行方案。

3. 标准　护理评判性思维的标准包括智力标准和专业标准。明确护理评判性思维的标准能使护士的思维更可靠、有效,从而做出恰当的临床护理决策。

1) 智力标准　智力标准是指评判性思维应该具有的智力特点。护理评判性思维普遍适用的智力标准包括14项内容,即清晰、准确、详尽、正确、相关、可靠、一致、合理、深入、概括、完整、有意义、适当和公正。护士在对服务对象问题进行分析判断时,应运用以上标准进行临床护理决策。

2)专业标准 包括伦理标准、行业评价标准和岗位责任标准。

(1)伦理标准 护士以职业道德伦理标准作为行为指南,在护理实践中以关怀、人道及负责的方式面对服务对象。在护理评判性思维过程中应做到:①有意识地明确自己的信念和价值观,同时了解服务对象、家属、同事对临床具体问题的不同观点,在专业价值观及伦理要求指导下,做出公正、符合服务对象意愿并有利于服务对象健康的护理决策;②运用自主、公正、诚实、仁慈、保密、负责的伦理原则对临床护理决策进行指导;③用专业标准、伦理守则和权利法案来指导自己的伦理行为。

(2)行业评价标准 护士以相关临床机构和专业组织发展所设定的护理标准为基准进行评判性思维。日常护理工作评价标准有三类:①对有关临床现象的正确识别标准,如护士在评价服务对象头痛的症状时要考虑头痛的发作时间、持续时间、部位、严重程度、性质、诱发因素、缓解因素及其他伴随症状等评价标准;②对药物治疗过程中相关现象的正确识别标准,如护士在评价药物治疗的效果时,要运用症状和体征的改变、有无副作用及达到预期效果的程度等评价标准;③对服务对象健康教育效果进行有效识别的标准,如服务对象是否能够复述所学知识,正确实施所学技能,能否在家有效运用所学知识和技能等。

(3)岗位责任标准 岗位责任标准明确护士在提供护理服务中承担的责任和义务,此类标准主要来源于四个方面:国家的相关指导方针、护理实践中明确规定要达到的标准、专业学会制定的实践指南以及专业组织的实践标准。

知识链接

护理评判性思维的伦理标准原则

1. 自主原则 相信个体有权根据自己的价值观和信仰,在没有外来压力情况下获得足够信息,对所有解决问题的方法进行考虑、判断,进而做出法律范围内的恰当决策。
2. 公正原则 指护士应公正地对待所有的服务对象。
3. 诚实原则 指护士应告知服务对象真实的情况。
4. 仁慈原则 指护士在实践中要具有乐于尊重他人利益、避免伤害他人的意向。
5. 保密原则 指护士要服务对象对隐私保密的需要。
6. 负责原则 指护士愿意对自己的行为结果负责。

(三)评判性思维在护理工作中的应用

1. 评判性思维在护理教学中的应用

(1)启发学生积极思考:护理教学过程中,教师在注意发挥自身主导作用的同时,要充分明确学生在教育过程中的主体地位,给学生充分的自主权和选择权,使学生明确自己的学习需要,并参与到评价学习过程中。

(2)培养学生质疑能力:在课堂教学过程中创造平等、民主的师生关系,鼓励学生积极参与、思考、质疑、争论,敢于大胆提出自己的独立见解,从而创造有利于培养学生评判性思维的教学环境。

(3)将评判性思维理念融入教学过程:教师在授课过程中将评判性思维的教学融入到常规课程之中,在教授专科内容的同时教授思考策略,促进学生将所学的专科知识应用到专业实践。

2. 评判性思维在护理临床实践中的应用

(1)有利于临床护理决策:在护理临床实践中应用评判性思维,可以帮助护士对一个特定的服务对象或临床情境做出判断,也可以是对选择最好的干预措施等做出有效的临床护理决策,为

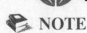

服务对象提供高质量的护理服务。

（2）提供科学思维方法：在临床工作中，护理程序为解决护理问题提供了科学方法，为护士的思维提供了结构框架，也确定了思维路线和方法。因此，要求护士除了学习护理专业知识外，还必须学习生物科学、社会科学以及人文科学知识以构建坚实的护理知识和技能基础。

（3）便于相互沟通和交流：在护理实践中，护士只有具备足够的知识储备，并能够根据评判性思维的路径和方式，和同行进行相互交流和讨论，才能对复杂的护理问题或临床情境做出正确地临床护理决策。

3. 评判性思维在护理管理中的应用 护理管理者的重要职责之一是进行各种决策，正确的决策是有效管理的重要保障。护理评判性思维应用于护理管理中，使护理管理者在决策过程中能够有效地对传统的管理思想、方法进行质疑，对各种复杂现象、事物与人群进行有效分析、判断，做出恰当决策。

4. 评判性思维在护理科研中的应用 护理科研本身就是对护理现象探索和研究的过程，需要对各种观点、方法、现象、常规等进行思考和质疑，并在此基础上进行调查或实验，以新的、充分的证据得出新观点、新方法、新模式。护理科研要求科研者能够有效运用护理评判性思维，进行质疑、假设、推理、求证。

二、培养逻辑思维能力，学会应用循证护理

（一）认识循证护理

1. 概念 循证护理（evidence based nursing，EBN），又称实证护理或以证据为基础的护理，是循证医学在护理专业中的应用。循证护理的基本含义是以有价值、可信的科学研究结果为依据，提出问题，寻找并运用证据，对服务对象实施最佳的护理。

其真实含义可进一步理解为"慎重、准确、明智地应用当前所获得的最好的研究依据，并根据护士的个人技能和临床经验，考虑服务对象的价值、愿望和实际情况，三者结合，制订出完整的护理方案。"

循证护理包括三个要素：可利用的最适宜的护理研究依据；护理人员的个人技能和临床经验；患者的实际情况、价值观和愿望。只有将这三个要素有机地结合起来，才能在护理实践中不断促进护理研究成果的转化、理论和实践的结合以及完善和建立"以患者为中心"的整体护理的思想和理念。

循证护理的核心思想是批判性地接受现有的专业知识，并将其转化为可应用于临床实践的证据，减少护理工作中的易变性，是从以经验为基础的传统护理向以科学为基础的有证可循的现代护理发展的过程。

2. 形成及发展 循证护理是随着循证医学的形成和发展而出现的。循证医学是20世纪70年代后期开始形成和发展的一门新兴学科。循证医学的形成和发展对医学研究，尤其是临床医学研究，以及医学教育、医学科研、卫生事业管理和医学信息研究产生了巨大影响。

在循证医学迅速发展的影响下，1998年《Evidence Based Nursing》（循证护理）杂志成立。互联网上出现了介绍EBN的网站和在线杂志，提供EBN研究新进展。我国香港中文大学于1999年开始出版循证护理的有关资料，传播循证思想，扩大循证护理影响。国内护理专家、主要护理期刊等都进行了积极的循证护理实践，并取得了相应的成就。

3. 意义

（1）提高了护理工作的效率：循证护理能提高护理工作质量以及卫生资源配置的有效性，从而适应我国经济文化迅速发展下公众医疗卫生健康服务需求增加与我国医疗卫生资源相对不足的矛盾。

（2）促进了护理科研成果在护理实践中的应用：我国护理事业虽然取得了长足进步，但护理研究的成果仍未得到广泛的应用。护士缺乏系统、集中而精简地获取科研成果的途径，医疗机构

课堂互动：

小组讨论，人人发言，通过以上知识的学习，请你举例说明：什么是评判性思维？你应如何提升自己的评判性思维能力？

也常为确保安全而限制某些护理科研成果的推广及应用。循证护理以自我反省、审查、同行认证的方式评价护理研究结果,因而能有效促进护理科研成果在护理实践中的应用。

(3)促进护理科研和论文水平的提高:根据循证护理学的一系列且能准确评价科研文献质量的标准,将达到标准的论文列入统计分析及推广应用的范畴,能有效促进我国护理科研和论文水平的提高。

(4)促进卫生事业的发展:从社会环境考虑,目前更多服务对象要求深入了解自身病情并参与医疗决策的制定。循证护理的实施有助于确保优质的医疗护理质量,促进我国卫生事业的发展。

(二)循证护理的实施程序

循证护理的实施程序包括三个方面内容,即提出循证护理问题,发现相关证据,确定证据正确可靠并能解决所提出的循证护理问题。

1. 明确需要解决的问题 护士应首先明确需要解决的问题,确定要解决的问题有助于护士明确需要寻找的证据,从而使循证目标明了,循证过程简捷,获得满意的结果。

1)常见的循证护理问题

(1)一般性问题:包括涉及服务对象所患疾病的一般性知识问题,如性别、年龄等,涉及服务对象疾病的基本问题,如具体服务对象的护理问题、临床表现等。

(2)特殊临床护理问题:护士在充分掌握了服务对象的相关资料之后,通过临床护理分析,从专业角度所找到的问题。在构建具体的循证护理问题时,可采用 PICO 格式:

P——特定的人群(population/participants);

I——干预(internation/exposure);

C——对照组或者另一种可用于比较的干预措施(comparator/control);

O——结局(outcome)。

(3)服务对象所关心的问题:根据服务对象的具体情况,提出临床护理需要解决的关键问题。如不同年龄阶段的乳腺癌妇女,其关心的治疗结果可能会有差异,70岁以上的妇女最关心癌症治愈和转移的可能性;小于50岁的妇女更关注治疗对其性功能的影响;有阳性家族史的妇女最关心该病是否具有遗传性。

(4)护理实践科研问题:护理实践是护理科研选题的丰富源泉,护理诊断和干预手段往往有待于进一步科学评价。从护理实践需要出发提出问题,用可靠的方法进行研究,以得到相应证据解决循证护理问题,再用于指导他人的护理临床实践。

2)确定循证护理问题时需要考虑的因素

(1)自己目前承担的主要任务:如目前承担的是临床工作、管理工作,还是教育工作。

(2)在职责范围内,直接影响工作效率的因素。

(3)在这些影响因素中,最基本、急于解决的因素。

3)确定循证护理问题时应具备的条件 这些方面的条件对于寻找循证护理问题非常重要,任何条件的缺陷均不利于循证护理问题的正确提出。

(1)对服务对象有高度的责任心,以服务对象为中心考虑问题,在与其交谈和进行观察过程中寻找需要解决的循证护理问题。

(2)掌握丰富的医学基础知识和临床护理知识。

(3)具有一定的人文科学及社会、心理学知识。

(4)具有扎实的护理基本技能,包括与服务对象有效地沟通、正确全面采集病史的技能等。

(5)综合分析及评判性思维能力。

2. 收集信息并列出证据 根据上述循证护理问题,通过查阅文献、网上检索等方式收集所需要的信息资料,列出相关证据,查找证据全文。

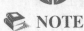

3. 分析评价证据

（1）找出证据：护士使用评判性思维的方法阅读证据全文，按照不同的价值区别，对所提出的证据进行评判，找出需要的证据。

（2）评价分类：在评价过程中可对资料进行分类，以缩小评价范围，筛选密切相关的资料证据。

（3）分析证据：对于证据的评价应涵盖以下内容。①实验是否与标准实验进行比较；②是否每个被测者都做参考实验进行评价；③所研究服务对象样本是否包括临床实验中将要使用该诊断实验的各种服务对象；④诊断实验的精确性。

4. 使用最有效的证据　将收集到的最有效证据用于实践，改进工作、提高个人的实践水平和研究能力。此过程也是临床护士开展科学研究的过程。在使用有效证据时，应结合临床的具体环境、条件、文化背景及服务对象的个体差异等。

5. 评价应用证据后的效果　评价应用证据后的效果时，要选择客观、合适的方法，并确保将评价结果反馈到护理过程。根据临床具体情况，可选用外单位评价、本单位评价、自我评价等不同方法。

（三）循证护理证据的来源及分级

1. 证据含义　证据是指用以证实或推翻某一推论的事实。可靠的证据必须具备三个条件，即具有普遍意义、可通过公共途径获得、所依赖的理论依据被同行广泛认可。循证护理必须以可靠的证据作为依托，才能获得理想的实施效果。

2. 证据来源　包括系统评价、实践指南和概述性循证资源等方面。

1）系统评价

（1）系统评价的基本概念

① 系统评价是针对某一具体临床护理问题，系统全面地检索文献、按照科学标准筛选出合格的研究，通过统计学处理和综合分析，得出可靠的结论，用于指导护理实践。

② 荟萃分析引入护理领域，为系统评价奠定了基础，也克服了传统护理综述文献缺乏明确目的、缺乏对资料的鉴定方法、较少采用定量综合方法的缺点。

③ 系统评价能提供一致的护理效果评价证据，研究结果能够适用于不同的人群、背景，减少了偏倚和错误的程度。

（2）系统评价的主要特点

① 有清楚阐明的评价标题和目的。

② 有以评价研究为目的的全面的检索策略，从而最大限度地纳入发表和未发表的相关研究。

③ 有明确和合理的任何研究纳入和排除标准。

④ 有所有被检索研究报告的综合一览表。

⑤ 有被纳入的每一研究特点和方法学的质量分析。

⑥ 有被排除的每一研究的综合一览表及其排除理由。

⑦ 可能有用荟萃分析来处理的研究结果。

⑧ 可能有对合成的资料进行的敏感性的分析。

⑨ 有对系统评价质量的评价。

（3）系统评价的作用

① 增大样本含量，减少各种偏倚和随机误差，从而增强了检验效能，得出更为科学可靠的结论。

② 作为临床治疗护理决策的依据，循证专家认为，高质量的系统评价结果与高质量的大样本临床随机对照试验一样，可被列入质量最高的证据系列，故常作为护理实践最重要的证据基础，供护理决策。

③ 作为实践循证护理的重要工具，循证护理的特征就是在确定护理实践时不仅注重经验，更

遵循科学证据。

④ 由于系统评价被认为是最佳级别的证据,故对系统评价的研究和发展成为循证护理中最重要的工作内容,所产生的系统评价结论又成为护士实践循证护理的重要工具。

⑤ 节省时间,系统评价是对现有的所有相关研究结果通过合成、二次分析后产生的综合性结论。

⑥ 应用系统评价,可免去护士花太多时间去搜索和分析评价复杂繁多的原始研究信息,从而为护士节省宝贵的时间。

2) 实践指南

(1) 实践指南 实践指南是以系统评价为依据,经专家讨论后由专业学会制定,具有权威性和实践指导意义。

(2) 好的指南 一个好的指南应该具有两个主要成分:①证据的综合及概括,以得出一种干预措施对典型案例平均效果的证据;②对如何将这一证据应用于具体服务对象提出详细的推荐意见。

(3) 指南数据库

① 国立指南数据库(National Guideline Clearinghouse,NGC)由美国卫生健康研究与质量机构、美国医学会、美国卫生健康计划会联合制作。

② 指南数据库(Guidelines)由英国牛津医学科学研究院制作。这两个循证指南数据库,均拥有很高可信度的循证证据,在实践中有较高的使用价值。

③ 在护理实践中应用指南时,应首先明确指南只是为了处理实践问题制定的参考性文件,不是法规,应避免不分具体情况强制、盲目且教条地照搬照用。

④ 考虑到指南是针对多数情况提供的普遍性指导原则,因此并不一定包括或解决具体服务对象所有复杂、特殊的护理实践问题。

3) 概述性循证资源 由专家评估撰写而成,包括问题性质、证据来源、评估标准、评估结果。护理专业人员用于收集、整理和评估原始研究论文的实践和精力有限,可考虑有效使用概述性循证资源。

综上所述,系统评价、实践指南及概述性循证资源均属于最佳证据资源,护士收集信息并列出证据时首先应考虑这些资源。如果不能检索到相关文献,护士可以进入综合性生物医学文献数据库进行检索。

3. 证据分级 循证护理中,研究者通常将研究证据按其科学性和可靠程度分为以下5级,从Ⅰ级到Ⅴ级论证强度逐渐减弱。

Ⅰ级:强有力的证据,来自于设计严谨的随机对照试验(random control test,RCT)的系统评价。从至少一项设计良好的大样本随机临床试验(RCTs)或多个随机临床试验的系统评价(包括荟萃分析)中获取的证据。从至少一项"全或无"的高质量队列研究中获取的数据,且必须满足下列要求:用传统方法干预,全部服务对象死亡或治疗失败,而用新的干预后有部分服务对象存活或治愈;用传统方法使许多服务对象死亡或治疗失败,而用新疗法无一死亡或失败病例。

Ⅱ级:强有力的证据,来自于适当样本量的合理设计的RCT。如从一项中等规模RCT或由中等数量服务对象参与的小规模荟萃分析提供的证据,或从一项RCT提供的证据。也可以高质量非随机分组观察治疗结果。

Ⅲ级:来源于一些设计良好但非随机的研究,或某组前后对照实验。证据来源于非随机但设计严谨的试验。有缺点的临床实验或分析性观察性研究。

Ⅳ级:证据来自于多中心或研究小组设计的非实验性研究。系列病例分析和质量较差的病例对照研究。

Ⅴ级:专家个人意见、个例报告。

知识链接

"循证护理"与"以科研为基础的护理"

循证护理与以科研为基础的护理均建立在科研基础上,但两者并不等同。在外延上,循证护理是以科研为基础的护理。循证护理所提供的证据是科研结果、专家经验以及患者意见的综合体,而以科研为基础的护理强调对科研结果的应用。在系统性上,循证护理建立在对某一专题的系统综述基础上,由专题小组协作完成,系统、全面地对相关研究进行客观评价及鉴定,较以科研为基础的护理系统性更强。此外,循证护理针对护理实践的整个过程,注重连续性、动态性及终末质量评审,并且能相对节约卫生资源和经费,具有较强的实用性。如对某项具有Ⅰ类、Ⅱ类实证的专题,则可不重复进行科研,直接整理和评价其结果,推广至实践中。

附:循证护理实施实例分析

实例 1:乳腺癌Ⅲ期术后循证护理 1 例

1. 病例简介 患者,女,49 岁。左乳腺癌Ⅲ期术后 1 年,给予放疗、化疗,化疗应用 TP 方案(紫杉醇+顺铂),共 6 个周期,同时给予卡培他滨加多西他赛联合治疗。卡培他滨:3000 mg/d,分 2 次服用,连服 2 周,停 1 周,21 天为 1 个周期。多西他赛:100 mg/d,第 1、8 天分别加入 0.9%氯化钠注射液中静脉滴注,21 天为 1 个周期。该患者于第四周期后出现手及足掌红肿、皲裂、脱皮,肢端麻木伴疼痛,手及趾甲下肿胀伴浆液渗出。护理诊断:重度(Ⅲ度)手足综合征。

2. 提出问题 发生严重的手足综合征会给患者带来不适和痛苦,严重影响其日常生活。目前手足综合征发生机制尚不清楚,国内外均无标准的防治手段,常采用的方法为药物的停用或减量。根据患者目前的临床状况,提出需要解决的问题:

(1) 是否需要停药或调整药物剂量?停药或调整药物剂量是否会影响到整个方案的治疗效果?

(2) 减轻患者的症状,改善其生存质量的方法有哪些?是否能应用于该患者?

(3) 是否有新的治疗及护理手段?

3. 证据检索及结果 针对以上问题,首选查询高质量系统评价(如 Cochrane 图书馆),若缺乏以上证据则检测 Medline 和中国生物医学文献数据库(CBM)中的原始研究资料。

(1) 证据质量评价:卡培他滨引起的Ⅲ度手足综合征在临床上极其少见,所获文献中没有系统评价及随机对照试验(RCT),通过阅读文题及摘要筛选初检文献,最终纳入 1 篇前瞻性非随机非对照试验,1 篇回顾性分析,4 篇综述,8 篇病案报道。故本病例在缺乏高级别证据的情况下,采用Ⅳ级证据。

(2) 评价结果:根据癌症研究所制订的常见毒性分级标准,将手足综合征分为Ⅰ~Ⅳ度。

Ⅰ度:手和/或足的麻木、感觉迟钝、感觉异常、麻刺感、无痛性肿胀或红斑,不影响正常活动。

Ⅱ度:手和/或足的疼痛性红斑和肿胀,影响日常生活。

Ⅲ度:手和/或足湿性脱屑、溃疡、水疱或严重的疼痛,不能工作或进行日常活动。

Ⅳ度:脱皮、脱指甲,疼痛剧烈。

如发生Ⅲ度以上的毒性反应,可以中断卡培他滨的治疗,直至恢复到Ⅰ度以下,但必须以原卡培他滨剂量的 75%继续以后的疗程,不应再增加剂量。

4. 制订计划应思考的问题

(1) 是否需停药或调整药物剂量?停药或减量是否会影响到整个方案的治疗效果:Lassere 等在 2004 年一篇综述中指出,卡培他滨剂量中断和减少通常导致一个快速反转的迹象和症状,而不会带来长期的不良后果。Gressett 在 2006 年的一篇综述中认为:在缺乏高质量随机对照试验的情况下,对于卡培他滨引起的Ⅲ度手足综合征的治疗,最主要也是唯一的措施就是调整药物剂量或停药,而辅助的护理手段则可以减轻疼痛和不适以及预防感染。Marse 等在其综述中同样指出:暂时中断或修改剂量将最有可能解决卡培他滨导致的副作用,而不会降低药物的整体效能,护士在教育以及指导患者如何识别手足综合征以及指导其何时中断或调整剂量中起关键作用。所获国内外病例报告均得出类似的结论。

(2) 减轻患者的症状,改善其生存质量的方法有哪些:从所获文献中可以看出,出现Ⅲ度手足综合征的患者,掌趾出现红斑,感觉迟钝,双手、双足出现色素沉着,进而肢端感觉麻木、肿胀伴疼痛,有些局部出现水疱,双足有渗出液,指(或趾)角化过度,表面有皲裂,脱屑。这些症状严重影响患者的日常生活,尤其是疼痛给患者的生存质量带来严重的影响。国内的病例报告(共观察了4 例患者,4 例均缓解至Ⅰ度以下)总结出以下经验:①给予呋喃西林泡手、泡脚。②口服维生素 E,50 mg,3 次/天;大剂量的维生素 B_6,100 mg,3 次/天。③同时给予高维生素饮食。④手足皮肤适当擦护肤霜可以减轻局部症状。⑤手足应注意保暖,防止接触冷空气、冷水,可用温水洗手、足。⑥脚应该穿宽松布鞋,并可适当抬高下肢。⑦护士应负责教导患者如何正确使用药物,以及识别严重的不良反应,但缺乏控制疼痛的良好方法。Lassere 等在综述中总结出:局部使用尼古丁贴片,全身和局部使用类固醇,口服维生素 E、维生素 B_6 以及环氧合酶-2 抑制剂,可以有效控制局部疼痛,并能使皮肤角化减轻。

(3) 是否有新的治疗及护理手段:最近一项报告显示,中东有一种传统的植物——指甲花(Henna),被推荐用于手足综合征的患者手脚,不需要停药或调整药物剂量。在该研究中,纳入 6 例Ⅲ度和 4 例Ⅱ度手足综合征的患者,均使用 Henna。在 6 例Ⅲ度手足综合征的患者中,有 4 例完全缓解,两例减轻至Ⅰ度;而 4 例Ⅱ度手足综合征的患者,4 例均完全缓解;与此同时,Henna 同时能起到消炎、解热和镇痛作用。另一个新的研究表明,局部的混合中草药治疗是一种新的和有前途的替代治疗,同样也不需要剂量的调整和中断,在该研究中,纳入 7 例Ⅲ度手足综合征的患者和 4 例Ⅱ度手足综合征的患者。7 例Ⅲ度手足综合征的患者中,有 5 例完全缓解;4 例Ⅱ度手足综合征的患者中,4 例均完全缓解。国内用中药(主要有赤芍、牡丹皮、防风、蝉蜕等)内服外洗治疗卡培他滨所致 5 例Ⅲ度手足综合征的患者,1 例症状完全缓解,4 例症状缓解至Ⅰ度。

(4) 经济学评价如何:没有任何研究关注某一措施的成本。药物的中断或剂量的减少显然不会给患者带来经济负担,而辅助的治疗中,尼古丁贴片、类固醇、维生素 E、维生素 B_6、环氧合酶-2 抑制剂以及中草药均是常用药物,不会给患者带来较大的经济负担。

(5) 怎样应用证据:根据现有的证据,向患者介绍并讨论相关内容如下。①目前针对Ⅲ度手足综合征国内外均无标准的治疗手段。②常用的处理方法为减少药物剂量或停药,同时予以支持治疗和护理,此种方法不会改变药物的整体效果,被大多数人所认可。③新的观点认为:不用调整药物剂量,而使用指甲花或中草药合剂,此两种方法分别用于 10 例和 11 例患者,效果显著。患者和家属经慎重考虑后同意停药并予以支持治疗:局部使用尼古丁贴片,渗出部位用 0.9%氯化钠注射液外洗后外涂地塞米松软膏;口服维生素 E,50 mg,3 次/天;维生素 B_6,100 mg,3 次/天,环氧合酶-2 抑制剂,7.5 mg,1 次/天;同时给予高维生素饮食;指导患者手足避免刺激性药物的刺激,不搔抓干燥的皮肤,应注意保暖,防止接触冷空气、冷水,可以用温水洗手、足;脚穿宽松布鞋,适当抬高下肢。评价患者经过停药及支持治疗和护理后,渗出部位在两周内结痂,疼痛及肿胀消退,皲裂及脱皮消失,部分皮肤有色素沉着,新生皮肤完好。之后以原卡培他滨剂量的 75%继续第五周的治疗,同时向患者及家属交代怎样预防手足综合征,以及怎样识别Ⅰ期手足综合征。患者和家属均很满意。

实例2:老年股骨骨折循证护理 1 例

1. 病例简介 患者,女,82 岁。前天在家中摔倒,虽摔得不重,但左髋部粗隆骨折。经急诊科收入创伤病房。患者健康状况处于同龄老年人的中等。既往曾患高血压,3 年前曾发生 1 次心肌梗死,8 年前腕关节骨折 1 次。其丈夫已故,独自一人住在有看护的公寓。

2. 提出问题 应确定在多大程度上对她进行循证护理?利用循证护理的方法来决定她的最佳干预方案。同时决定通过办公室的计算机,用不超过 4 h 的时间来获取证据。

3. 证据检索及结果 使用 Medline、Cochrane Library、Best Evidence 以及相关网站进行检索。如不特别说明,使用的检索词是"hip fracture"。查看已发表的 Cochrane 综述和准备纳入综述的一些初步研究结果。初步检索 Medline,发现在过去 3 年中有 48 项相关的随机对照研究。确定检索的时间范围后,把检索目标限定为随机对照研究的系统性文献综述。如果这些综述不能解答相关问题,就参考单独的综述和临床指南。

(1) 初步处置:在急诊科,应将患肢置于舒适的位置,不使用牵引。如需要,镇痛及局部神经阻滞可作为常规止痛药的补充。由于对老年髋部骨折初步处置的其他方面尚无科学研究,所以遵循老年髋部骨折指南进行处理。这些处理包括对患者的病情、社会地位、精神状况和活动能力进行评估,也包括受压皮肤的护理和水、电解质平衡失调的纠正。

(2) 是否应该做手术:相关的 Cochrane 综述研究了回答此问题的 4 项随机对照试验,得出的结论是尽管这两种方法的死亡率没有大的差别,但手术能提高患者的康复效果。根据这个结论,手术有一定道理,患者也同意手术。

(3) 预防性抗凝治疗:对应用预防性抗凝治疗已有 50 多项随机对照试验。经过比较,选择皮下注射肝素。

(4) 何时进行手术:Cochrane Library 中没有关于手术时机的综述和随机对照试验。用"髋部骨折和时间"作为检索词检索 Medline,确认过去 8 年发表的 9 篇文章,没有一篇是随机对照研究的。但是所有检索到的对照研究和综述都认为手术应在入院 48 h 内完成,最好在 24 h 内。于是安排患者在入院的第二天上午进行手术。围术期要使用抗生素,选用了脊椎麻醉,因其优于全身麻醉。

(5) 使用何内置物:治疗该骨折可以使用多种内置物。在此方面已有个案例报道和对照研究发表。检索有关内置物的随机对照研究,对这些研究的一项汇总分析清楚地表明滑动髋部螺钉是最好的内置物。几乎没有随机对照研究讨论这种内置物的手术技术,考虑到医护人员的经验,应选择有丰富手术经验的医院进行手术。

(6) 术后护理和康复:①早日出院并接受家庭病房的社区护理有益于患者康复。由于没有任何研究提出不同意见,因此允许患肢早期活动和负重锻炼。②术后护理的其他方面包括吸氧、营养支持、止痛、监测水钠平衡和受压皮肤的护理。③预防以后的骨折,本例患者尽管两次都摔得不重,但都发生了骨折。多学科协作小组对患者的评估中还包括了易摔程度的测评。④对其家庭进行环境危险因素的评估。⑤对在家中生活并有过一次髋部骨折的患者,护髋器没有保护作用。⑥补充钙和维生素 D 能减少再次骨折的发生,但作为常规用药还有争议。告诉患者:如补充钙和维生素 D,可相应减少发生骨折的危险性。

4. 结果评价 患者手术后顺利康复,9 天后出院回家,接受社区的家庭病床护理。患者及家属均满意。

三、培养临床护理决策能力,善于解决临床护理问题

(一) 认识临床护理决策

1. 概念

(1) 决策:决策是对不确定的问题,通过一些定量分析方法,从众多备择方案中选定最优方案的过程。决策的基本含义有两层:一是备选方案多样,二是通过消除不确定性状态。可见,决策既是行为过程,又是思维过程,决策活动是人类的基本活动之一。

(2) 临床护理决策:作为管理学与护理学结合的产物,临床护理决策于 20 世纪 70 年代开始在护理文献中出现,探讨普通决策、临床护理决策过程、决策与护理程序的关系、决策能力发展等相关问题。

对于临床护理决策的定义,目前尚无统一认识。临床护理决策过程要求护士进行周密的推理,以便根据服务对象情况和首优问题选择最佳方案。临床护理决策的根本目的在于,护士在任

何时候做出的临床护理决策都能促进或保持服务对象的健康,满足服务对象的需要。

Roche 认为,临床护理决策是由一个护士结合理论知识和实践经验对服务对象的护理做出判断的复杂过程,是对服务对象病情的资料及意义来源的评估,以及对于服务对象应采取的护理行为的判断。

目前较为统一的观点是临床护理决策是指在临床护理实践过程中,护士对面临的现象或问题,从所拟定的若干个可供选择的方案中做出决断并付诸实施的过程。也就是护士做出关于服务对象护理的专业决策的复杂过程,这种专业决策可以针对服务对象个体,也可以针对服务对象群体。

2. 类型 常见的临床护理决策分为以下几种类型。

(1) 确定型临床护理决策:确定型临床护理决策是指在事件的结局已经完全确定的情况下护士所做出的决策。在此情况下,护士只需通过分析各种方案的最终得失,做出选择。

(2) 风险型临床护理决策:风险型临床护理决策是指在事件发生的结局尚不能确定,但其概率可以评估的情况下做出的临床护理决策。风险型临床护理决策有三个基本条件:①存在两种以上的结局。②可以估计自然状态下事件的概率。③可以计算不同结局的收益和损失。

(3) 不确定型临床护理决策:不确定型临床护理决策是指在事件发生的结局不能肯定,相关事件的概率也不能确定的情况下护士所做出的决策。该种类型的决策依赖于决策者的临床经验和主观判断。

3. 模式 决策模式与一定的医学模式相适应,医学模式的转变也带来了决策模式的转变。根据护士与服务对象在临床护理决策中的角色定位不同,将临床护理决策分为以下三种。

(1) 服务对象决策模式:服务对象决策模式是指由护士提供各种方案的优点和风险等相关信息,服务对象根据自身的经验以及理解独立做出选择。

(2) 护士决策模式:护士决策模式是指由护士为主导,护士单独或与其他医务人员一起考虑收益和风险进而替服务对象做出选择,告知服务对象的信息量由护士决定。在护士决策模式中,服务对象不参与决策过程。该模式决策的前提是护士知道哪种方案对服务对象最为合适。

(3) 共同决策模式:共同决策模式是指护士向服务对象提供各种相关信息,服务对象提供自身病情和生活方式以及自己的价值取向等,然后双方对相关的备择方案进行讨论,并结合实际情况(如社会、家庭、医院现实条件等因素)做出最优的选择。在共同决策模式的过程中,护士与服务对象之间是一种协作关系,护士还承担教育服务对象的任务,在决策进行的过程中护士首先需要客观地向服务对象解释,使服务对象具有参与决策的基本知识和思想基础。

(二)临床护理决策的步骤

护士在临床护理决策过程中,为了达到最佳决策的目的,应根据临床护理决策的步骤,正确分析服务对象的具体情况,预测护理临床问题的发展趋势,充分搜集相关信息,缜密进行逻辑推理,以做出满意决策。

1. 明确问题 明确问题是合理决策、正确解决问题的前提。

(1) 收集信息,全面思考:在进行临床护理决策时,护士密切观察病情、有效地和服务对象沟通、广泛地运用相关资源获得足够的信息,进而明确服务对象所面临的问题。护士在确定服务对象问题时,可从问题发生的时间、地点、发生情况、处理方法以及采取该处理的依据等方面进行考虑。

(2) 评判分析,敢于质疑:确定问题的过程中,护士要对服务对象的问题进行评判性分析,将服务对象的一系列问题放在具体临床情境中,以鉴别主要的信息和观点存在的合理性和正确性,并明确服务对象的核心问题,可能存在的潜在假设,支持问题证据的有效性,如证据是否带有情感性或偏见,证据是否充足等。

(3) 科学思维,客观具体:护士在确定服务对象问题时,可以使用归纳推理或演绎推理等基本的逻辑思维方法。这两种认知技能有助于护士在临床护理实践中有效判断分析复杂问题。归纳是指从一系列的事实或科学观察中概括出一般规律。例如,当护士观察到服务对象面色苍白、血管充盈度差、脉搏细速、血压降低到 80/50 mmHg 之下时,可以归纳服务对象出现了休克。与之相反,演绎法是从一般引出个别,护士可以应用一般性的变化或问题,对服务对象的具体情况进行分类,并引出服务对象的具体问题。

2. 陈述目标　在临床护理决策时,问题一旦确定后,就应陈述通过整个决策工作所要达到的解决目标。此时护士应该明确为了达到目标,进行决策时要充分考虑达到目标的具体评价标准。决策者根据具体临床情境对决策目标的重要性进行排序,确定优先等级,首先注重最重要的目标以获得主要的结果。

3. 选择方案　护士进行临床护理决策,选择最佳方案之前,应该充分收集信息及有用证据,寻找各种可能的解决方案并对这些方案进行正确评估。

（1）寻找备择方案:护士根据决策目标,运用评判性思维寻求所有可能的方案作为备择方案。在护理临床实践过程中,这些备择方案可来自护理干预或服务对象护理策略等。

（2）评估备择方案:护士对各种备择方案根据客观原则进行评估分析,在此过程中,护士应注意调动服务对象的积极性,与服务对象充分合作,权衡备择方案,共同选择、检验、评价各种方案。此外,还应对每一种备择方案可能产生的积极或消极作用进行预测。

（3）做出选择:对各种备择方案评估后,采用一定的方法选择最佳方案。如可采用列表法,将备择方案进行排列做出选择。

4. 实施方案　在实施方案阶段,护士需要根据解决问题的最佳方案制订相应的详细计划来执行该决策。在此过程中护士应注意到制订相应的计划预防、减小或克服在实施方案过程中可能出现的问题。

5. 评价和反馈　在方案实施过程中或实施后,护士对所运行的策略进行评价,对策略积极或消极的结果进行检验,确定其效果及达到预期目标的程度。

当临床护理决策的对象是群体时,护士应注意确定每个个体的问题,比较不同个体的情况,确定对群体最要紧的问题,预测解决首优问题需要的时间,确定如何在同一时间解决更多的问题,并考虑使该群体成为决策者参与到临床护理决策当中来。

（三）临床护理决策的影响因素

护理临床实践的复杂性和特殊性会增加临床护理决策的难度。临床护理决策的影响因素主要来自三个方面:个体因素、环境因素和情境因素。

1. 个体因素　护士在临床护理决策中,需要运用感知和评价来进行决策。护士的价值观、知识、经验及个人特征决定了护士在临床护理决策中感知和思维方式不同,因而可能对服务对象问题做出不同的决策。

（1）价值观:决策过程是基于价值观的判断。在决策过程中,备择方案的产生及最终方案的选定都受个人价值观体系的影响和限制。如护士在收集和处理信息,以及对信息重要价值的判断都受自身价值观的影响。护士的在临床实践中应该清楚地认识到个人的价值观和信念会影响临床护理决策的客观性。在临床实践中,护士应注意避免根据自己的喜好和风险倾向进行护理决策。

（2）知识与经验:护士在临床实践决策中,对护理问题的评判性思维和临床护理决策能力受自身知识深度和广度的影响。护士必须具有基础科学、人文科学和护理学的知识以便做出合理的临床护理决策。在每次决策过程中,护士都会受到既往经验的影响,包括所接受的教育和先前的决策经验。个体决策经验丰富有助于提出备择方案。护士的经验可以帮助她们进行有效的临床护理决策,当既往经验与当前情况存在差异,而护士却仍然按照自己以往的经验处理问题时,就会阻碍护理临床的正确决策。

（3）个性特征:护士的个性特征如自信、独立、公正等都会影响临床护理决策过程。自信独立的护士通常能够运用正确的方法做出正确决策。但过于自信独立的护士容易忽视在临床护理决策过程中与他人的合作,因而可对临床护理决策产生不利影响。

2. 环境因素 护士在临床护理决策过程中会受到周围环境的影响。这些环境因素可分为两类:物理环境因素和社会环境因素。物理环境因素包括病房设置、气候等;社会环境因素包括机构政策(如护理专业规范)、人际关系、可利用资源等。护理人际关系的维护可以影响护士临床护理决策,如护士在药物治疗中进行评判性思维时,对具体药物的知识可以通过向药师请教、查阅药物手册等方法,增加其决策的有效性。

3. 情境因素

(1) 与护士本人有关的情境因素:护士在决策过程中自身所处的状态,对相关信息的把握程度会影响临床护理决策。一定程度的应激及由此而产生的心理反应能促进个体积极准备,做出恰当的临床护理决策。但是过度的焦虑、应激等会降低个人的思维能力并阻碍决策过程。护士在身体疲惫,注意力难以集中的情况下进行决策,将影响决策的正确性。护士应对所处情境中的信息进行深入了解,在临床护理决策中,不受他人影响而自主决策。

(2) 与决策本身有关的因素:临床护理决策过程涉及服务对象的症状、体征和行为反应,护理干预及决策周围的物理和环境特征等因素。各种资料和信息之间可能还存在相互干扰,这些因素的数量、因素本身具有的不确定性、因素的变化或因素之间的冲突都决定了决策本身的复杂程度。护理决策的复杂程度越高,决策的难度越大。

(3) 决策时间的限制:护理工作的性质决定了护士必须快速地进行决策。决策时间的限制促使护士在规定的期限内完成任务。但时间限制太紧,容易使护士在匆忙之中做出不满意的决策。

(四) 发展临床护理决策能力的策略

在复杂的临床环境中,对服务对象做出合理的临床护理决策是护士的重要临床功能之一。在此过程中,除了应用护理程序等基础的护理框架外,护士评判性思维能力的培养也具有重要意义。促进护士临床护理决策能力的发展,需注意培养护士评判性思维能力,同时要帮助护士掌握临床护理决策的各种相关技巧和方法。

1. 发展评判性思维能力

1) 发展护理评判性思维能力的条件

(1) 创造评判性思维氛围 护士评判性思维需要自由、民主、开放的氛围,在此环境下护士可以自由表达观点、疑问、肯定或否定的判断并向权威挑战。创造支持评判性思维的环境对发展专业护士的评判性思维能力至关重要。护士要积极创造鼓励不同意见和公正检验不同意见的环境,鼓励护士在做出结论前检验证据,避免盲目服从群体意愿的倾向。

(2) 培养评判性思维的情感态度 个体在进行评判性思维活动时,应具备积极的情感和态度。因此,在培养个体评判性思维能力之前,应该加强个人情感态度的培养,发展个体勤奋、探索、公正等个性特征。护士要经常反思自己是否具备评判性思维的态度,如好奇、公正、谦虚、执著等。对已经具备及需要培养的评判性思维的情感态度进行经常性评估。如为了培养公正的态度,可以有意收集与自身观点对立的信息,以提供理解他人观点的实践机会。

(3) 提高护理教师的评判性思维能力 护理教师评判性思维能力的水平会直接影响学习者评判性思维能力的培养。在培养学习者评判性思维过程中,教师的行为具有很强的示范性,教师本身具有很强的评判性思维能力,能够在训练过程中影响学习者用质疑的态度、评判性思维的技巧和方法进行学习和实践。

2) 发展护理评判性思维能力的方法

(1) 实践反思法

① 实践反思法是在临床见习或实习期间培养护生评判性思维的方法,也是用于培养低年资护理管理人员的评判性思维能力,是一种学习者在护理临床实践之后,对自己的实践过程进行反思,并加以记录的方法。

② 实践反思法要求带教者有较强的带教意识,明确评判性思维能力在护理实践中的重要性,

鼓励学习者积极探究和质疑。

③ 实践反思法的内容包括：服务对象的健康问题，问题的依据；临床情况与教学和学习者想象中的情况有无不同，如何评价；在临床实践中学习者观察到的行为和态度，这些行为和态度的合理性；与服务对象沟通的方法、技巧、效果；运用所学知识解决的临床问题；实践者的情感和态度发生的变化；在实践中产生的新观点或疑问等。

④ 通过自我反思，使学习者对自己的思维过程进行质疑，同时带教者也可以通过记录了解学生思维中存在的问题，进行针对性教学。如定期组织科室或学习组讨论会，交流在实践中的收获与体会，重点讨论遇到的疑问、看法等。

⑤ 带教者应重点关注学习者分析、推理、判断以及得出结论的思维过程，思维能力的发展情况，并及时反馈给学习者。

(2) 归纳性思维的教育模式教学法

① Hilda Taba 于 20 世纪 60 年代创建了归纳性思维的教育模式，亦称 Taba 教学法。Taba 认为，学习者只有在学习资料后才能进行归纳和综合。

② Taba 教学法建立在"护理程序"的基础上，借助不同的临床情况，通过学习者积极的思维活动，培养学生观察、比较、分析、综合、推理、假设、论证的能力。

③ 归纳性思维教育模式包括 3 个阶段：第一阶段是学习者对多种事物进行观察，并进行分类；第二阶段是教师通过技巧性的提问引导学习者进入分析推理的思维过程，分析原因、并进行临床推理；第三阶段是学习者报告结果。

④ Taba 教学法要求教师有较强的评判性思维能力，善于通过选择病例、启发式提问引导学生进行评判性思维的练习。

(3) 苏格拉底询问法　也称苏格拉底问答法，通过询问与评判性思维相关的问题，并对问题进行思考和回答来提高个体的评判性思维能力。其询问主要针对问题、假设、观点、证据或原因及结果进行询问，见表 3-2-1。

表 3-2-1　苏格拉底询问法的主要问题

针对"问题"	问题是否清楚、可理解，是否被正确识别？
	该问题重要吗？
	该问题还能细化吗？
	怎样才能说明该问题？
针对"假设"	你设想……这样的吗？
	你能用其他设想替代吗？为什么？
	这种假设总有效吗？
针对"观点"	你似乎采用了……的观点，为什么？
	不同意你的观点的人可能会说些什么？
	你能用别的方法看该问题吗？
针对"证据"和"原因"	你有什么样的证据？
	有理由怀疑这些证据吗？
	你如何知道的？
	你的思想发生了什么改变？
针对"结果"	会产生什么样的效果？
	发生的可能性有多少？
	可替代的方法是什么？
	可能涉及的结果是什么？

(4) 采用促进评判性思维的九个问题

① 期望达到的主要结果是什么？护士清晰地描述期望在临床实践中观察的主要结果，使其思维目标明确。期望达到的主要结果即在护理计划终止后，期望观察到的有益结果。预期结果可来自标准护理计划或由护士提出。

② 为达到主要结果，应提出哪些问题？为达到主要结果，护士需要提出一些相关问题，采取必要的行动去预防、控制或解决问题。回答这些问题将有助于护士确定优先顺序。在临床实践过程中，护士要面对许多现存的和潜在的健康问题，需要对这些问题进一步进行精简，把迫切需要解决的问题提出来。

③ 在什么样的环境下？问题发生的时间、地点、发生、发展情况，服务对象的文化背景如何等相关资料不同，评判性思维的方法也各不相同。

④ 需要哪些知识？具备相应的知识基础是进行评判性思维的必备条件。例如，如果护士不知道正常血压及血压下降常见于哪些疾病，当遇到血压降低的服务对象时，就很难正确处理。临床护理决策中常需要3个方面的知识：与特定问题相关的知识，如健康问题的临床表现、诊断、常见病因、危险因素、并发症及其预防和护理；护理程序及相关的知识和技能，如伦理学、健康评估、人际沟通等；相关学科的知识，如解剖学、生理学、病理生理学、药学、心理学、社会学等。

⑤ 允许误差的空间有多大？临床上允许误差的空间通常很小，主要根据服务对象的健康状况和干预的风险而定。当允许误差空间较小时，护士就必须仔细地评估情况、检验所有可能的解决方案，努力做出审慎的决策。

⑥ 决策的时间有多少？当护士遇到一些很难做出决策的临床情境时，在允许决策时间充足的情况下，护士可以利用教科书等资源，从容地进行独立思考。如果允许决策的时间不够充足，就必须运用已有的知识或立即将问题提交专家以便及时实施护理措施。临床护理决策的时间主要取决于护理问题的紧迫性及与服务对象接触的时间，护士应根据实际情况，确定要完成的决策以及需要尽早完成的决策。

⑦ 可利用的资源有哪些？正确识别有用的资源，如教科书、计算机、临床专家等，能够帮助护士获取评判性思考所需要的信息。

⑧ 必须考虑哪些人的意见？要找到有效解决问题的方法必须考虑所有主要参与者的意见。在考虑过程中，服务对象的意见最重要，其他比较重要的还包括家属、其他重要关系人、其他护士和相关的第三方人员（如保险公司）等的观点。

⑨ 影响思维的因素是什么？护士的思维受到很多因素的影响，认识到影响评判性思维的因素可帮助护士客观地思维。

2. 促进临床护理决策能力发展的其他策略 培养护士的评判性思维能力是发展临床护理决策能力的有力措施。除此之外，护士还应注意从下列方面采取措施以促进其临床护理决策能力的发展。

(1) 遵守政策和法规：与诊疗护理工作相关的政策和法规能够为护士在法律规定的范围内进行临床护理决策提供依据。护士应学习这些政策和法规，特别应该注意和服务对象健康问题相关的一些标准，如相关的协议、政策、操作步骤、临床路径，并以此来规范自己的行为，做出更好的临床护理决策。

(2) 熟练运用护理程序：在临床护理决策过程中，提高护士运用护理程序的能力和技巧，如在护理评估的过程中，注意形成系统的评估方法，提高评估效率。在对相关问题不了解时，不要盲目行动，应注意积累相关知识，了解健康问题的症状、体征、常见原因、处理方式。

(3) 熟悉护理常用技术：如静脉输液泵、计算机、监护仪等的使用，有助于正确实施决策。

(4) 注意运用其他资源：在日常的学习和工作中，护士还应注意学习他人的智慧，如向教师、专家、同学和其他护士学习，有意识地训练和提高自己的临床护理决策能力。

知识链接

循证护理与临床护理决策

护士在临床护理决策中要对服务对象的问题进行最优决策,在此过程中需要使用评判性思维的方法。此外,循证护理也是临床护理决策过程中最常用的方法之一。循证思想使临床护理决策能够依据科学研究的结果,而不是护士个人经验,因此能极大提高临床护理决策的有效性。

要点小结

通过完成本任务学习,你应该提升的素质是充分认识护士应具备的评判性思维、循证护理以及护理决策能力等科学思维和能力,对完成护理工作的重要性;正确养成和提升自己在护理工作中正确应用科学思维的习惯和能力;熟悉评判性思维、循证护理和护理决策的相关知识。重点是通过学习,能够掌握评判性思维、循证护理、护理决策的概念等基本知识。

能力检测

一、名词解释

1. 评判性思维
2. 循证护理
3. 临床护理决策

二、简答题

1. 评判性思维的特点有哪些?
2. 评判性思维在护理临床实践中的作用可体现在哪些方面?
3. 循证护理的证据来源于哪些方面?
4. 常见的临床护理决策有哪几种类型?

三、选择题(5 个备选答案中可能有 1 个或 1 个以上正确答案)

1. 护理评判性思维的组成包括( )等三方面的因素。
   A. 智力因素　　　　　　B. 心理因素　　　　　　C. 认知技能因素
   D. 认知因素　　　　　　E. 情感态度因素

2. 护理评判性思维包括的三个层次是( )。
   A. 基础层次　　B. 复杂层次　　C. 尽职层次　　D. 专业层次　　E. 道德层次

3. 护理评判性思维的标准包括( )。
   A. 人际标准　　B. 能力标准　　C. 沟通标准　　D. 智力标准　　E. 专业标准

4. 循证护理的可靠证据必须具备三个条件,即( )。
   A. 具有普遍意义　　　　B. 可通过公共途径获得　　　　C. 符合大众心理要求
   D. 具有可读性　　　　　E. 所依赖的理论依据被同行广泛认可

5. 循证护理的证据来源主要包括( )。
   A. 系统评价　　　　　　B. 资料收集　　　　　　C. 概述性循证资源
   D. 实践指南　　　　　　E. 社会支持系统资源

6. 来自设计严谨的随机对照试验的系统评价的强有力循证护理证据属于( )。
   A. Ⅰ级证据　　B. Ⅱ级证据　　C. Ⅲ级证据　　D. Ⅳ级证据　　E. Ⅴ级证据

7. 临床护理决策分为( )三种。

A. 服务对象决策模式　　　　　B. 护士决策模式　　　　　C. 共同决策模式
D. 医生决策模式　　　　　　　E. 多方决策模式
8. 临床护理决策的影响因素有(　　)。
A. 性格因素　　B. 环境因素　　C. 情境因素　　D. 能力因素　　E. 个体因素

四、实践与操作

1. 将教材中"循证护理实例分析"内容，改写成小剧本，并以小品的形式分角色表演出来。
2. 针对老师所讲授的内容，从评判性思维的角度提出1~2个质疑，并和同学或老师进行讨论。

(吴明柯)

任务三　培养护士按照程序进行护理工作的素质和能力

学习目标

> 1. **素质目标**：充分认识护理程序在护理工作中的重要性，培养科学严谨的工作态度，培养护生有目的、有计划、有组织地进行活动的基本素质。
> 2. **能力目标**：具备正确收集资料、完成护理评估、分类和正确记录的能力。
> 3. **知识目标**：掌握护理程序的概念，护理程序的步骤及任务，收集资料的方法，护理诊断的概念及陈述，护理诊断的排序，护理目标的陈述，护理措施的制订、落实和效果评价等。

作为一名优秀的护士，要在规定的时间、按照专业规范要求来完成诸多的临床护理工作，则必须具备一定的统筹能力，而这个统筹能力的核心是对工作的程序十分熟悉。护理程序正是护理专业独立性和科学性的体现，是护士必须掌握的科学而系统的工作方法之一，是护士为护理对象提供照顾时应遵循的工作程序。

一、认识程序和护理程序

（一）程序

程序是指一系列朝向某个特定目标的步骤或行动。

（二）护理程序

1. 概念　护理程序(nursing process)是护士在为护理对象提供护理照顾时所应用的工作程序，是一种在护理工作中科学地确认问题、解决问题的思想方法和工作方法。它以促进和恢复护理对象的健康为目标，进行一系列有目的、有计划的护理活动，对护理对象进行主动、全面的整体护理，使其达到最佳健康状态。

2. 步骤　护理程序包括5个步骤：评估护理对象的健康状况、提出护理诊断、制订护理计划、实施护理计划、对护理效果进行综合评价。每个步骤之间相互联系、相互影响。见图3-3-1。

3. 特点

（1）以护理对象为中心：护士在运用护理程序时需要充分考虑护理对象的个体特性，根据护理对象的生理、心理和社会需求安排护理活动，充分体现以人为中心的指导思想。

（2）是循环的、动态的过程：护理程序有一定的步骤，从总体上讲是按评估、诊断、计划、实施和评价这一顺序进行的。但护理对象的情况是变化的，所以需要随时评估护理对象的状况，并根据需要及时修改护理计划和采取相应的护理措施，所以护理程序的五个步骤往往是相互重叠、循环反复地进行的。

【重点难点】

重点：护理程序的概念及步骤、收集资料。

难点：护理诊断的概念及陈述、护理问题排序。

课堂互动：

讨论一下：

1. 你在家做饭或看妈妈做饭的过程是怎么样的？注意流程了吗？如果没有按照一定的程序进行会怎么样？

2. 你还能列举出生活中哪些有程序的事例？

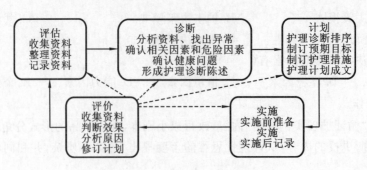

图 3-3-1 护理程序结构示意图

(3) 有理论依据：护理程序的理论基础来源为系统论、基本需要层次理论、信息交流论、解决问题论等。系统论组成了护理程序的结构框架；基本需要层次理论为评估患者健康状况、预见患者的需求提供了理论基础；信息交流论提供护士与患者交流的能力、技巧和知识；解决问题论为更好地确认患者健康问题、解决问题及评价效果奠定了基础。

(4) 有组织性、计划性：护理程序使护理活动遵循一定的顺序有计划地进行，避免了护理活动的凌乱无序。

(5) 有互动性、协作性：护理程序的执行，需要护士与其他医务工作者、护理对象及家属交流协作，共同为恢复和促进护理对象的健康服务。

(6) 具有创造性：运用护理程序，护士需要运用评判性思维、逻辑思维及循证护理的方法，针对护理对象的具体需要及医疗资源的实际情况，创造性地设计解决问题的办法。

(7) 普遍适用性：无论护理对象是个人、家庭还是社区，无论护理工作的场所是医院，还是其他健康服务机构，护士都可以运用护理程序提供护理服务。

知识链接

护理程序的发展历史

护理程序，是20世纪50年代由美国学者提出并逐渐形成的一种新型的、科学的护理工作方式，半个世纪以来已被世界各地的护理工作者所接受，20世纪80年代初护理程序传入我国。

1955年由Lydia Hall首先提出，她认为护理工作是"按程序进行的工作"。1960年前后，Johnson、Orlando等专家提出"护理程序是由一系列步骤组成的"，那时的护理程序只包括评估、计划、评价三个步骤。1967年，护理程序得到进一步发展而成为四个步骤，即在"计划"之后增加了"实施"。当时护理诊断一直是护理程序的第一步"评估"中的一部分，直到1973年北美护理诊断协会第一次会议之后，许多专家提出应将护理诊断作为护理程序中一个独立的步骤。自此，护理程序才由以往的四步成为目前的五步，即评估、诊断、计划、实施、评价。

4. 意义 护理程序是护理专业化的重要标志之一，它对临床护理实践、护理管理、护理教育、护理科研等方面都具有非常重要的推动作用。

1) 对护理对象的意义 护理对象是护理程序最大的受益者：护理程序要求护士把护理对象当做整体的人看待，一切护理活动都是为了满足护理对象的需求，它的运用，为护理对象提供了更系统、全面、个体化、高质量的健康照顾；护士在运用护理程序过程中，增加了与护理对象的交流协作，有利于建立良好的护患关系。

2) 对护士的意义

(1) 明确了护士的角色：护理程序使护理工作摆脱了过去多年来被动执行医嘱的局面，使护士由医生的助手转变为合作者，提高了护士的工作成就感。

(2) 提高了护士能力:护理程序培养了护士独立发现问题、解决问题的能力;同时,护理程序要求护士不断扩大自己的知识范围、提升技能水平,从而培养了学习能力;护士需要不断与护理对象、家属、其他医务人员沟通交流,从而提高了人际交往能力。

3) 对护理专业的意义

(1) 促进临床护理的发展:护理程序的提出明确了护理工作的范畴和护士角色,规范了临床护理的工作方法,有效地推动了临床护理实践的发展。

(2) 提高护理管理水平:护理程序对护理管理提出了更高的要求,并提供了科学的思考方法和工作方法,尤其是使临床护理质量评价有了新的突破。

(3) 推动护理教育改革:护理程序对护理教育改革具有重要的指导意义,从课程体系的设置、教学内容的安排、教学活动的实施、教学效果的评价等方面促进了教学模式的转变。

(4) 促进了护理科研的发展:护理程序为护理科研开拓了新的视野,并提供了有效地开展研究活动的工作方法,促进了护理科研的发展。

二、如何评估不同类别的患者

(一) 护理评估的概念

护理评估(nursing assessment)是指有计划、有目的、系统地收集患者资料、整理资料、记录资料的过程。评估的根本目的是找出护理对象现存的或潜在的健康问题及护理需要。根据收集到的资料信息,对护理对象和相关事务做出推断,从而为护理活动提供基本依据。

护理评估是整个护理程序的开始,在与护理对象第一次见面时就已经开始,贯穿于护理工作的始终,直到护理照顾结束时才停止。

(二) 护理评估的环节

护理评估是护理程序的第一个步骤。整个评估过程包括 3 个环节,即收集资料、整理和分析资料、记录资料。

1. 收集资料 收集资料是护理程序的起点,是护士全面、系统、连续收集护理对象健康状况信息的过程,是护理程序可否正确启动和推进的关键一步。

1) 收集资料的目的

(1) 为护理诊断提供依据:资料收集不正确,就不可能有正确的护理诊断。

(2) 为制订护理计划提供依据:没有正确的护理诊断,计划一定有偏差。

(3) 为评价护理效果提供依据:计划实施效果需要连续收集资料来判断。

(4) 为护理科研积累资料:任何一个专业,没有科学研究就不会有发展。护理科研的开展不能离开临床护理第一手资料的积累。

2) 资料的内容 护士应从整体护理思想出发,收集与护理对象健康状况及护理活动密切相关的资料,包括生理、心理、社会、文化、经济等方面的资料。

具体如下:

(1) 一般资料:包括姓名、性别、年龄、民族、职业、婚姻状况、受教育水平、家庭住址、联系人等。

(2) 现在的健康状况:包括主诉、现病史、目前的营养、排泄、睡眠、自理、活动等。

(3) 既往健康状况:包括既往患病史、创伤史、手术史、药物过敏史、烟酒嗜好等,女性患者还应该了解月经史和婚育史。

(4) 家庭史:了解家庭成员有无与患者类似的疾病及其他家庭遗传性疾病。

(5) 护理体检的检查结果。

(6) 实验室及其他检查的结果。

(7) 心理、社会状况:护理对象的情绪,对疾病的认识与态度,对治疗、康复的信心,希望达到的健康状态;社会支持度包括职业及工作情况、目前享受的医疗保险类型、经济状况、家庭成员对护理对象的态度和对疾病的了解等。

3) 资料的类型　根据资料的不同特点,将资料分为主观资料和客观资料。

(1) 主观资料:主观资料即患者的主诉及家属的代诉,是患者对其所经历、所感觉、所担心内容的诉说。如"我的头像要爆炸一样的疼痛"、"我5年前曾患肺结核病,已经治愈"、"我知道我这个病是治不好的"。

(2) 客观资料:客观资料是指医务人员通过观察、体检、借助医疗仪器或实验室检查等获得的资料。如面色苍白、咳嗽、体温38℃等。

4) 资料的来源

(1) 直接来源:也称为第一资料来源。主要指患者本人所提供的资料,包括患者的主诉、对患者的观察及相关检查所获得的主观与客观资料。

(2) 间接来源:也称为第二资料来源。包括:①与患者关系密切人员提供的资料,如家庭成员、同事、朋友、邻居、保姆等;②其他健康保健人员提供的资料,如医生、护士、理疗师、营养师及其陪护人员等;③病案资料,如患者目前和既往的医疗病历、健康检查记录等;④文献资料,如专业文献资料、教科书等。

5) 收集资料的方法　护士为新患者进行资料收集时,可根据医院设计的"入院护理评估单"进行,见表3-3-1,一般而言,资料收集的方法主要包括观察、护理体检、交谈和查阅四种方法。

(1) 观察:通过视、听、嗅、味、触等多种感觉器官获取患者有关的健康信息,并对信息加以分析,做出判断。护士与患者的初次见面就意味着观察的开始,在患者的整个住院期间,护士应该对患者进行连续性观察。

(2) 护理体检:护士通过视、触、扣、听等体格检查技术对患者生命体征及各个器官系统进行检查。护理体检重点应收集与护理活动有关的资料,并注意与医生所收集的资料保持一致性。

(3) 交谈:通过与患者或家属、朋友的交谈来获取患者健康相关的资料信息。交谈可分为正式交谈和非正式交谈。正式交谈是指事先通知患者的有计划交谈。例如入院后的病史采集。非正式交谈是指护士在日常工作中与患者进行的随意而自然的交谈,此时患者可能感到是一种闲谈,但对于护士则是有目的的,通常可以从这样的谈话中了解到患者的真实想法和感受。

(4) 查阅:包括查阅患者的医疗病历、实验室及其他检查结果等。

2. 整理和分析资料　整理和分析资料是对所收集到的资料进行分类整理、筛选核实、整体分析的过程。

1) 分类整理资料　评估所得的资料内容庞杂,涉及各个方面,因此需要采用适当的方法来进行分类整理,便于护士对资料进行分析和查找,并且可以避免资料的遗漏。通常可以采用以下两种方法对资料进行整理和分类。

(1) 按马斯洛的需要层次分类。

① 生理需要:如饮食、排泄、空气、水、睡眠等。

② 安全需要:陌生的环境,对疾病的恐惧等。

③ 爱与归属的需要:思念亲人,感到孤单。

④ 自尊的需要:因疾病感到自卑等。

⑤ 自我实现的需要:担心疾病影响工作、学习等。

(2) 按Majory Gordon的11个功能性健康型态分类。

① 健康感知——健康管理型态:如健康知识、健康行为等。

② 营养——代谢型态:如饮食种类、营养状态等。

③ 排泄型态:排便、排尿情况等。

④ 活动——运动型态:如日常活动方式、活动能力、活动的耐力等。

⑤ 睡眠——休息型态:如睡眠的时间、规律,有无异常睡眠等。

⑥ 认知——感知型态:如个人的舒适感,对健康的认识等。

⑦ 自我认识——自我概念型态:如自我形象等。

⑧ 角色——关系型态:对自己所扮演角色的认识,家庭关系、同事关系等。
⑨ 性——生殖型态:月经情况、婚姻状态、生育情况、性功能等。
⑩ 应对——应激耐受型态:对生活事件的反应、应对方式等。
⑪ 价值——信仰型态:如宗教信仰、人生理想等。

2) 筛选核实资料

(1) 核实主观资料:由于患者的感知有可能出现偏差,因而需要对主观资料进行核实,如患者自诉"我正在发热",护士还需要测量患者的体温以便核实。

(2) 澄清有疑问的资料:例如出现测量的结果与实际病情不符或与前后相比差异较大等情况,需重新测量。

(3) 整体分析资料:将所筛选核实过的资料,结合患者具体情况进行整体分析,找出对其健康状况有不同程度影响的因素是什么。

3. 记录资料 记录资料是评估的最后环节。记录时应注意以下几点。

(1) 按要求记录:目前资料记录并无统一格式,一般可根据资料收集时分类的方法,自行设计表格或根据各医院或各病区的统一要求进行记录。

(2) 符合规范:无论如何记录资料,均应符合护理文件书写的要求;对客观资料记录要运用统一记录格式和单位,清晰、准确、简洁,使用医学术语。

(3) 记录及时:记录资料要及时,以便及时掌握患者情况的动态变化。

(4) 真实记录:记录资料要真实,不要带有自己的主观判断和结论,应客观地记录患者的诉说和临床所见。

表 3-3-1 患者入院护理评估单

姓名_____ 床号_____ 科室_____ 住院号_____

一、一般资料

姓名_____ 性别_____ 年龄_____ 职业_____
民族_____ 籍贯_____ 婚姻_____ 文化程度_____
住址_____ 联系人_____ 电话_____
入院时间_____ 入院方式:步行 扶行 轮椅 平车
入院医疗诊断_____
入院原因(主诉及简要病史)_____
_____
既往史_____
过敏史:无 有(药物_____ 食物_____ 其他_____)
家族史_____
病历记录时间_____
病史叙述者_____ 可靠程度_____
主管医生_____ 主管护士_____

二、生活状况及自理程度

1. 饮食
基本饮食:普食 软饭 半流质 禁食
食欲:正常 增加 亢进_____天/周/月 下降_____天/周/月
近期体重变化:无 增加/下降_____kg/_____月(原因_____)
其他_____

2. 睡眠/休息
休息后体力是否容易恢复:是 否(原因_____)
睡眠:正常 入睡困难 易醒 早醒 多梦 噩梦 过多
辅助睡眠:无 药物_____
其他_____

课堂互动:

如果你身边的同学就是你接待的入院患者。

为了了解她(他)的病情及相关情况,你准备收集哪些资料呢?会通过哪些途径来收集呢?会采用什么方法来收集呢?这些资料如何分类呢?又如何记录呢?

请根据你的"患者"情况,填写"入院护理评估单"。

3. 排泄

排便_____次/天　异常情况:便秘　腹泻　大便失禁

排尿_____次/天　尿量_____颜色_____异常情况:尿潴留　尿失禁

其他_____

4. 活动

能否自理:能　否(进食　沐浴/卫生　着装/修饰　如厕)

活动能力:下床活动　卧床(能自行翻身/不能自行翻身)(原因_____)

步态:稳　不稳(原因_____)

5. 嗜好

吸烟:无　偶尔　经常_____年_____支/天　已戒_____年

饮酒:无　偶尔　经常_____年_____mL/d　已戒_____年

6. 其他_____

三、体格检查

T_____℃　P_____次/分　R_____次/分　BP_____mmHg

身高_____cm　体重_____kg

1. 神经系统

意识状态:清醒　意识模糊　嗜睡　谵妄　昏迷

语言表达:清楚　含糊　困难　失语

定向力:准确　障碍(时间　地点　人物　自我)

2. 皮肤黏膜

皮肤颜色:正常　潮红　苍白　发绀　黄染　皮肤温度:温　凉　热

皮肤湿度:干燥　潮湿　多汗

皮肤完整性:完整　皮疹　出血点　压疮(Ⅰ/Ⅱ/Ⅲ度)(部位/范围_____)

口腔黏膜:正常　充血　出血点　溃疡　疱疹　白斑

其他_____

3. 呼吸系统

呼吸方式:自主呼吸　机械呼吸　节律:规则　异常　频率:_____次/分

深浅度:深　浅　呼吸困难:无　轻度　中度　重度　咳嗽:无　有

痰:无　有(色_____量_____黏稠度_____易咳出/不易咳出)

其他_____

4. 循环系统

心律:规则　心律不齐　心率:_____次/分

水肿:无　有(部位/程度_____)

其他_____

5. 消化系统

胃肠道症状:恶心　呕吐(颜色_____性质_____次数_____总量_____)

嗳气　反酸　烧灼感/饥饿感　腹胀　腹痛(部位/性质_____)

腹部:软　肌紧张　压痛/反跳痛　包块(部位/性质_____)

腹水:无　有(腹围_____cm)

其他_____

6. 生殖系统

月经:正常　紊乱　痛经　量过多　绝经

其他_____

7. 认知/感觉

疼痛:无　有(部位/性质_____)

视力:正常　远/近视　失明(左/右/双侧)

听力:正常　耳鸣　重听　耳聋(左/右/双侧)

触觉:正常　障碍(部位_____)

嗅觉:正常　减弱　缺失

· 92 ·

思维过程:正常　注意力分散　远/近记忆力下降　思维混乱
其他_____

四、心理社会方面

1. **情绪状态**:镇静　易激动　焦虑　恐惧　悲哀　无反应
2. **就业状态**:固定职业　丧失劳动力　失业　待业
3. **沟通情况**:希望与人交往　语言交流障碍　不愿与人交往
4. **医疗付费形式**:自费　劳保　公费　医疗保险　其他_____
5. **与亲友关系**:和睦　冷淡　紧张
6. **遇到困难时最希望的倾诉对象**:父母　子女　其他_____

五、入院介绍(患者知道)

自己的主管医生　自己的主管护士　病室环境　病室制度　大小便常规标本留取方法

三、学会初步诊断患者的基本问题

（一）认识护理诊断

1. 护理诊断的概念　护理诊断(nursing diagnosis)是关于个人、家庭、社区对现存的或潜在的健康问题及生命过程的反应的一种临床判断。

护理诊断是护理程序的第二步,是护士在评估的基础上,对所收集到的资料进行整体分析后,找出患者存在的护理问题,最后得出的结果判断,通常以"护理诊断"的形式呈现出来。做出正确和准确的护理诊断是护士为达到护理的预期目标制订和选择护理措施的基础。

2. 护理诊断与医疗诊断的区别　对护士而言,明确护理诊断与医疗诊断的区别十分重要,因为这关系到如何认识护理和医疗这两个不同的专业在临床工作中各自的职责,关系到如何确定各自的工作范畴和应负的法律责任。见表3-3-2。

表 3-3-2　护理诊断与医疗诊断的区别

内容	护理诊断	医疗诊断
临床判断的对象	对个人、家庭、社区现存的或潜在的健康问题的一种临床判断	对个体病理生理变化的一种临床判断
描述的内容	对个体健康问题的反应	一种疾病
决策者	护士	医疗人员
职责范围	护理职责范围	医疗职责范围
适用范围	个人、家庭、社区的健康问题	个体的疾病
个数及可变性	多个,经常变化	一般只一个,一般不会变化

知识链接

护理诊断的发展历史

"护理诊断"一词首次出现于20世纪50年代,1953年Virginia Fry在其论著中提出,欲使护理专业得到发展,首要的工作是制订护理诊断,制订个体化的护理计划。但这些思想在当时并未受到重视。直到1973年,美国护士协会才正式将护理诊断纳入护理程序,授权在护理实践中使用。

在护理诊断的发展历史中,北美护理诊断协会(North American Nursing Diagnosis

Association,简称 NANDA)起到了非常重要的作用,从 1973 年第一次会议开始,NANDA 一直致力于护理诊断的确定、修订、发展和分类工作。我国目前使用的就是 NANDA 认可的护理诊断。

(二)护理诊断的组成

北美护理诊断协会(NANDA)认可的护理诊断由名称、定义、诊断依据和相关因素四部分组成。

1. 名称 名称是针对患者对健康问题或生命过程的反应的概括性描述。常用改变、障碍、受损、缺陷、无效或低效等特定描述语,如"气体交换受损:呼吸急促,口唇发绀,与肺部感染有关"等。使用时应注意的是,由于我国目前尚无统一的护理诊断名称,主要参考使用的护理诊断名称都是 NANDA 制定的护理诊断条目,其目的是利于护士之间的交流和护理教学规范。

2. 定义 定义是对护理诊断的一种清晰、精确的描述和解释,并以此与其他护理诊断相区别。每一个护理诊断都有自己特征性的定义,即使有些护理诊断从名称上看很相似,但仍可从它们各自的定义上发现彼此的差别。如"便秘"是指个体处于一种正常排便习惯发生改变的状态,其特征为排便次数减少或排出干、硬便;"感知性便秘"是指个体自我诊断为便秘,并通过滥用缓泻剂、灌肠和栓剂以保证每天排便一次。

3. 诊断依据 诊断依据是做出该诊断的临床判断标准。诊断依据包括患者的症状、体征、有关病史,也可以是危险因素。护士在做出某个护理诊断时,不是凭空臆断,而一定要参照诊断依据。

诊断依据根据其在特定诊断中的重要程度被分为:①"必要依据",即做出某一护理诊断时必须具备的依据;②"主要依据",即做出某一诊断时通常需要存在的依据;③"次要依据",即对做出某一诊断有支持作用,但不一定每次做出该诊断时都存在的依据。

4. 相关因素 相关因素是指导致健康问题的直接因素、诱发因素或危险因素,是促成护理诊断成立的原因或背景。常见的相关因素包括:病理、生理、心理、治疗、情境和不同生命发展阶段等各方面的因素。

(三)护理诊断的陈述方式

护理诊断一般包含三部分内容,即 P(problem):健康问题;S(symptom or sign):主要是症状或体征,也包括实验室、器械检查结果;E(etiology):原因或相关因素。根据患者所存在的护理问题,每一个护理诊断可包含 1~3 个内容,分别用三段式、二段式和一段式陈述。

1. 三段式陈述 三段式陈述通常包含健康问题(P)、症状或体征(S)、相关因素(E)三部分内容,简称为 PSE 公式。三段式陈述多用于现存的护理诊断。如:体液过多(P):水肿(S),与钠摄入量过多有关(E)。

2. 二段式陈述 有 PE、SE 两种陈述方式:

(1) PE 公式:护理诊断中只包含健康问题(P)和相关因素(E)两部分内容,简称为 PE 公式。多用于危险性的护理诊断陈述,如"有……的危险:与……有关"。如:有便秘的危险(P):与纤维素摄入不足有关(E)。

(2) SE 公式:护理诊断中只包含了症状或体征(S)和相关因素(E)两部分内容,简称为 SE 公式。如:骶尾部皮肤紫红色,局部硬结(S):与长期卧床有关(P)。

3. 一段式陈述 只陈述健康问题(P),简称为 P 公式。多用于健康的护理诊断。如:"母乳喂养有效"。

(四)护理诊断的类型

1. 护理诊断的类型 根据患者所存在的护理问题的特点,可将护理诊断分为现存的护理诊断、潜在的护理诊断和健康的护理诊断三种类型。

(1) 现存的护理诊断:现存的护理诊断是对个人、家庭或社区目前现存的健康状况或生命过程的反应的描述,指护理对象评估当时所感到的不适或存在的反应,即目前已经存在的健康问题。如:"皮肤完整性受损:与皮肤长期受压有关"、"体温过高:体温39℃,与呼吸道感染有关"等。

(2) 潜在的护理诊断:潜在的护理诊断是对一些易感的个人、家庭或社区目前尚未发生,但有危险因素存在,若不加以预防处理,就极有可能发生的健康问题的描述。如:"有皮肤完整性受损的危险:与皮肤长期受压有关"等。

(3) 健康的护理诊断:健康的护理诊断是对个体、家庭或社区具有促进健康以达到更高水平潜能的描述,是护士在为健康人群提供护理时可以用到的护理诊断。如:"执行治疗方案有效"、"母乳喂养有效"等。

2. 护理诊断与合作性问题

(1) 合作性问题:临床工作中所遇到的护理问题一般可分为两大类,一类是护士通过护理措施可以直接解决的问题,属于护理诊断范畴;另一类是需要护士与其他健康保健人员共同合作解决的问题,则属于合作性问题。临床最多用的是医护合作性问题。

严格地讲,合作性问题不属于护理诊断范畴。对患者所存在的此类问题,不是单纯的护士职责范围内就可以解决的问题,护士在评估过程中不能确定或无法正确预期其结果。因此,此时护理工作的重点主要是进行病情监测,及时发现病情变化,配合医生或其他医务人员共同处理,以彻底解决患者的问题。

(2) 合作性问题的陈述方式:合作性问题有其固定的陈述方式,即"潜在并发症(简称PC):××××"。例如:潜在并发症:出血性休克(PC:出血性休克)。

(3) 护理诊断与医护合作性问题的区别:临床上出现的并发症很多,究竟应列为"护理诊断"? 还是"合作性问题"? 其鉴别的主要指标是患者可能出现的并发症是否是护理措施能够独立解决的。如果通过护士独立提供的护理措施即可以解决的问题则列为护理诊断,如:"有皮肤完整性受损的危险:与长期卧床有关",此种情况护士可以通过采取"按时翻身"的独立护理措施来解决,因而属于护理诊断;不能通过护士独立提供护理措施解决的并发症则属于合作性问题,如:"潜在并发症:上消化道出血",则无法通过独立的护理措施来解决,此时护士的主要职责是密切观察患者是否有呕血、柏油样便等上消化道出血的征兆,因而属于医护合作性问题。

(五) 护理诊断的步骤及书写注意事项

1. 护理诊断的步骤 做出正确的护理诊断一般包括四个步骤。

(1) 分析资料,找出异常:对评估所得资料进行仔细分析,与正常形态进行对比,找出异常。为了准确比较,护士既要熟练掌握护理学、临床医学、人文科学等学科中的正常形态,又要考虑到患者的个体差异性,根据不同年龄阶段、不同背景条件,全面、评判性地做出比较。

(2) 明确相关因素或危险因素:相关因素是导致护理诊断出现的原因,对于不同的相关因素,需要采取不同的护理措施,所以明确相关因素非常重要,是制订护理措施的关键。确定危险因素同样重要,可以帮助护士预测患者今后可能发生什么健康问题。

(3) 确认患者的健康问题:再次核对异常资料、相关因素或危险因素,核对无误后,确认患者的健康问题,并根据NANDA护理诊断目录,确认该健康问题的护理诊断名称。

(4) 形成护理诊断陈述:根据确认的护理诊断名称、异常症状体征、相关因素或危险因素,按规范的格式陈述护理诊断。

2. 书写护理诊断的注意事项

(1) 格式规范:所有护理诊断应使用NANDA(北美护理诊断协会)认可的护理诊断名称,所列诊断应明确、规范、简单易懂。

(2) 客观有据:护理诊断应以收集的资料为依据,避免主观臆断;一个护理诊断只针对一个护理问题;注意避免与医疗诊断相混淆;护理诊断一定是护理职责范围内能够予以解决或部分解决

课堂互动：

你已经收集到了你同学（"患者"）的资料。

1. 你能从护理的角度给她(他)提出诊断吗？请找出她(他)现存或潜在的问题、诊断依据、原因。

2. 你能把这些护理诊断用正确的陈述方式书写出来吗？

请试一试吧。

的。

（3）陈述正确：护理诊断中涉及相关因素的陈述使用"与……有关"的方式；知识缺乏的陈述使用"知识缺乏：缺乏……方面的知识"的方式进行陈述。

（4）避免纠纷：书写护理诊断时，应避免引起法律纠纷的陈述，如"皮肤完整性受损：与护士未及时翻身有关"。

（5）体现整体：一个患者的护理诊断应注意贯彻整体护理原则，包含患者生理、心理、社会等各方面现存的和潜在的健康问题。

四、能应用科学思维方式为患者制订护理计划

制订护理计划是护理程序的第三步。护理计划（nursing planning）是针对护理诊断制订出具体的护理预期目标和护理措施的过程。护理计划是护士在评估及诊断的基础上，对护理对象的健康问题、护理目标及护理措施的一种书面说明，是具体落实和开展护理活动的指南。

制订护理计划包括4个步骤：排列诊断顺序、设定预期目标、制订护理措施、护理计划成文。

（一）排列诊断顺序

当患者同时存在多个护理诊断及合作性问题时，需要对这些护理诊断进行排序，确定解决问题的优先顺序，以便根据问题的轻、重、缓、急安排护理工作。排序时，要考虑到护理问题的紧迫性和重要性，把对患者生命和健康威胁最大的问题放在首位，其他的依次排列。

1. 护理问题的分类　每一个护理诊断都是针对一个护理问题的。护理问题一般可根据其严重程度或患者需要程度分为首优问题、中优问题和次优问题。

（1）首优问题：会威胁患者生命，需要立即采取行动去解决的问题。如昏迷患者的"清理呼吸道无效"、脱水患者的"体液不足"等。急危重症患者往往同时存在多个首优问题。

（2）中优问题：虽不直接威胁患者的生命，但会导致生理上不健康或情绪变化的问题。如"有皮肤完整性受损的危险"，使用呼吸机的患者的"语言沟通障碍"等。

（3）次优问题：与此次发病关系不大或不相关，不属于此次发病所反映的问题，在安排护理工作时可以稍后考虑。

2. 设定护理诊断顺序的原则

（1）按马斯洛基本需要层次理论排序：在没有危及生命的诊断存在的情况下，应优先解决生理需要。生理需要虽然处于最低位，但却是最重要的。人只有在生理需要得到一定满足后，才会考虑其他层次的需要。

（2）考虑患者的需求：患者对自己的需求，特别是较高层次的需求是否得到满足，是最有发言权的。在护理措施不冲突的情况下，可以优先考虑患者认为的最重要的问题。

（3）护理诊断的先后顺序不是固定不变的：护理诊断的顺序会随着疾病的进展、患者反应的变化而发生改变。

（4）预计极有可能发生的问题：包括"有……危险"的护理诊断和潜在并发症，虽然目前没有发生，但并不意味着不重要，排序时也应当和现存的护理诊断一起，按病情需要排序。

（5）其他：对护理诊断排序，并不意味着只有前一个护理诊断完全解决后才能开始解决下一个护理诊断。临床护理工作中，可以同时解决几个问题，当然护理的重点及主要精力还是应该放在需要优先解决的问题上。

（二）设定预期目标

预期目标是护理计划中很重要的一部分，每一个护理诊断都要有相应的目标。预期目标是期望护理对象在接受护理照顾后达到的理想的护理效果。制订预期目标，目的是指导护理措施的制订，衡量护理措施的有效性和实用性，并为护理评价提供依据。

1. 预期目标的分类　根据希望预期目标实现的时间，将其分为短期目标和长期目标。

（1）短期目标：在相对较短的时间内实现的目标。一般为7天内希望或应该达到的目标。

(2) 长期目标:需要相对较长时间才能实现的目标。

通常一个长期目标需要一系列的短期目标来逐步实现。将长期目标划分为一系列渐近的小目标,不仅可以使护士分清各阶段的工作任务,也可以因短期目标的逐步实现而增加患者达到长期目标的信心。

2. 预期目标的陈述方式 目标的陈述通常以一个具体的句式来呈现。这个句子通常包括主语、谓语、行为标准、条件状语及评价时间等。

(1) 主语:因为目标是期望护理对象所发生的改变,因此目标的主语应是护理对象或其机体或生理功能的一部分(如患者的皮肤、尿量等),在陈述中有时可以省略。

(2) 谓语:即行为动词,指护理对象将要完成的动作或行为。

(3) 行为标准:即护理对象完成该行为所要达到的程度。

(4) 条件状语:护理对象在完成某行为时所处的条件状况。条件状语不一定在每个目标中都出现。

(5) 评价时间:护理对象何时达到预期目标,即何时对目标进行评价。这一成分的重要性在于限定了评价时间,可以督促护患双方为达到目标而努力。

例如: 患者　　4周后　　拄着拐杖　　行走　　100 m
　　　 主语　 评价时间　 条件状语　　谓语　 行为标准

3. 制订预期目标的注意事项

(1) 对象:目标的主语是护理对象,而不是护士。

(2) 用词:一个目标中只能出现一个行为动词,以免在进行评价时,若只完成了一个行为动词的行为标准就无法判断目标是否实现。

(3) 范畴:目标应是护理范畴内的,通过护理措施可以达到的,但应与医疗措施相协调;同时,目标应具有现实性、可行性,要在护理对象能力可及的范围内,要考虑其身体、心理状况、智力水平、经济条件等。

(4) 具体:目标应是具体的、可测量、可评价的,避免使用含糊的、不明确的词句。

(5) 参与:让护理对象参与目标的制订,使其认识到维护健康不仅是医护人员的责任,也是自己的责任,护患双方应共同努力以保证目标的实现。

(三) 制订护理措施

护理措施是护士为帮助护理对象达到预期目标所采取的具体方法和手段,具体规定了解决护理对象健康问题的护理活动方式与步骤,也可将护理措施称为"护嘱"。

1. 护理措施的类型 根据护理措施的独立完成程度,可将护理措施分为依赖性护理措施、协作性护理措施和独立性护理措施。

(1) 依赖性护理措施:护士需要遵照医嘱执行的护理措施,如遵医嘱给药、采集标本等。

(2) 协作性护理措施:护士与其他健康保健人员相互合作采取的措施,如与营养师一起制订患者的饮食计划。

(3) 独立性护理措施:不依赖于医生的医嘱,护士能够独立提出和采取的措施,如为患者进行生活护理、安全护理、心理护理、健康教育等。

2. 护理措施的内容 完整的护理措施主要包括:病情观察、基础护理、执行医嘱、症状护理、心理护理、安全护理、功能锻炼、健康教育等。在具体制订计划时,可根据患者的基本情况、病情发展和医院的要求决定取舍。

3. 制订护理措施的要求

(1) 应具有安全性:护理措施的制订,必须把患者的安全放在首位。如协助长期卧床患者下床活动,必须要循序渐进地进行,逐渐增加活动时间和强度,避免过度活动造成患者不耐受而发生危险。

(2) 应具有针对性:护理措施应针对护理诊断中的相关因素而制订,其目的是为了达到预期目标。

(3) 应具有科学性：护士应以循证护理为基础，运用最新最佳的科学证据，制订恰当的护理措施。严禁将没有科学依据或尚无结论的措施用于患者。

(4) 应具有可行性：为保证护士所制订的护理措施确实具有可行性，在制订措施前需整体考虑患方和院方的具体情况。如患者的年龄、体力、病情、认知水平、经济状况、心理需求等；医院、病区的设施设备、护士数量和技术水平等。

(5) 应具有指导性：护理措施要有明确、具体的时间和内容，以便于措施的执行和检查。如某高热患者的补水，应根据患者情况具体写明饮水的量和种类，而不能笼统地描述为"多饮水"。

(6) 应具有协调性：护理措施不应与其他医务人员的措施相矛盾，否则容易使患者不知所措，并造成不信任感，甚至可能威胁患者安全。制订措施时应参阅医嘱和有关病历记录，意见不同时应一起协商，达成共识。

(7) 应具有参与性：护理措施的制订和执行，需要有患者及家属积极地参与和良好的合作，才能取得理想的效果。因此，鼓励患者及家属参与护理措施制订，有助于他们理解护理措施的意义和作用，更好地接受和配合护理活动，从而获得护理措施的最佳效果。

(四) 护理计划成文

护理计划成文，是指将护理诊断、护理目标、护理措施和措施依据以一定格式记录下来。这不仅为护理措施的实施提供了指导，也有利于护士之间以及护士与其他医务人员之间的沟通交流，保证了护理工作的连续性。

现阶段，医院普遍采用表格式书写，表格式书写可以为护士节省书写时间。事先将本病区各常见病、多发病的护理计划中带有共性的护理诊断、护理目标、护理措施列出，编排制表。护士根据患者情况进行打"√"选择，部分特殊内容，护士则自行填写。见表3-3-3。

表3-3-3 护理计划单

姓名_____ 床号_____ 诊断_____ 科别_____ 病房_____ 住院号_____

日期	时间	序号	护理诊断	护理目标	护理措施	签名	效果评价	停止日期、时间	签名

课堂互动：

你已经判断出了你同学（"患者"）的基本问题。

你准备怎样对她（他）进行护理呢？你能制订出一个计划吗？包括：这些问题的解决顺序、每个问题要达到的目标、每个问题的解决措施。

五、具有实施护理计划的能力

护理实施 (nursing implementation) 就是将护理计划中各项措施付诸实践，是实现预期目标的过程，也是验证护理措施是否可行的过程。在实施的过程中，不仅要求护士具备丰富的专业知识，还要具备熟练的操作技能和良好的交流协作能力，才能保证患者得到高质量的护理。

为保证实施效果，应注意实施前的准备、实施过程的监督和实施后的记录。

(一) 实施前的准备

实施前的准备应包括进一步审阅护理计划，分析实施中所需要的专业知识和技术，预测可能发生的问题及预防措施，合理安排人力、物力、时间、地点等。其准备过程可以概括为"5W1H"。

1. 为何做 (Why) 护士在落实每一项护理措施之前，应认真考虑患者目前是什么情况？为什么要去做这项工作？其间可能涉及哪些医学、护理知识和技能？患者和家属可能会提出一些什么样的问题？我应如何回复或解释？等等。有了这样的准备，可以使每一项护理措施都更具有可行性，取得患者信任。

2. 谁去做 (Who) 一位患者的护理诊断往往是多个，因此，护士工作中应首先考虑如何分类和分工,哪些是自己做,哪些是其他护士或辅助护士做,哪些是需要其他医务人员共同完成,哪些是需要患者家属协助完成等。

3. 做什么(What)　护士需要思考和准备的是现在要去做什么？包括再评估患者,以便确定护理计划中的措施是否仍然适合患者;再评估所收集到的资料,对护理计划进行分析,必要时修订护理计划中的护理诊断、护理目标、护理措施,使之与患者目前的情况与需求相符合。

4. 何时做(When)　护士需要全面考虑患者的整体状况,医疗、护理工作方面的具体情况,选择和确定合适的落实完成措施的时间,以确保患者在合适的时间,接受了适合的护理,取得了满意的护理效果,实现了预期的护理目标。

5. 在何地(Where)　护士要根据护理措施的具体实施方法和手段,选择和确定适当的护理措施实施场所和地点,对于涉及护理对象隐私的交谈、操作或其他实施方法,更应该注意环境的选择。

6. 如何做(How)　实施护理计划时,承担护理工作的护士,应该熟悉工作的要求和程序,提前设计好整个工作过程,并充分考虑到可能出现的问题及解决问题的方法,以圆满完成护理任务,落实护理措施,实现护理目标。

（二）实施

此阶段是护士运用操作技术、沟通技巧、观察能力、合作能力和应变能力去执行护理措施的过程。同时,护士也要密切观察执行护理措施后患者的反应,对护理照顾的效果进行评价,并观察有无新的健康问题发生,对新的健康问题制订出新的计划或对以往的方案进行修订,并及时实施。因此,实施阶段也是评估和评价的过程。在本阶段,护士要与其他医务人员相互配合,充分发挥患者和家属的积极性。

（三）实施后记录

护士对其所执行的护理措施及执行过程中观察到的问题进行记录是一项很重要的工作。

1. 记录的意义　执行护理计划不仅要落实护理措施,同时要做好记录。记录的意义主要体现在以下几个方面:可以反映患者接受护理照顾期间的全部经过;便于其他医护人员了解该患者的健康问题及进展;为护理质量评价提供依据;为处理医疗纠纷提供依据;为护理研究提供资料。

2. 记录的要求和方法　记录要求及时、准确、真实、重点突出、体现动态性和连续性。记录的方法有多种,较常用的是 PIO 格式,P(problem)表示护理问题,I(intervention)表示护理措施,O(outcome)表示护理结果。记录可通过文字描述、填表、在相应项目上打"√"等方式完成。见表 3-3-4。

表 3-3-4　一般患者护理记录单

姓名　李晓强　　科室　内二　　床号　16　　诊断　大叶性肺炎　　住院号　47385

日期	时间	护理记录	签名
11.10	19:40	患者,男,28 岁,于 19:00 入院,主诉:淋雨后突然出现寒战、高热、右胸疼痛、咳少量铁锈色痰。门诊以"大叶性肺炎"收入我科。步入病房,神志清楚,急性面容,T 38.7 ℃,P 98 次/分,R 23 次/分,BP 120/80 mmHg。遵医嘱给予抗炎及对症处理。已向患者进行入院宣教,患者表示已经了解清楚并理解配合。	张敏
11.10	22:10	患者 T 39.8 ℃,P 112 次/分,R 25 次/分,遵医嘱给予安痛定 2 mL 肌内注射。嘱患者多饮水(每天摄入量不少于 3000 mL),出汗后及时擦干,衣物汗湿后及时更换,避免吹对流风,防止受凉。	李丹
11.10	22:40	患者 T 38.8 ℃,P 108 次/分,R 23 次/分,出汗,协助患者擦汗、更换汗湿衣物。患者自述未感其他不适,嘱其卧床休息、多饮水,继续观察。	李丹

六、具有评价护理效果并修订护理计划的能力

(一)认识评价

护理评价(nursing evaluation),是将患者现有的健康状况与护理计划中预期目标相比较并做出判断的过程。

通过这一过程,可以了解患者是否达到预期目标。但评价并不意味着护理程序的结束,因为,通过评价发现新的问题后,需要重新评估,做出新的诊断、制订新的计划或对以往的方案进行修订,而使护理程序循环往复地进行下去。

看起来评价是护理程序的第五步,但实际上它贯穿于护理程序的每个步骤。

(二)评价的步骤

1. 收集资料 收集患者目前健康状态的资料,重点收集与预期目标相关的资料。

2. 判断效果 将患者目前的健康状况与目标中预期的状况进行比较,以判定目标是否实现。衡量目标实现的程度有三种:目标完全实现;目标部分实现;目标未实现。

例如:预定目标为"患者一周后能独立行走 50 m",一周后的评价结果如下:

患者已能独立行走 50 m——目标实现。

患者能独立行走 30 m 或在别人的帮助下行走 50 m——目标部分实现。

患者拒绝下床行走或行走无力——目标未实现。

3. 分析、确定目标未实现的原因 对目标部分实现或未实现的原因要进行探讨和分析。原因通常可以从以下几个方面进行分析。

(1) 评估阶段,所收集的资料是否准确、全面。

(2) 诊断阶段,所做的护理诊断是否正确、有无遗漏。

(3) 计划阶段,目标是否合适、措施是否得当。

(4) 实施阶段,患者及家属是否配合、护士是否有效执行。

(5) 评价阶段,患者的病情是否发生了变化,是否实现预期的目标。

4. 修订计划 根据评价及分析结果,对护理计划重新进行修订。修订通常有以下方式:

(1) 停止:问题已经解决,停止采取措施。

(2) 继续:目标与措施恰当,目标部分实现的,继续执行计划。

(3) 取消:原有潜在的健康问题未发生,危险性不存在,则取消相应的护理诊断及护理计划。

(4) 修订:目标未实现或部分实现者,根据在分析阶段所确定的原因,对评估、诊断、计划、实施中的不当之处加以修改。

(5) 增加:对患者新出现的护理诊断,提出预期目标及护理措施,并加入到护理计划中。

要点小结

通过完成本学习任务,你应该提升的素质主要是科学严谨的工作态度、团结协作的工作作风、良好的职业认同感;应具备的能力是能够运用护理程序的方法为患者(简单病例)实施护理;应掌握的知识有护理程序的概念、步骤、各步骤的工作任务及注意事项。重点是护理程序的五个步骤及各自的工作任务。

能力检测

一、名词解释

1. 护理程序

2. 护理诊断

二、简答题

1. 护理程序的步骤包括哪些？
2. 护理程序每个步骤的任务是什么？

三、选择题（5个备选答案中可能有1个或1个以上正确答案）

1. 组成护理程序基本框架的理论是（　　）。
   A. 基本需要论　　B. 系统论　　C. 信息交流论　　D. 解决问题论　　E. 方法论
2. 在护理程序中，评估（　　）。
   A. 仅在第一步　　B. 仅在第二步　　C. 仅在第三步　　D. 仅在第四步　　E. 贯穿于全过程
3. 下列资料中属于客观资料的是（　　）。
   A. 皮肤瘙痒　　B. 疼痛加剧　　C. 恶心　　D. 面色苍白　　E. 胸闷
4. 评估患者时，资料来源不包括（　　）。
   A. 患者　　B. 病历　　C. 患者家属
   D. 护士的主观判断　　E. 其他医务人员
5. 护理诊断针对的是（　　）。
   A. 疾病发生的原因　　B. 疾病的病理过程　　C. 疾病的临床表现
   D. 疾病的治疗手段　　E. 患者对疾病的反应
6. 护理诊断的陈述常用PSE公式，其中"E"是指（　　）。
   A. 问题　　B. 相关因素　　C. 症状　　D. 体征　　E. 诊断
7. 黄某，女，患"肺源性心脏病"，在以下护理问题中，你认为应该优先解决的是（　　）。
   A. 焦虑　　B. 便秘　　C. 活动无耐力
   D. 皮肤完整性受损　　E. 清理呼吸道无效
8. 在护理计划中护理目标的主语是（　　）。
   A. 患者　　B. 护士　　C. 家属　　D. 医生　　E. 其他医务人员
9. 李某，右下肢股骨骨折，护士为其制订的护理目标，正确的是（　　）。
   A. 1周内患者能恢复自主行走　　B. 2周后护士可协助患者拄拐杖行走
   C. 帮助患者3个月后达到独立行走　　D. 3个月后患者能独立行走
   E. 3个月后患者骨折部位完全愈合
10. 李某，男，31岁，体温39.8℃，医嘱即刻注射复方氨基比林2 mL。执行此项医嘱属于（　　）。
    A. 独立性的护理措施　　B. 协作性的护理措施　　C. 依赖性的护理措施
    D. 预防性的护理措施　　E. 非护理措施

四、案例与讨论

刘某，男，78岁，在子女陪同下用轮椅入院，医疗诊断："肺炎球菌性肺炎"，主诉：胸疼、咳嗽1周，1天前胸疼加剧、呼吸费力、痰液黏稠不易咳出。查体：T 39.8℃、P 102次/分、R 26次/分、BP 145/89 mmHg。患者神志清楚，情绪紧张，自述"可能过不了这一关了"。

1. 请列出该患者目前主要的护理诊断，并进行排序。
2. 选择其中一个护理诊断，制订护理措施。

五、实践与操作

实践一　填写《患者入院护理评估单》

【实践目的】

（1）能正确收集患者的入院资料。

（2）能正确填写《患者入院护理评估单》。

【实践准备】

1. 学生分组　以组内异质、组间同质的方式，将学生分为若干学习小组，建议每组不超过6

人。

2. 资料准备

(1) 按学生人数准备《患者入院护理评估单》,1份/人。

(2) 准备有关患者入院时的相关资料(或病历)若干份,教师示范时使用1份,每组1份。

3. 角色排练

(1) 每组选一位学生扮演患者,组内其余学生扮演护士,符合护士着装要求,衣帽整洁、仪表端庄。

(2) 扮演患者的学生,熟悉患者的相关资料,通过情景扮演表现患者的角色。

【实践内容及程序】

1. 教师示范　由任课老师和实验老师分别扮演护士和患者,全程示范对新入院患者的资料收集过程及讲解《患者入院护理评估单》的表格填写内容与方法。

2. 学生实践

(1) 收集资料:每小组选一位"护士",一对一收集"患者"资料,其余"护士"在旁观摩、补充。

(2) 填写《患者入院护理评估单》:每位小组成员完成评估单的填写。

3. 教师巡视指导　重点指导:沟通技巧、资料收集的方法、评估单的填写方法。

4. 展示汇报　每小组选派一位代表,在全班展示汇报《患者入院护理评估单》。

5. 师生评价　小组自评、组间评价、教师评价。

【实践评价】

(1) 学习态度端正,有团队协作精神。

(2) 具有爱伤观念,有良好的沟通技巧。

(3) 具有整体护理理念,有评判性思维能力。

(4) 资料收集方法正确、填写方法正确。

实践二　提出患者的护理诊断并排序

【实践目的】

(1) 能说出常用的护理诊断。

(2) 能正确提出患者的主要护理诊断。

(3) 能正确排列出护理诊断的优先顺序。

【实践准备】

1. 学生分组　同实践一。

2. 教学资料准备。

各小组自行准备实践一完成的《患者入院护理评估单》,每人1份。

3. 提前预习　预习教学资料。

【实践内容及程序】

1. 小组讨论

(1) 确定护理诊断:小组根据《患者入院护理评估单》讨论,确定患者目前的护理诊断。

(2) 写出护理诊断:按陈述要求,写出该患者的护理诊断。

(3) 护理诊断排序:根据排序原则,排列护理诊断的优先顺序。

2. 教师巡视指导　重点指导:护理诊断的步骤、陈述方式、排序的原则。

3. 展示汇报　每小组选派一位代表,在全班汇报讨论成果。

4. 师生评价　小组自评、组间评价、教师评价。

【实践评价】

(1) 学习态度端正,有团队协作精神。

(2) 具有良好的沟通交流能力。

(3) 具有整体护理理念,有评判性思维能力。

(4) 护理诊断正确、排序正确。

【附件3-3-1】　　北美护理诊断协会护理诊断(2009—2011)

领域一：健康促进
　　健康维护能力低下
　　自我健康管理无效
　　持家能力障碍
　　有免疫状态改善的趋势
　　忽视自我健康管理
　　有营养改善的趋势
　　家庭执行治疗方案无效
　　有自我健康管理改善的趋势

领域二：营养
　　无效性婴儿喂养型态
　　营养失调：低于机体需要量
　　营养失调：高于机体需要量
　　有营养失调的危险：高于机体需要量
　　吞咽障碍
　　有血糖不稳定的危险
　　新生儿黄疸
　　有肝功能受损的危险
　　有电解质失衡的危险
　　有体液平衡改善的趋势
　　体液不足
　　体液过多
　　有体液不足的危险
　　有体液失衡的危险

领域三：排泄
　　排尿障碍
　　功能性尿失禁
　　溢出性尿失禁
　　反射性尿失禁
　　压力性尿失禁
　　急迫性尿失禁
　　有急迫性尿失禁的危险
　　尿潴留
　　有排尿功能改善的趋势
　　排便失禁
　　便秘
　　感知性便秘
　　有便秘的危险
　　腹泻
　　胃肠动力失调

　　有胃肠动力失调的危险
　　气体交换障碍

领域四：活动/休息
　　失眠
　　睡眠型态紊乱
　　睡眠剥夺
　　有睡眠改善的趋势
　　有废用综合征的危险
　　缺乏娱乐活动
　　久坐的生活方式
　　床上活动障碍
　　躯体活动障碍
　　借助轮椅活动障碍
　　移动能力障碍
　　行走障碍
　　术后康复迟缓
　　能量场紊乱
　　疲乏
　　活动无耐力
　　有活动无耐力的危险
　　有出血的危险
　　低效性呼吸型态
　　心排出量减少
　　外周组织灌注无效
　　有心脏组织灌注不足的危险
　　有脑组织灌注无效的危险
　　有胃肠道灌注无效的危险
　　有肾脏灌注无效的危险
　　有休克的危险
　　自主呼吸障碍
　　呼吸机依赖
　　有自理能力增强的趋势
　　沐浴/卫生自理缺陷
　　穿着/修饰自理缺陷
　　进食自理缺陷
　　如厕自理缺陷

领域五：感知/认知
　　单侧身体忽视
　　环境认知障碍综合征
　　漫游状态

感知觉紊乱
急性意识障碍
慢性意识障碍
有急性意识障碍的危险
知识缺乏
有知识增进的趋势
记忆功能障碍
有决策能力增强的趋势
活动计划无效
语言沟通障碍
有沟通增进的趋势

领域六：自我感知
有个人尊严受损的危险
无望感
自我认同紊乱
有孤独的危险
有能力增强的趋势
无能为力感
有无能为力感的危险
有自我概念改善的趋势
情境性低自尊
长期性低自尊
有情境性低自尊的危险
体像紊乱

领域七：角色关系
照顾者角色紧张
有照顾者角色紧张的危险
养育功能障碍
有养育功能改善的趋势
有养育功能障碍的危险
有依附关系受损的危险
家庭运作过程失常
家庭运作过程改变
有家庭运作过程改善的趋势
母乳喂养有效
母乳喂养无效
母乳喂养中断
父母角色冲突
有关系改善的趋势
无效性角色行为
社会交往障碍

领域八：性
性功能障碍
性生活型态无效
有生育进程改善的趋势
有母体与胎儿双方受干扰的危险

领域九：应对/应激耐受性
创伤后综合征
有创伤后综合征的危险
强暴创伤综合征
迁移应激综合征
有迁移应激综合征的危险
焦虑
对死亡的焦虑
有威胁健康的行为
妥协性家庭应对
无能性家庭应对
防卫性应对
应对无效
社区应对无效
有应对增强的趋势
有社区应对增强的趋势
有家庭应对增强的趋势
无效性否认
恐惧
悲伤
复杂性悲伤
有复杂性悲伤的危险
个人恢复能力障碍
有恢复能力受损的危险
有恢复能力增强的趋势
持续性悲伤
压力负荷过重
自主性反射失调
有自主性反射失调的危险
婴儿行为紊乱
有婴儿行为紊乱的危险
有婴儿行为调节改善的趋势
颅内调适能力降低

领域十：生活准则
有希望增强的趋势
有精神安适增进的趋势

抉择冲突
道德困扰
不依从行为
宗教信仰减弱
有宗教信仰增强的趋势
有宗教信仰减弱的危险
精神困扰
有精神困扰的危险

领域十一：安全/防护
有感染的危险
清理呼吸道无效
有误吸的危险
有婴儿猝死综合征的危险
牙齿受损
有跌倒的危险
有受伤害的危险
有手术期体位性损伤的危险
口腔黏膜受损
有外周神经血管功能障碍的危险
防护能力低下
皮肤完整性受损
有皮肤完整性受损的危险
有窒息的危险
组织完整性受损
有外伤的危险
有血管损伤的危险

自伤
有自伤的危险
有自杀的危险
有对他人施行暴力的危险
有对自己施行暴力的危险
受污染
有受污染的危险
有中毒的危险
乳胶过敏反应
有乳胶过敏反应的危险
有体温失调的危险
体温过高
体温过低
体温调节无效

领域十二：舒适
有舒适增进的趋势
舒适度减弱
恶心
急性疼痛
慢性疼痛
社交孤立

领域十三：生长/发展
成人身心功能衰退
生长发展迟缓
有发展迟缓的危险
有生长比例失调的危险

【附件 3-3-2】 各系统常见的合作性问题

（一）潜在并发症：心/血管系统
1. 局部缺血性溃疡
2. 心排血量减少
3. 心律失常
4. 先天性心脏病
5. 心绞痛
6. 心源性休克
7. 心内膜炎
8. 血容量减少性休克
9. 外周血液灌注量不足
10. 深静脉血栓形成
11. 肺水肿
12. 肺栓塞
13. 高血压
14. 脊髓休克

（二）潜在并发症：呼吸系统
1. 低氧血症
2. 喉头水肿
3. 气胸
4. 肺不张/肺炎
5. 支气管狭窄
6. 胸腔积液
7. 呼吸机依赖性呼吸
8. 呼吸衰竭
9. 肺性脑病

（三）潜在并发症：消化系统（肝脏、胆道）
1. 消化道出血
2. 消化道穿孔

3. 腹水

4. 肝功能衰竭

5. 高胆红素血症

6. 脏器切除术

7. 肝脾大

8. 胆囊穿孔

9. 麻痹性肠梗阻/小肠梗阻

(四) 潜在并发症:肾/泌尿系统

1. 急性尿潴留

2. 肾灌注不足

3. 膀胱穿孔

4. 肾结石

5. 肾性高血压

(五) 潜在并发症:神经/感觉系统

1. 颅内压增高

2. 卒中

3. 癫痫

4. 脊髓神经压迫症

5. 重度抑郁症

6. 脑膜炎

7. 脑神经损伤(特定的)

8. 瘫痪

9. 外周神经损伤

10. 眼压增高

11. 角膜溃疡

12. 神经系统疾病

(六) 潜在并发症:生殖系统

1. 产前出血

2. 早产

3. 妊娠高血压

4. 胎儿窘迫

5. 产后出血

6. 月经过多

7. 月经频繁

8. 梅毒

(七) 潜在并发症:肌肉/骨骼系统

1. 骨质疏松

2. 病理性骨折

3. 关节脱位

4. 腔隙综合征

(八) 潜在并发症:血液系统

1. 贫血

2. 血小板减少症

3. 红细胞增多症

4. 镰状细胞危象

5. 弥散性血管内凝血

(九) 潜在并发症:内分泌/代谢/免疫系统

1. 低血糖/高血糖

2. 负氮平衡

3. 电解质紊乱

4. 甲状腺功能障碍

5. 甲状腺功能减退/甲状腺功能亢进

6. 体温过高(严重的)

7. 体温过低(严重的)

8. 酸中毒(代谢性、呼吸性)

9. 碱中毒(代谢性、呼吸性)

10. 败血症

11. 变态反应

12. 供体组织排斥反应

13. 肾上腺功能不全

14. 免疫缺陷

(十) 潜在并发症:药物治疗副作用

1. 药物治疗的不良反应

2. 肾上腺皮质激素治疗的副作用

3. 抗焦虑药物治疗的副作用

4. 抗心律失常药物治疗的副作用

5. 抗凝血药物治疗的副作用

6. 抗惊厥药物治疗的副作用

7. 抗抑郁药物治疗的副作用

8. 抗高血压药物治疗的副作用

9. β受体阻断药治疗的副作用

10. 钙通道阻滞药治疗的副作用

11. 血管紧张素转移酶抑制剂治疗的副作用

12. 抗肿瘤药物治疗的副作用

13. 抗精神病药物治疗的副作用

(孙天聪)

任务四 培养护士依法执业的意识及能力

 学习目标

> 1. **素质目标**：培养护生的法律素质，使之成为具有综合素质的高级护理人才。
> 2. **能力目标**：能够运用相关医疗卫生法规及护理法知识，正确处理临床护理工作中常见的法律问题，维护服务对象及自身的合法权益。
> 3. **知识目标**：掌握护理法的概念及护理立法的意义；熟悉医疗事故的概念、特征和分级；了解护理立法的基本原则。

【重点难点】

重点：《护士条例》的内容；医疗事故分级；侵权责任划分。

难点：法律意识的建立；护理工作中所涉及法律问题的应对。

行为规范包括法律、政策、纪律、道德和契约等形式，等级不同，其地位和效力各不相同。法律是由国家立法机关制定的行为规范准则，依靠国家强制力调整各种社会关系。法的主要特征是社会共同性、强制性、公正性和稳定性。随着法制的健全，人们的法律意识日益增强，医疗护理工作中遇到的各种纠纷和法律问题越来越多。

学习本任务的主要目标之一，是培养护生建立起依法行医、依法行护的思想和意识体系。因为，临床护理工作中所遇到的越来越多的法律问题，已成为医生、护士面临的一个新的挑战。要胜任临床护理岗位工作要求，很好地完成相应的临床护理工作，护士就必须学法、懂法、守法，并在工作中合理地用法，以保护自己和服务对象的合法权益，避免不必要的医疗、护理纠纷。

一、关于医疗卫生法规

（一）认识医疗卫生法

1. 概念 医疗卫生法是我国法律体系的重要组成部分，是由国家制定或认可，并由国家强制力保证实施的关于医疗卫生方面法律规范的总和。它通过规定、调整和确认人们在医疗卫生和医疗实践活动中各种权利与义务，以保护和发展良好的医疗法律关系和医疗卫生秩序。

2. 医疗卫生法的特点

（1）以保护公民的健康权利为宗旨：医疗卫生法的主要作用是维护公民的健康。通过保证公民享有国家规定的健康权和治疗权，惩治侵犯公民健康权利的违法行为来保护公民的健康。

（2）技术规范和法律相结合：医疗卫生法将防治疾病、保护健康的客观规律加以法律化，使其成为人人必须遵守的规则，以求最大限度地趋利避害。对不遵从医疗卫生法中的医疗卫生技术规范，造成严重后果者，将实行严惩。

（3）调整手段多样化：维护健康是一项非常复杂的工程，涉及复杂的社会关系及一系列技术问题，包括生活环境的状况、防治疾病的技术、爱国卫生运动等。因此，医疗卫生法吸收并利用其他部门的法律，如行政法、民法、刑法等多样化的调节手段。

（二）医疗卫生违法行为及法律责任

1. 医疗卫生违法行为 医疗卫生违法行为是指个人、组织所实施的违反医疗卫生法律、法规的行为。从违反法律的性质看，分为医疗卫生行政违法、民事违法和刑事违法。违法行为由于违反法律规定，侵犯了医疗卫生法律法规所保护的社会和个人利益，就必须承担相应的法律责任。

2. 医疗卫生法律责任 医疗卫生法律责任是指违反医疗卫生法的个人或单位所应承担的、带有强制性的责任。根据违法行为和法律责任的性质及法律责任承担的方式不同，可分为行政责任、民事责任和刑事责任。

（三）医疗事故

1. 概念 医疗事故（medical malpractice）是指医疗机构及其医务人员在医疗活动中，违反医疗卫生管理法律、行政法规、部门规章和诊疗护理规范、常规,过失造成患者人身损害的事故。

2. 医疗事故应具有以下特征

(1) 责任主体:医疗事故的责任主体,必须是经过考核及卫生行政部门批准或承认取得相应资格的各级各类医务人员。

(2) 危害行为:医疗事故中的医务人员在主观上必须有过失,行为人由于疏忽大意和过于自信而不负责任或违反操作规程等造成了患者人身损害。

(3) 危害结果:医疗活动中产生了严重的危害结果,包括患者死亡、残废、组织器官损伤,导致功能障碍等;危害行为和结果之间必须有直接的因果关系。

3. 医疗事故的分级 根据对患者人身造成的损害程度,医疗事故分为四级,其特征如下:

一级医疗事故:造成患者死亡、重度残疾,可分为甲、乙两等。

二级医疗事故:造成患者中度残疾、器官组织损伤导致严重功能障碍的。

三级医疗事故:造成患者轻度残疾、器官组织损伤导致一般功能障碍的。

四级医疗事故:造成患者明显人身损害的其他后果的医疗事故。

4. 下列情形不属于医疗事故 临床医疗、护理工作中常常会遇到不同情形的意外,一旦遇到,护士要保持理智和冷静,搞清楚自己遇到了什么问题,应通过什么途径上报或解决。《医疗事故处理条例》规定,以下情形不属于医疗事故:

(1) 在紧急情况下为抢救垂危患者生命而采取紧急医学措施造成不良后果的。

(2) 在医疗活动中由于患者病情异常或者患者体质特殊而发生医疗意外的。

(3) 在现有医学科学技术条件下,发生无法预料或者不能防范的不良后果的。

(4) 无过错输血感染造成不良后果的。

(5) 因患方原因延误诊疗导致不良后果的。

(6) 因不可抗拒力造成不良后果的。

5. 病历的复印和管理 随着法制观念的逐步深入和普及,越来越多的患者提出复印病历的问题。护士应明白,下列资料患者有权复印:门诊病历、住院日志、体温单、医嘱单、化验单、医学影像检查资料、特殊检查同意书、手术同意书、手术及麻醉记录单、病理资料、护理记录单以及国务院卫生行政部门规定的其他病历资料。医疗机构应提供复印或者复制服务,并在复印或者复制的病历资料上加盖证明印记,复印或者复制病历资料时,应当有患者在场。

6. 医疗事故鉴定和赔偿

(1) 鉴定:《医疗事故处理条例》规定,医疗事故鉴定主体为"医学会";医学会应成立鉴定专家库,鉴定成员从专家库中随机抽取"单数"组成鉴定组,实行合议制;同时执行相关人员回避制度。

(2) 赔偿:一旦发生医疗事故,应考虑医疗事故等级、医疗过失行为在其中的责任、医疗事故损害后果与患者原有状况之间的关系,有相关人员或通过法律途径来进行具体相应的赔偿。

二、关于护理立法

(一) 认识护理法和护理立法

1. 概念 护理法(nursing legislation)是指由国家、地方以及专业团体等颁布的有关护理教育和护理服务的一切法令、法规的总和。护理法中确立了护理的概念、独立性教育制度,规定了护理活动的内容、教师的资格、考试及注册制度、护士的执业及行政处分原则等。它的制定受国家宪法的制约,既包括国家立法机关颁布的护理法规,也包括地方政府的有关法令。

2. 护理立法 护理立法是以法律的形式来限制护士在教育、培训、服务、实践、注册等方面的问题。

新中国成立后,我国先后颁布了有关护理的法规、文件,但发展缓慢。十一届三中全会以后,社会主义法制得到加强,使我国的卫生立法进入了一个新的时期,护理学科的法制建设也得到了加强。1979—2008年,卫生部先后颁发了一系列相关文件:

课堂互动:
以小组为单位,举例说明不同等级医疗事故的特点是什么?想一想,你是否听说过相应的医疗事故的案例?应该从中接受什么教训?

1979年,《卫生技术人员职称及晋升条例(试行)》《关于护理工作的意见》。

1981年,《关于在"卫生技术人员职称及晋升条例(试行)"中增设主管护师职称等几个问题的通知》。

1982年,《医院工作制度》和《医院工作人员职责》,其中明确提出了护理工作制度,对医院各类护理人员的职责也进行了明确规定。

1993年,卫生部颁发《中华人民共和国护士管理办法》。

1997年,《关于进一步加强护理工作的通知》《继续护理学教育试行办法》。

2008年,《中华人民共和国护士条例》。该条例从护士的职业资格、权利、义务、医疗机构的相关职责等多方面对护理工作进行了规定。《中华人民共和国护士条例》从2008年5月12日开始执行。

(二)护理立法的意义

1. 为护士提供最大限度保护和支持 通过护理立法,使护士的地位、作用和职责范围有了法律依据,护士在行使护理工作的权利、义务、职责时,可最大限度地受到法律的保护、国家的支持、人民的尊重,任何人都不可随意侵犯和剥夺。

2. 促进护理教育和护理服务的发展 护理法集中了最先进的法律思想的护理观,为护理人才的培养和护理活动的展开制定了一系列基本标准。这些标准的颁布实施,从法律、制度上保证护士接受正规护理教育及不断接受继续护理教育的权利与义务,使其在知识和技能上持续不断地获得学习和提高,对于护理质量的保证、促进护理教育的发展具有深远的意义。

3. 促进护理管理科学化的进程 通过护理立法制定一系列制度、标准、规范,使繁杂的各种制度、松紧不一的评价方法都统一在这具有权威性的指导纲领之下,使护理管理纳入规范化、标准化、法制化的轨道。

4. 加快护理国际化的步伐 通过护理立法把世界上先进的护理思想、护理理念,科学的护理方法引入到我国的护理事业中,起到指导护理实践、教育、研究的作用,促进护理国际化的进程。

5. 促进护士素质的提高 首先,有利于提高护士的思想道德素质。护理法为护士从事护理实践活动提供了行为准则,护士必须无条件予以遵守,以高度的责任心为服务对象提供最佳的护理服务,保障公民的生命健康权利。其次,有利于提高护士的专业素质。护理法对护士资格、注册、执业范围等以法律的形式进行了规定。这就促使护士不断学习,从而促进了护士自身素质的不断提高。

6. 维护一切护理对象的权利 护理法以保护公民健康为宗旨,明确告示护士和公众各项法律条款,护士必须充分尊重护理对象的各种权利,以保证其生命健康。对不合格的或违反护理实践准则的护理行为,公众有权依据这些条款追究护士的法律责任,从而最大限度地保护护理对象的权利,使护理价值获得充分的体现。

知识链接

护理立法的历史与现状

护理立法始于20世纪初。

1919年英国率先颁布了世界上第一部护理法——《英国护理法》。

1921年荷兰颁布了本国的护理法。

1947年国际护士委员会发表了一系列有关护理立法的专著。

1953年世界卫生组织发表了第一份有关护理立法的研究报告。

1968年国际护士委员会特别成立了一个专家委员会,制定了护理立法史上划时代的纲领性文件《系统制定护理法规的参考指导大纲》(Apropos guide for formulating nursing legislation),为各国护理法必须涉及的内容提供了权威性的指导。

我国护理法隶属于医疗卫生法规的系统,从1979年至2008年卫生部颁布了一系列护理相关法律法规。其中,影响较大的如下。

1993年3月26日颁布了《中华人民共和国护士管理办法》,该法根据我国的实际情况,提出了建立我国护士执业资格考试制度、护士执业许可制度。

1995年6月,全国首次护士执业考试举行,标志着我国护理管理逐步走上了标准化、法制化的管理轨道。

2008年1月,《中华人民共和国护士条例》颁布,并于同年5月12日起实施。

(三) 护理立法的基本原则

1. 宪法是护理立法的最高守则 宪法是我国的根本大法,在法律方面,它有至高无上的权威;在性质上,宪法是指导护理法制定的原则,只有遵循宪法的规定,护理法律才有效,否则便是违宪的,是不合法的。护理法规不能与国家已经颁布的其他任何法律条例有任何冲突。

2. 护理法必须符合本国护理专业的实际情况 法律是各种社会关系的调整者,它的特征决定了法律对护理学科的发展作用是直接的、稳定的和强制的。护理法的制定不仅要借鉴和吸收发达国家护理立法的经验,而且要从本国的文化、经济、政治等方面出发,兼顾全国不同地区护理教育和护理服务发展水平,如果护理法的制定脱离本国实际,必定难以实施,影响法律效力。

3. 护理法要反映科学的现代护理观 近年来,护理学已经形成较为完整的护理理论体系。只有经过正规培训且经过国家护士资格考试合格的护士才有资格从事实际临床护理服务工作。护理法应能反映护理专业的权力性、义务性和技术性的特点,以增强护士的责任感,提高社会效益的合法性。

4. 护理法条款要显示法律特征 护理法与其他法律一样,应具有权威性、强制性的特征,故制定条款的措辞必须准确、精辟、科学、通俗易懂。

5. 护理法要注意国际化趋势 科学的发展、经济的日新月异势必导致法制上的共性,护理法的制定必须站在世界法治文明的高峰,注意国际化趋势,使各条款尽量同国际上的要求相适应。如随着护理服务范围的扩大,从事护理工作的人员越来越多,这就需要对护士的种类、职责范围赋予新的规定;随着人们法律意识的提高,与护理相关的潜在性法律问题也随之增多等。

6. 护理法要维护社会护理活动 国家有关部门应通过立法或制定相应的护理法律法规,创造一个适合社会护理活动发展需要的社会环境,为社会护理需要服务,禁止违法、违反护理行为,保障人民的生命健康。

(四) 护理法的种类和内容

护理法涉及的方面比较广,从入学的护生到从事专科护理实践的护士,从在校培训到任职后的规范化培训、继续教育,从护理教育、医院护理到护理专业团体等均有涉及。不同的内容或程序有不同的护理法规及不同的制定者和颁布者。

1. 护理法的种类 各国现行的护理法规,基本上可以分为以下几大类:

第一类是国家主管部门通过立法机构制定的法律法令。可以是国家卫生法的一个部分,也可以是根据国家卫生基本法制定的护理专业法。

第二类是根据卫生法,由政府或地方主管当局制定的法规。

第三类是政府授权各专业团体自行制定的有关会员资格的认可标准和护理实践的规定、章程、条例等。

除上述三类以外,如劳动法、教育法、职业安全法,乃至医院本身所制定的规章制度,对护理实践也具有重要影响。

2. 护理法的基本内容 护理法的基本内容主要包括总纲、护理教育、护士注册、护理服务等4大部分。

(1) 总纲部分:阐明护理法的法律地位、护理立法的基本目标、立法程序的规定,护理的定义、护理工作的宗旨与人类健康的关系及其社会价值等。

课堂互动:

1. 在小组内晒一晒:你了解多少医疗护理相关法律?列出其名称。

2. 大家一起读一读:《护士条例》《医疗事故处理条例》,你从中得到的启示是什么?

(2)护理教育部分:包括教育种类、教育宗旨、专业设置、编制标准、审批程序、注册和取消注册的标准和程序等,也包括对要求入学的护生的条件、护校学制、课程设置,乃至课时安排计划,考试程序以及护校一整套科学评估的规定等。

(3)护士注册部分:包括有关注册种类、注册机构、本国或非本国护士申请注册的标准和程序,授予从事护理服务的资格或准予注册的标准等详细规定。

(4)护理服务部分:包括护士的分类命名,各类护士的职责范围、权利、义务、管理系统以及各项专业工作规范、各类护士应达到的专业能力标准、护理服务的伦理学问题等,还包括对违反这些规定的护士进行处理的程序和标准等。

三、关于侵权责任法

(一)了解侵权责任法

《中华人民共和国侵权责任法》是为保护民事主体的合法权益,明确侵权责任,预防并制裁侵权行为,促进社会和谐稳定而制定的法律。由第十一届全国人民代表大会常务委员会第十二次会议审议于2009年12月26日通过,自2010年7月1日起实施。

其中第七章明确阐述了医疗损害赔偿的相关规定。而护士与服务对象接触机会更多,所以护士更应该多学习侵权责任法,熟悉其中有关护理安全的规定,注重护理工作中各个环节的安全防范,以此来规范自己的行为,有效地规避护理风险,实现护理质量的可持续改进,更好地维护服务对象及自身的合法权益。

(二)《侵权责任法》有关护理安全的规定

1. 只要有过错、有损害,医疗机构就要承担赔偿责任 损害包括人体损害、物质损害、精神损害。护士查对制度执行不严格或违反操作流程、常规,造成患者人身的损害;对患者的观察不细致、不到位,未能及时发现患者病情变化并给予迅速处理,给患者造成不同程度的损害后果;不能严格遵守交接班制度,未严格执行"三查八对"制度和无菌技术,传染病患者未实施隔离,造成同病室患者损害等,都由医疗机构承担赔偿责任。

2. 经患方签字的告知书、同意书成为必备的法定证据 未向患者说明病情和医疗措施、医疗风险,就是过错。护理行为具有双重性,在帮助患者恢复健康的同时,护理操作又隐含着对患者的侵袭,在操作流程中忽视对患者的有效沟通与告知,从而侵犯了患者的知情权、选择权或隐私权,漠视了患者的权利。如:护士进行导尿、使用约束带等护理措施都需经患者或家属同意,对于经多方解释仍不能接受的护理操作,应当尊重患者或家属的意见并以文字形式记录。

3. 护士违规违法 护士违反法律、行政法规、规章以及其他有关诊疗规范的规定,且患者有损害,推定医疗机构有过错。如:交接班制度不落实,执行医嘱不严格;特殊药物未交代注意事项,未按要求询问病史,造成患者发生不良反应;忽视患者安全,造成坠床、跌倒、自杀及肢体功能障碍等;没有定时观察患者的生命体征、未及时向医生报告患者的病情变化、对医嘱错误理解而用错药或漏执行医嘱、更换液体不及时致使患者发生空气栓塞等,均推定医疗机构有过错。

4. 医疗机构违规违法 医疗机构拒绝提供或隐匿、伪造、篡改、销毁病历,推定医疗机构有过错。如:医疗机构不能提供病历;对"涂改"和"修改"的内容辨认不清而重新抄写;病程记录不规范;时间模糊、医护记录不相符等,均推定医疗机构有过错。

5. 医疗机构及其医务人员应当对患者的隐私保密 泄露患者隐私或者未经患者同意公开其病历资料,造成患者损害的,应当承担侵权责任。如:随意谈论患者隐私造成扩散则应视为侵犯患者的隐私权;操作过程中未注意保护患者隐私部位可导致侵犯隐私权的纠纷;管理不善泄露患者病历资料等。

四、护理工作中常见的法律问题及应对

随着法制的健全,人们法制观念日益增强,医疗护理工作中碰到的纠纷与法律问题越来

多；而且，我国护理立法已被列为国家法制建设的重要内容，这些对护理管理从法学方面又提出了许多新问题。每个合格的护士不仅应该熟知国家法律条文，而且更应明白在自己实际工作中与法律有关的问题，以便自觉地遵纪守法，必要时保护自己的一切合法权益，维护法律的尊严。

这些法律问题中，常见的如下。

（一）侵权行为与犯罪

1. 侵权行为 侵权行为是指民事主体违反民事义务，侵害他人合法权益，依法应当承担民事责任的行为。犯罪是危害社会，触犯国家刑律，应当受到法律惩处的行为。侵权行为可通过民事方式（如调解、赔偿等）来解决，而犯罪则需要受到刑事的惩处。侵权行为可不构成犯罪，但是犯罪必定会使患者的合法权益受到严重侵犯。

2. 护士应注意 护士与患者的接触比其他医务人员更为密切，更应注意侵权行为与犯罪的发生。如：护士不遵守职业道德或无意中泄露了患者隐私，给患者造成了心理障碍，便侵犯了患者的隐私权；实习护士、无证护士单独值班上岗，就形成了非法执业，如果对患者造成了伤害，则会以非法行医罪处理。因此，作为护士应不断学习法律知识，提高法律意识，杜绝在医疗护理活动中的侵权行为和犯罪。

（二）疏忽大意与渎职罪

1. 疏忽大意 疏忽大意是指护士对于自己的行为应当预见可能会发生严重的后果，因疏忽大意而没有预见，给患者造成一定的损失；渎职罪是指护士严重不负责任，以致患者遭受重大损失的行为（比如致死、致残等）。

2. 护士应注意 如：护士因疏忽大意而忘记发药、洗漱水温过高以至烫伤患者等，这些过失给患者带来一定程度的损失和痛苦，但并不严重，只是犯了失职过错，构成一般护理差错。若该护士错给一位未做过青霉素皮试的患者注射了青霉素，而该患者恰好对青霉素过敏，引起过敏性休克致死，则需追究其法律责任，该护士可能被起诉犯有渎职罪。

（三）临床护理记录

1. 临床护理记录 临床护理记录不仅是检查衡量护理质量的重要资料，也是医生观察诊疗效果、调整治疗方案的重要依据。在法律上，也有其不容忽视的重要性。不认真记录，或漏记、错记等均可能导致误诊、误治、引起医疗纠纷，临床护理记录在法律上的重要性，还表现在记录本身也能成为法庭上的证据，若与患者发生了医疗纠纷或与某刑事犯罪有关，此时护理记录，则成为判断医疗纠纷性质的重要依据，或成为侦破某刑事案件的重要线索。因此，在诉讼之前对原始记录进行添删或随意篡改，都是非法的。

2. 护士应注意 《医疗事故处理条例》规定，作为护理证明的护理文件有体温单、护理记录、抢救急危患者时在规定的时间内补写的病历资料原件；因抢救急危患者未能及时书写病历的，有关人员应在抢救结束后 6 h 内据实补写，并加以注明；严禁涂改、伪造、隐匿、销毁或者抢夺病历资料。因此，护士执业时必须充分重视护理记录中的潜在法律问题，并按法律法规办事。

（四）执行医嘱的合法性

医嘱通常是护士对患者施行诊断和治疗措施的依据。一般情况下，护理人虽应一丝不苟地执行医嘱，随意篡改或无故不执行医嘱都属于违规行为。但如发现医嘱有明显的错误，护士有权拒绝执行，并向医生提出质疑和申辩；反之，若明知该医嘱可能给患者造成损害，酿成严重后果，仍照旧执行，护士将与医生共同承担所引起的法律责任。所以护士必须正确认识执行医嘱的法律意义，严格按照规章制度，正确执行医嘱。

1. 护士执行医嘱的法律效应 医嘱是医生拟定治疗、检查等计划的书面嘱咐，也是护士执行治疗等工作的重要依据。护士在执业行为中应当正确执行医嘱，观察患者的身心状态，对患者进行科学的护理。《护士条例》第十七条规定，护士在执业活动中，发现患者病情危急，应当立即通知医师；在紧急情况下为抢救垂危患者生命，应当先行实施必要的紧急救护。护士发现医嘱违反

课堂互动：

1. 在小组内交流一下：你遇到过被侵权的事情吗？那是什么事情？你是如何处理的？结果怎样？

2. 通过这件事情，你有什么想提醒大家的吗？

法律、法规、规章或者诊疗技术规范规定的,应当及时向开具医嘱的医师提出;必要时,应当向该医师所在科室的负责人或者医疗卫生机构负责医疗服务管理的人员报告。

2. 护士须正确执行医嘱　在医嘱转抄、给药、标本采集等工作中,护士严格按照规章制度规范操作,如给药时认真做好三查、七对、一注意,这样可避免差错事故的发生。但是护士如疏忽大意、马虎从事,会造成不良后果。如医嘱:某患者胰岛素 4μ 皮下注射,护士把 4μ 看成 4cc 注入患者体内,结果患者死亡。按《刑法》第三百三十五条规定应处三年以下有期徒刑或者拘役。

如果护士发现医嘱的错误,则有权拒绝执行。如医生强迫要求护士执行,其后果由医生承担。如护士明知有错,或应该预见不良后果,却不反对、不拒绝,只是机械地执行医嘱,由此造成的严重后果,护士与医生一起承担法律责任。

3. 口头医嘱　一般情况下不执行口头医嘱,只在抢救时适用。执行口头医嘱必须符合规程。执行完毕,必须督促医生及时补写。

（五）收礼与受贿

患者康复或得到了护士的精心护理后,出于感激的心理而自愿向护士馈赠少量纪念性礼品,原则上不属于贿赂范畴,但若护士主动向患者索要巨额红包、物品,则是犯了索贿罪。

（六）麻醉药品与物品管理

1. 麻醉药品　麻醉药品主要指的是杜冷丁、吗啡类药物。临床上只用于晚期癌症或术后镇痛等。

2. 护士应注意　护士若将这些药品提供给一些不法分子倒卖或吸毒者自用,则这些行为事实上已构成了参与贩毒、吸毒罪。因此,护理管理者应严格抓好这类药品管理制度的贯彻执行,并经常向有条件接触这类药品的护士进行法律教育。另外,护士还负责保管、使用各种贵重药品、医疗用品、办公用品等,绝不允许利用职务之便,将这些物品占为己有。如占为己有,情节严重者,可被起诉犯盗窃公共财产罪。

（七）护理对象口头遗嘱的处理

1. 口头遗嘱　口头遗嘱是护理对象在意识到自己即将离开人世的临终嘱咐。护理对象出于对护士的信任,需护士作为见证人时,此时护士已进入了涉及法律关系范围内的角色。

2. 护士应注意　护士应明确完成此项工作的程序,即见证人必须为两人及以上,共同目睹或聆听并记录护理对象的遗嘱;见证人当场签名,并证明遗嘱是该护理对象的;护士必须对遗嘱人当时的精神和身体状况做及时、准确的记录,以便日后对遗嘱有争议时,对其实际价值做出公正的鉴定和证明;若护士本人是受惠人,应婉言拒绝。否则应当回避。

（八）出院护理涉及的法律问题

1. 出院情形　护理对象在出院问题上存在着两种情况:①护理对象或家属不顾疾病的恢复程度,强烈要求出院;②护理对象不辞而别。

2. 护士应注意　出现以上两个问题,对前者,应采取说服教育,解释康复后出院的重要性。如护理对象一意孤行,医院不得强行阻止,尊重护理对象的人身自由权、就医自主权。请其在自动出院栏内签名并让护理对象或家属立下责任自负的字据。护士如实做好记录。对后者,护理对象因未付清医疗费用想出院,可暂时限制患者出走,但必须同时向行政、司法部门报告,尽量缩短扣留时间,防止侵犯公民人身自由权。

（九）护生的法律身份

1. 护生身份　《护士条例》第二十一条规定,医疗卫生机构不得允许下列人员在本机构从事诊疗技术规范规定的护理活动:①未取得护士执业证书的人员;②未依照本条例第九条的规定办理执业地点变更手续的护士;③护士执业注册有效期届满未延续执业注册的护士。在教学、综合医院进行护理临床实习的人员应当在护士指导下开展有关工作。即护生没有独立开展护理工作的权利。

2. 护士应注意 护生只能在护士的严密监督和指导下,为患者实施护理。如果在护士的指导下,护生因操作不当给患者造成损害,那么她(或他)可以不负法律责任。但如果未经带教护士批准,擅自独立操作造成了患者的损害,那么她(或他)同样也要承担法律责任,患者有权利要她(或他)做出经济赔偿。所以,护生进入临床实习前,应该明确自己法定的职责范围。

(十)职业保险与法律判决

1. 职业保险 职业保险是指从业者通过定期向保险公司交纳保险费,使其一旦在职业保险范围内突然发生责任事故时,由保险公司承担对受损害者的赔偿。目前世界上大多数国家的护士几乎都参加这种职业责任保险,其优势体现在:①保险公司可在政策范围内为其提供法定代理人,以避免其受法庭审判的影响或减轻法庭的判决;②保险公司可在败诉以后为其支付巨额赔偿金,使其不致因此而造成经济上的损失;③因受损害者能得到及时合适的经济补偿,而减轻自己在道义上的负罪感,较快达到心理平衡。

2. 护士应注意 参加职业保险可被认为是对护士自身利益的一种保护,它虽然并不摆脱护士在护理纠纷或事故中的法律责任,但实际上却可在一定程度上抵消其为该责任所要付出的代价。同时,在职业范围内,护士对她(或他)的患者负有道义上的责任,决不能因护理的错误而造成患者经济损失。参加职业保险也可以为患者提供这样一种保护。医院作为护士的法人代表,对护士所发生的任何护理损害行为,也应负有赔偿责任。当患者控告护士,法庭做出判决时,若医院出面承受这个判决,则对护士的判决常常可以减轻,甚至可以免除。因此,医院也应参加保险,可使护士的职业责任保险效能大为增强。

课堂互动:
思考一下:学习了这些护理工作中可能遇到的法律问题,你是怎么想的?是否做好了执业的准备呢?

要点小结

通过完成本任务学习,同学们在具备较高的道德品质及文化修养的同时,还应该提升法律素质,具备较强的法律意识及依法行护的能力,能正确地运用法律知识有效地应对护理工作中常见的法律问题。应掌握护理法的相关概念及理论知识,重点是学以致用,能在实际工作中运用法律手段捍卫服务对象的利益,维护自身的合法权益。

能力检测

一、名词解释

1. 医疗卫生法
2. 护理法
3. 侵权行为
4. 医疗事故

二、简答题

1. 简述在我国护理立法的意义。
2. 护理立法应遵循哪些基本原则?
3. 在护理实践中应如何保障护理安全,规避护理风险?

三、选择题

A_1型题

1. 护士在执业活动中的表现,以下错误的是( )。

    A. 发现患者病情危急,立即通知医师

    B. 抢救垂危患者时,不能实施紧急救护,必须遵医嘱

    C. 医师不能马上赶到时,护士应当先行实施必要的紧急救护

    D. 发现医嘱违反诊疗技术规范规定,如有必要,向该医师所在科室负责任报告

E. 发现医嘱违反法律、法规、规章或者诊疗技术规范规定,向开具医嘱的医师提出

2. 以下情形中不应撤销护士执业注册的是( )。

A. 非卫生行政部门进行的护士执业注册

B. 以欺骗、贿赂等不正当手段取得的护士执业注册

C. 违反法定程序做出的护士执业注册

D. 护士死亡或丧失行为能力

E. 违反护士管理办法

3. 以下属于医疗事故的是( )。

A. 在紧急情况下为抢救患者生命而采取紧急医学措施造成不良后果

B. 无过错输血感染造成不良后果

C. 药物过敏反应造成不良后果

D. 因病患原因延误导致不良后果

E. 患者行动不慎造成不良后果

4. 关于紧急救护,以下说法不正确的是( )。

A. 遇有患者病情危急时,护士应立即通知医师

B. 医师不能马上赶到时,护士应当先行实施必要的紧急救护

C. 护士实施必要的抢救措施,要避免对患者造成伤害

D. 护士有权独立抢救危重患者

E. 必须依照诊疗技术规范救治患者

5. 护士发现医师医嘱可能存在错误,但仍然执行错误医嘱,对患者造成严重后果,该后果的法律责任承担者是( )。

A. 开写医嘱的医师　　　　　　　　　B. 执行医嘱的护士

C. 医师和护士共同承担　　　　　　　D. 医师和护士无需承担责任

E. 医疗机构承担责任

6. 遵照《医疗事故处理条例》的规定,造成患者中度残疾、器官组织损伤导致严重功能障碍的医疗事故,属于( )。

A. 四级医疗事故　　　　B. 二级医疗事故　　　　C. 三级医疗事故

D. 一级医疗事故　　　　E. 严重医疗事故

7. 《护士条例》的根本宗旨是( )。

A. 维护护士合法权益　　　　　　　　B. 促进护理事业发展,保障医疗安全和人体健康

C. 规范护理行为　　　　　　　　　　D. 稳定护理队伍

E. 保证护理专业性

A_2 型题

8. 为增强法律意识,进行护理与法的教育,请分析下列哪种情况属于犯罪?( )

A. 护士转抄医嘱漏签全名　　　　　　B. 护士未及时记录患者的正常血压

C. 护士把阿托品错发给患者,导致其口干

D. 护士给患者注射胰岛素 40 单位,致患者死亡

E. 护士未及时观察患者的伤口

9. 护生小刘工作积极,当有患者需要输血时,她准备一人完成操作,带教老师及时阻止她的行为,其主要原因是( )。

A. 护生无独立操作的权利　　　　　　B. 护生不被患者接受

C. 护生技能差　　　　　　　　　　　D. 带教老师不信任学生

E. 带教老师体谅学生的辛苦

10. 护士未给患者做皮试即注射青霉素,要分清犯罪与侵权主要看( )。

A. 家属是否起诉　　　　B. 单位领导法律意识　　　　C. 护士的态度

D. 注射的量　　　　　　　　E. 行为的目的与结果

A_3 型/A_4 型题

(11~13题共用题干)

某医院为刚工作的新护士进行法律意识岗前培训,涉及的问题有以下几方面,请正确回答。

11. 护理立法的最高守则是(　　)。
A. 符合国情原则　　　　B. 反映时代特征　　　　C. 国际化原则
D. 维护社会护理活动　　E. 符合宪法

12. 护士法规定了护士的主要任务是(　　)。
A. 治病救人　　　　　　B. 发展护理教育　　　　C. 维护护士权益
D. 提高道德水平　　　　E. 促进护理科学发展

13. 在护理工作中,当遇到行为规范、低级法律、高级法律三者间不一致时应(　　)。
A. 以高级法律为准　　　B. 以行为规范为准　　　C. 回避
D. 以低级法律为准　　　E. 见机行事

(14~15题共用题干)

张某,女,38岁,因尿路感染,医嘱"庆大霉素8万单位,Bid,IM"。

14. 早班护士小林接到医嘱后,没有及时执行,中班护士小郭上班后,经核对医嘱才发现,小林的行为是(　　)。
A. 侵权　　B. 犯罪　　C. 无过错　　D. 渎职罪　　E. 事故

15. 之后,小林抽吸好庆大霉素8万单位给张某进行注射时,患者反映,儿时曾用庆大霉素导致听力下降,此时护士小林应该(　　)。
A. 减少注射量　　　　　B. 严格执行医嘱　　　　C. 由患者决定
D. 改为口服　　　　　　E. 向医生汇报,建议换药

四、案例与讨论

【案例1】 一位慢性阻塞性肺疾病急性加重期患者,查血 Na:150 mmol/L。医嘱予温开水500 mL以50 mL/h速度经静脉泵入。当班护士是一位刚毕业的小护士,在没有看清医嘱的情况下,武断地认为医生下医嘱有他的道理,"温开水可以经静脉给药"。并将温开水经静脉给患者泵入。恰好被巡视病房的另一位护士发现,及时制止,并向医生核实,原来医生误将"经胃管泵入"写成"经静脉泵入"。最终没有造成严重的后果。

【案例2】 上海某医院有一值班护士,在给一位第二天做子宫切除术的患者清洁灌肠配制灌肠液时,只看到塑料口袋上最末一个"钠"字,就把亚硝酸钠当做"氯化钠"随手抓几把放在了灌肠桶内,并给该患者灌了进去。随后,该患者呼吸急促,经抢救无效死亡。

【案例3】 患儿,女,3岁,因吃西瓜时边谈笑边吃,发生呛咳,呼吸困难,于1994年8月2日22时35分入某院急诊就诊。值班护士陈某询问病史后,见患儿似无呼吸困难,则查看了咽部,并留观了30 min后告诉患儿家属:"现在患儿没什么关系,如再有情况,明天上午来医院专科门诊就诊。"3日凌晨2时许,患儿又出现呼吸困难,并有四肢抽搐,其父母于2时30分携儿再次来院就诊,经值班医生检查,患儿呼吸、心跳已停止,双侧瞳孔扩大,抢救无效死亡。

【案例4】 一患者因吞咽困难,饮水呛咳,不能进食,出现严重的电解质紊乱、脱水、糖尿病酮症酸中毒、延髓性麻痹,并有肺部感染、脑梗死。上午主管医生医嘱给予留置胃管及鼻饲饮食,当班护士两次插管不成功,并向医生汇报,给予停插。但下午患者仍然不能饮水及口服药物,在经得家属同意后给予留置胃管,但在插胃管时因刺激迷走神经兴奋,引起心跳、呼吸骤停,经抢救无效死亡。

【案例5】 患者,女,42岁,因肺部感染入院,入院后护士遵医嘱给予患者静脉注射0.9%NS 20 mL+菌必治1 g。护士在执行推药时,给患者及家属介绍说这是消炎药,当时患者及家属没有异议,但在执行注射过程中患者出现大汗淋漓、四肢湿冷、脸色苍白、口唇发绀,即予停止推注,立即通知医生,并配合医生进行一系列抢救措施,最终患者因过敏性休克经抢救无效死亡。

附:本任务附件

【附件 3-4-1】 中华人民共和国护士条例

中华人民共和国国务院令

第 517 号

《护士条例》已经 2008 年 1 月 23 日国务院第 206 次常务会议通过,现予公布,自 2008 年 5 月 12 日起施行。

总理 温家宝

二〇〇八年一月三十一日

护士条例

第一章 总则

第一条 为了维护护士的合法权益,规范护理行为,促进护理事业发展,保障医疗安全和人体健康,制定本条例。

第二条 本条例所称护士,是指经执业注册取得护士执业证书,依照本条例规定从事护理活动,履行保护生命、减轻痛苦、增进健康职责的卫生技术人员。

第三条 护士人格尊严、人身安全不受侵犯。护士依法履行职责,受法律保护。

全社会应当尊重护士。

第四条 国务院有关部门、县级以上地方人民政府及其有关部门以及乡(镇)人民政府应当采取措施,改善护士的工作条件,保障护士待遇,加强护士队伍建设,促进护理事业健康发展。

国务院有关部门和县级以上地方人民政府应当采取措施,鼓励护士到农村、基层医疗卫生机构工作。

第五条 国务院卫生主管部门负责全国的护士监督管理工作。

县级以上地方人民政府卫生主管部门负责本行政区域的护士监督管理工作。

第六条 国务院有关部门对在护理工作中做出杰出贡献的护士,应当授予全国卫生系统先进工作者荣誉称号或者颁发白求恩奖章,受到表彰、奖励的护士享受省部级劳动模范、先进工作者待遇;对长期从事护理工作的护士应当颁发荣誉证书。具体办法由国务院有关部门制定。

县级以上地方人民政府及其有关部门对本行政区域内做出突出贡献的护士,按照省、自治区、直辖市人民政府的有关规定给予表彰、奖励。

第二章 执业注册

第七条 护士执业,应当经执业注册取得护士执业证书。

申请护士执业注册,应当具备下列条件:

(一)具有完全民事行为能力;

(二)在中等职业学校、高等学校完成国务院教育主管部门和国务院卫生主管部门规定的普通全日制 3 年以上的护理、助产专业课程学习,包括在教学、综合医院完成 8 个月以上护理临床实习,并取得相应学历证书;

(三)通过国务院卫生主管部门组织的护士执业资格考试;

(四)符合国务院卫生主管部门规定的健康标准。

护士执业注册申请,应当自通过护士执业资格考试之日起 3 年内提出;逾期提出申请的,除应当具备前款第(一)项、第(二)项和第(四)项规定条件外,还应当在符合国务院卫生主管部门规定条件的医疗卫生机构接受 3 个月临床护理培训并考核合格。

护士执业资格考试办法由国务院卫生主管部门会同国务院人事部门制定。

第八条 申请护士执业注册的,应当向拟执业地省、自治区、直辖市人民政府卫生主管部门提出申请。收到申请的卫生主管部门应当自收到申请之日起 20 个工作日内做出决定,对具备本条例规定条件的,准予注册,并发给护士执业证书;对不具备本条例规定条件的,不予注册,并书面说明理由。

护士执业注册有效期为5年。

第九条 护士在其执业注册有效期内变更执业地点的,应当向拟执业地省、自治区、直辖市人民政府卫生主管部门报告。收到报告的卫生主管部门应当自收到报告之日起7个工作日内为其办理变更手续。护士跨省、自治区、直辖市变更执业地点的,收到报告的卫生主管部门还应当向其原执业地省、自治区、直辖市人民政府卫生主管部门通报。

第十条 护士执业注册有效期届满需要继续执业的,应当在护士执业注册有效期届满前30日向执业地省、自治区、直辖市人民政府卫生主管部门申请延续注册。收到申请的卫生主管部门对具备本条例规定条件的,准予延续,延续执业注册有效期为5年;对不具备本条例规定条件的,不予延续,并书面说明理由。

护士有行政许可法规定的应当予以注销执业注册情形的,原注册部门应当依照行政许可法的规定注销其执业注册。

第十一条 县级以上地方人民政府卫生主管部门应当建立本行政区域的护士执业良好记录和不良记录,并将该记录记入护士执业信息系统。

护士执业良好记录包括护士受到的表彰、奖励以及完成政府指令性任务的情况等内容。护士执业不良记录包括护士因违反本条例以及其他卫生管理法律、法规、规章或者诊疗技术规范的规定受到行政处罚、处分的情况等内容。

第三章 权利和义务

第十二条 护士执业,有按照国家有关规定获取工资报酬、享受福利待遇、参加社会保险的权利。任何单位或者个人不得克扣护士工资,降低或者取消护士福利等待遇。

第十三条 护士执业,有获得与其所从事的护理工作相适应的卫生防护、医疗保健服务的权利。从事直接接触有毒有害物质、有感染传染病危险工作的护士,有依照有关法律、行政法规的规定接受职业健康监护的权利;患职业病的,有依照有关法律、行政法规的规定获得赔偿的权利。

第十四条 护士有按照国家有关规定获得与本人业务能力和学术水平相应的专业技术职务、职称的权利;有参加专业培训、从事学术研究和交流、参加行业协会和专业学术团体的权利。

第十五条 护士有获得疾病诊疗、护理相关信息的权利和其他与履行护理职责相关的权利,可以对医疗卫生机构和卫生主管部门的工作提出意见和建议。

第十六条 护士执业,应当遵守法律、法规、规章和诊疗技术规范的规定。

第十七条 护士在执业活动中,发现患者病情危急,应当立即通知医师;在紧急情况下为抢救垂危患者生命,应当先行实施必要的紧急救护。

护士发现医嘱违反法律、法规、规章或者诊疗技术规范规定的,应当及时向开具医嘱的医师提出;必要时,应当向该医师所在科室的负责人或者医疗卫生机构负责医疗服务管理的人员报告。

第十八条 护士应当尊重、关心、爱护患者,保护患者的隐私。

第十九条 护士有义务参与公共卫生和疾病预防控制工作。发生自然灾害、公共卫生事件等严重威胁公众生命健康的突发事件,护士应当服从县级以上人民政府卫生主管部门或者所在医疗卫生机构的安排,参加医疗救护。

第四章 医疗卫生机构的职责

第二十条 医疗卫生机构配备护士的数量不得低于国务院卫生主管部门规定的护士配备标准。

第二十一条 医疗卫生机构不得允许下列人员在本机构从事诊疗技术规范规定的护理活动:

(一)未取得护士执业证书的人员;

(二)未依照本条例第九条的规定办理执业地点变更手续的护士;

(三)护士执业注册有效期届满未延续执业注册的护士。

在教学、综合医院进行护理临床实习的人员应当在护士指导下开展有关工作。

第二十二条　医疗卫生机构应当为护士提供卫生防护用品,并采取有效的卫生防护措施和医疗保健措施。

第二十三条　医疗卫生机构应当执行国家有关工资、福利待遇等规定,按照国家有关规定为在本机构从事护理工作的护士足额缴纳社会保险费用,保障护士的合法权益。

对在艰苦边远地区工作,或者从事直接接触有毒有害物质、有感染传染病危险工作的护士,所在医疗卫生机构应当按照国家有关规定给予津贴。

第二十四条　医疗卫生机构应当制定、实施本机构护士在职培训计划,并保证护士接受培训。

护士培训应当注重新知识、新技术的应用;根据临床专科护理发展和专科护理岗位的需要,开展对护士的专科护理培训。

第二十五条　医疗卫生机构应当按照国务院卫生主管部门的规定,设置专门机构或者配备专(兼)职人员负责护理管理工作。

第二十六条　医疗卫生机构应当建立护士岗位责任制并进行监督检查。

护士因不履行职责或者违反职业道德受到投诉的,其所在医疗卫生机构应当进行调查。经查证属实的,医疗卫生机构应当对护士做出处理,并将调查处理情况告知投诉人。

第五章　法律责任

第二十七条　卫生主管部门的工作人员未依照本条例规定履行职责,在护士监督管理工作中滥用职权、徇私舞弊,或者有其他失职、渎职行为的,依法给予处分;构成犯罪的,依法追究刑事责任。

第二十八条　医疗卫生机构有下列情形之一的,由县级以上地方人民政府卫生主管部门依据职责分工责令限期改正,给予警告;逾期不改正的,根据国务院卫生主管部门规定的护士配备标准和在医疗卫生机构合法执业的护士数量核减其诊疗科目,或者暂停其6个月以上1年以下执业活动;国家举办的医疗卫生机构有下列情形之一、情节严重的,还应当对负有责任的主管人员和其他直接责任人员依法给予处分:

(一)违反本条例规定,护士的配备数量低于国务院卫生主管部门规定的护士配备标准的;

(二)允许未取得护士执业证书的人员或者允许未依照本条例规定办理执业地点变更手续、延续执业注册有效期的护士在本机构从事诊疗技术规范规定的护理活动的。

第二十九条　医疗卫生机构有下列情形之一的,依照有关法律、行政法规的规定给予处罚;国家举办的医疗卫生机构有下列情形之一、情节严重的,还应当对负有责任的主管人员和其他直接责任人员依法给予处分:

(一)未执行国家有关工资、福利待遇等规定的;

(二)对在本机构从事护理工作的护士,未按照国家有关规定足额缴纳社会保险费用的;

(三)未为护士提供卫生防护用品,或者未采取有效的卫生防护措施、医疗保健措施的;

(四)对在艰苦边远地区工作,或者从事直接接触有毒有害物质、有感染传染病危险工作的护士,未按照国家有关规定给予津贴的。

第三十条　医疗卫生机构有下列情形之一的,由县级以上地方人民政府卫生主管部门依据职责分工责令限期改正,给予警告:

(一)未制定、实施本机构护士在职培训计划或者未保证护士接受培训的;

(二)未依照本条例规定履行护士管理职责的。

第三十一条　护士在执业活动中有下列情形之一的,由县级以上地方人民政府卫生主管部门依据职责分工责令改正,给予警告;情节严重的,暂停其6个月以上1年以下执业活动,直至由原发证部门吊销其护士执业证书:

(一)发现患者病情危急未立即通知医师的;

(二)发现医嘱违反法律、法规、规章或者诊疗技术规范的规定,未依照本条例第十七条的规定提出或者报告的;

(三)泄露患者隐私的;

(四)发生自然灾害、公共卫生事件等严重威胁公众生命健康的突发事件,不服从安排参加医疗救护的。

护士在执业活动中造成医疗事故的,依照医疗事故处理的有关规定承担法律责任。

第三十二条 护士被吊销执业证书的,自执业证书被吊销之日起2年内不得申请执业注册。

第三十三条 扰乱医疗秩序,阻碍护士依法开展执业活动,侮辱、威胁、殴打护士,或者有其他侵犯护士合法权益行为的,由公安机关依照治安管理处罚法的规定给予处罚;构成犯罪的,依法追究刑事责任。

第六章 附则

第三十四条 本条例施行前按照国家有关规定已经取得护士执业证书或者护理专业技术职称、从事护理活动的人员,经执业地省、自治区、直辖市人民政府卫生主管部门审核合格,换领护士执业证书。

本条例施行前,尚未达到护士配备标准的医疗卫生机构,应当按照国务院卫生主管部门规定的实施步骤,自本条例施行之日起3年内达到护士配备标准。

第三十五条 本条例自2008年5月12日起施行。

【附件3-4-2】 护士执业注册管理办法

中华人民共和国卫生部令

第59号

《护士执业注册管理办法》已于2008年5月4日经卫生部部务会议讨论通过,现予以发布,自2008年5月12日起施行。

部长 陈竺

二〇〇八年五月六日

护士执业注册管理办法

第一条 为了规范护士执业注册管理,根据《护士条例》,制定本办法。

第二条 护士经执业注册取得《护士执业证书》后,方可按照注册的执业地点从事护理工作。未经执业注册取得《护士执业证书》者,不得从事诊疗技术规范规定的护理活动。

第三条 卫生部负责全国护士执业注册监督管理工作。

省、自治区、直辖市人民政府卫生行政部门是护士执业注册的主管部门,负责本行政区域的护士执业注册管理工作。

第四条 省、自治区、直辖市人民政府卫生行政部门结合本行政区域的实际情况,制定护士执业注册工作的具体办法,并报卫生部备案。

第五条 申请护士执业注册,应当具备下列条件:

(一)具有完全民事行为能力;

(二)在中等职业学校、高等学校完成教育部和卫生部规定的普通全日制3年以上的护理、助产专业课程学习,包括在教学、综合医院完成8个月以上护理临床实习,并取得相应学历证书;

(三)通过卫生部组织的护士执业资格考试;

(四)符合本办法第六条规定的健康标准。

第六条 申请护士执业注册,应当符合下列健康标准:

(一)无精神病史;

(二)无色盲、色弱、双耳听力障碍;

(三)无影响履行护理职责的疾病、残疾或者功能障碍。

第七条 申请护士执业注册,应当提交下列材料:

(一)护士执业注册申请审核表;

(二)申请人身份证明;

（三）申请人学历证书及专业学习中的临床实习证明；

（四）护士执业资格考试成绩合格证明；

（五）省、自治区、直辖市人民政府卫生行政部门指定的医疗机构出具的申请人6个月内健康体检证明；

（六）医疗卫生机构拟聘用的相关材料。

第八条　卫生行政部门应当自受理申请之日起20个工作日内，对申请人提交的材料进行审核。审核合格的，准予注册，发给《护士执业证书》；对不符合规定条件的，不予注册，并书面说明理由。

《护士执业证书》上应当注明护士的姓名、性别、出生日期等个人信息及证书编号、注册日期和执业地点。

《护士执业证书》由卫生部统一印制。

第九条　护士执业注册申请，应当自通过护士执业资格考试之日起3年内提出；逾期提出申请的，除本办法第七条规定的材料外，还应当提交在省、自治区、直辖市人民政府卫生行政部门规定的教学、综合医院接受3个月临床护理培训并考核合格的证明。

第十条　护士执业注册有效期为5年。护士执业注册有效期届满需要继续执业的，应当在有效期届满前30日，向原注册部门申请延续注册。

第十一条　护士申请延续注册，应当提交下列材料：

（一）护士延续注册申请审核表；

（二）申请人的《护士执业证书》；

（三）省、自治区、直辖市人民政府卫生行政部门指定的医疗机构出具的申请人6个月内健康体检证明。

第十二条　注册部门自受理延续注册申请之日起20日内进行审核。审核合格的，予以延续注册。

第十三条　有下列情形之一的，不予延续注册：

（一）不符合本办法第六条规定的健康标准的；

（二）被处暂停执业活动处罚期限未满的。

第十四条　医疗卫生机构可以为本机构聘用的护士集体申请办理护士执业注册和延续注册。

第十五条　有下列情形之一的，拟在医疗卫生机构执业时，应当重新申请注册：

（一）注册有效期届满未延续注册的；

（二）受吊销《护士执业证书》处罚，自吊销之日起满2年的。

重新申请注册的，按照本办法第七条的规定提交材料；中断护理执业活动超过3年的，还应当提交在省、自治区、直辖市人民政府卫生行政部门规定的教学、综合医院接受3个月临床护理培训并考核合格的证明。

第十六条　护士在其执业注册有效期内变更执业地点等注册项目，应当办理变更注册。

但承担卫生行政部门交办或者批准的任务以及履行医疗卫生机构职责的护理活动，包括经医疗卫生机构批准的进修、学术交流等除外。

第十七条　护士在其执业注册有效期内变更执业地点的，应当向拟执业地注册主管部门报告，并提交下列材料：

（一）护士变更注册申请审核表；

（二）申请人的《护士执业证书》。

注册部门应当自受理之日起7个工作日内为其办理变更手续。

护士跨省、自治区、直辖市变更执业地点的，收到报告的注册部门还应当向其原执业地注册部门通报。

省、自治区、直辖市人民政府卫生行政部门应当通过护士执业注册信息系统，为护士变更注册提供便利。

第十八条　护士执业注册后有下列情形之一的,原注册部门办理注销执业注册:

(一)注册有效期届满未延续注册;

(二)受吊销《护士执业证书》处罚;

(三)护士死亡或者丧失民事行为能力。

第十九条　卫生行政部门实施护士执业注册,有下列情形之一的,由其上级卫生行政部门或者监察机关责令改正,对直接负责的主管人员或者其他直接责任人员依法给予行政处分:

(一)对不符合护士执业注册条件者准予护士执业注册的;

(二)对符合护士执业注册条件者不予护士执业注册的。

第二十条　护士执业注册申请人隐瞒有关情况或者提供虚假材料申请护士执业注册的,卫生行政部门不予受理或者不予护士执业注册,并给予警告;已经注册的,应当撤销注册。

第二十一条　在内地完成护理、助产专业学习的香港、澳门特别行政区及台湾地区人员,符合本办法第五条、第六条、第七条规定的,可以申请护士执业注册。

第二十二条　计划生育技术服务机构护士的执业注册管理适用本办法的规定。

第二十三条　本办法下列用语的含义:

教学医院,是指与中等职业学校、高等学校有承担护理临床实习任务的合同关系,并能够按照护理临床实习教学计划完成教学任务的医院。

综合医院,是指依照《医疗机构管理条例》、《医疗机构基本标准》的规定,符合综合医院基本标准的医院。

第二十四条　本办法自 2008 年 5 月 12 日起施行。

【附件 3-4-3】　　医疗事故处理条例

中华人民共和国国务院令

第 351 号

《医疗事故处理条例》已经 2002 年 2 月 20 日国务院第 55 次常务会议通过,现予公布,自 2002 年 9 月 1 日起施行。

总理　朱镕基

二○○二年四月四日

医疗事故处理条例

第一章　总则

第一条　为了正确处理医疗事故,保护患者和医疗机构及其医务人员的合法权益,维护医疗秩序,保障医疗安全,促进医学科学的发展,制定本条例。

第二条　本条例所称医疗事故,是指医疗机构及其医务人员在医疗活动中,违反医疗卫生管理法律、行政法规、部门规章和诊疗护理规范、常规,过失造成患者人身损害的事故。

第三条　处理医疗事故,应当遵循公开、公平、公正、及时、便民的原则,坚持实事求是的科学态度,做到事实清楚、定性正确、责任明确、处理恰当。

第四条　根据对患者人身造成的损害程度,医疗事故分为四级:

一级医疗事故:造成患者死亡、重度残疾的;

二级医疗事故:造成患者中度残疾、器官组织损伤导致严重功能障碍的;

三级医疗事故:造成患者轻度残疾、器官组织损伤导致一般功能障碍的;

四级医疗事故:造成患者明显人身损害的其他后果的。

具体分级标准由国务院卫生行政部门制定。

第二章　医疗事故的预防与处置

第五条　医疗机构及其医务人员在医疗活动中,必须严格遵守医疗卫生管理法律、行政法规、部门规章和诊疗护理规范、常规,恪守医疗服务职业道德。

第六条　医疗机构应当对其医务人员进行医疗卫生管理法律、行政法规、部门规章和诊疗护理规范、常规的培训和医疗服务职业道德教育。

第七条 医疗机构应当设置医疗服务质量监控部门或者配备专(兼)职人员,具体负责监督本医疗机构的医务人员的医疗服务工作,检查医务人员执业情况,接受患者对医疗服务的投诉,向其提供咨询服务。

第八条 医疗机构应当按照国务院卫生行政部门规定的要求,书写并妥善保管病历资料。

因抢救急危患者,未能及时书写病历的,有关医务人员应当在抢救结束后6小时内据实补记,并加以注明。

第九条 严禁涂改、伪造、隐匿、销毁或者抢夺病历资料。

第十条 患者有权复印或者复制其门诊病历、住院志、体温单、医嘱单、化验单(检验报告)、医学影像检查资料、特殊检查同意书、手术同意书、手术及麻醉记录单、病理资料、护理记录以及国务院卫生行政部门规定的其他病历资料。

患者依照前款规定要求复印或者复制病历资料的,医疗机构应当提供复印或者复制服务并在复印或者复制的病历资料上加盖证明印记。复印或者复制病历资料时,应当有患者在场。

医疗机构应患者的要求,为其复印或者复制病历资料,可以按照规定收取工本费。具体收费标准由省、自治区、直辖市人民政府价格主管部门会同同级卫生行政部门规定。

第十一条 在医疗活动中,医疗机构及其医务人员应当将患者的病情、医疗措施、医疗风险等如实告知患者,及时解答其咨询;但是,应当避免对患者产生不利后果。

第十二条 医疗机构应当制定防范、处理医疗事故的预案,预防医疗事故的发生,减轻医疗事故的损害。

第十三条 医务人员在医疗活动中发生或者发现医疗事故、可能引起医疗事故的医疗过失行为或者发生医疗事故争议的,应当立即向所在科室负责人报告,科室负责人应当及时向本医疗机构负责医疗服务质量监控的部门或者专(兼)职人员报告;负责医疗服务质量监控的部门或者专(兼)职人员接到报告后,应当立即进行调查、核实,将有关情况如实向本医疗机构的负责人报告,并向患者通报、解释。

第十四条 发生医疗事故的,医疗机构应当按照规定向所在地卫生行政部门报告。

发生下列重大医疗过失行为的,医疗机构应当在12小时内向所在地卫生行政部门报告:

(一) 导致患者死亡或者可能为二级以上的医疗事故;

(二) 导致3人以上人身损害后果;

(三) 国务院卫生行政部门和省、自治区、直辖市人民政府卫生行政部门规定的其他情形。

第十五条 发生或者发现医疗过失行为,医疗机构及其医务人员应当立即采取有效措施,避免或者减轻对患者身体健康的损害,防止损害扩大。

第十六条 发生医疗事故争议时,死亡病例讨论记录、疑难病例讨论记录、上级医师查房记录、会诊意见、病程记录应当在医患双方在场的情况下封存和启封。封存的病历资料可以是复印件,由医疗机构保管。

第十七条 疑似输液、输血、注射、药物等引起不良后果的,医患双方应当共同对现场实物进行封存和启封,封存的现场实物由医疗机构保管;需要检验的,应当由双方共同指定的、依法具有检验资格的检验机构进行检验;双方无法共同指定时,由卫生行政部门指定。

疑似输血引起不良后果,需要对血液进行封存保留的,医疗机构应当通知提供该血液的采供血机构派员到场。

第十八条 患者死亡,医患双方当事人不能确定死因或者对死因有异议的,应当在患者死亡后48小时内进行尸检;具备尸体冻存条件的,可以延长至7日。尸检应当经死者近亲属同意并签字。

尸检应当由按照国家有关规定取得相应资格的机构和病理解剖专业技术人员进行。承担尸检任务的机构和病理解剖专业技术人员有进行尸检的义务。

医疗事故争议双方当事人可以请法医病理学人员参加尸检,也可以委派代表观察尸检过程。

拒绝或者拖延尸检,超过规定时间,影响对死因判定的,由拒绝或者拖延的一方承担责任。

第十九条 患者在医疗机构内死亡的,尸体应当立即移放太平间。死者尸体存放时间一般不得超过2周。逾期不处理的尸体,经医疗机构所在地卫生行政部门批准,并报经同级公安部门备案后,由医疗机构按照规定进行处理。

第三章 医疗事故的技术鉴定

第二十条 卫生行政部门接到医疗机构关于重大医疗过失行为的报告或者医疗事故争议当事人要求处理医疗事故争议的申请后,对需要进行医疗事故技术鉴定的,应当交由负责医疗事故技术鉴定工作的医学会组织鉴定;医患双方协商解决医疗事故争议,需要进行医疗事故技术鉴定的,由双方当事人共同委托负责医疗事故技术鉴定工作的医学会组织鉴定。

第二十一条 设区的市级地方医学会和省、自治区、直辖市直接管辖的县(市)地方医学会负责组织首次医疗事故技术鉴定工作。省、自治区、直辖市地方医学会负责组织再次鉴定工作。

必要时,中华医学会可以组织疑难、复杂并在全国有重大影响的医疗事故争议的技术鉴定工作。

第二十二条 当事人对首次医疗事故技术鉴定结论不服的,可以自收到首次鉴定结论之日起15日内向医疗机构所在地卫生行政部门提出再次鉴定的申请。

第二十三条 负责组织医疗事故技术鉴定工作的医学会应当建立专家库。

专家库由具备下列条件的医疗卫生专业技术人员组成:

(一)有良好的业务素质和执业品德;

(二)受聘于医疗卫生机构或者医学教学、科研机构并担任相应专业高级技术职务3年以上。

符合前款第(一)项规定条件并具备高级技术任职资格的法医可以受聘进入专家库。

负责组织医疗事故技术鉴定工作的医学会依照本条例规定聘请医疗卫生专业技术人员和法医进入专家库,可以不受行政区域的限制。

第二十四条 医疗事故技术鉴定,由负责组织医疗事故技术鉴定工作的医学会组织专家鉴定组进行。

参加医疗事故技术鉴定的相关专业的专家,由医患双方在医学会主持下从专家库中随机抽取。在特殊情况下,医学会根据医疗事故技术鉴定工作的需要,可以组织医患双方在其他医学会建立的专家库中随机抽取相关专业的专家参加鉴定或者函件咨询。

符合本条例第二十三条规定条件的医疗卫生专业技术人员和法医有义务受聘进入专家库,并承担医疗事故技术鉴定工作。

第二十五条 专家鉴定组进行医疗事故技术鉴定,实行合议制。专家鉴定组人数为单数,涉及的主要学科的专家一般不得少于鉴定组成员的二分之一;涉及死因、伤残等级鉴定的,并应当从专家库中随机抽取法医参加专家鉴定组。

第二十六条 专家鉴定组成员有下列情形之一的,应当回避,当事人也可以以口头或者书面的方式申请其回避:

(一)是医疗事故争议当事人或者当事人的近亲属的;

(二)与医疗事故争议有利害关系的;

(三)与医疗事故争议当事人有其他关系,可能影响公正鉴定的。

第二十七条 专家鉴定组依照医疗卫生管理法律、行政法规、部门规章和诊疗护理规范、常规,运用医学科学原理和专业知识,独立进行医疗事故技术鉴定,对医疗事故进行鉴别和判定,为处理医疗事故争议提供医学依据。

任何单位或者个人不得干扰医疗事故技术鉴定工作,不得威胁、利诱、辱骂、殴打专家鉴定组成员。

专家鉴定组成员不得接受双方当事人的财物或者其他利益。

第二十八条 负责组织医疗事故技术鉴定工作的医学会应当自受理医疗事故技术鉴定之日起5日内通知医疗事故争议双方当事人提交进行医疗事故技术鉴定所需的材料。

当事人应当自收到医学会的通知之日起 10 日内提交有关医疗事故技术鉴定的材料、书面陈述及答辩。医疗机构提交的有关医疗事故技术鉴定的材料应当包括下列内容：

（一）住院患者的病程记录、死亡病例讨论记录、疑难病例讨论记录、会诊意见、上级医师查房记录等病历资料原件；

（二）住院患者的住院志、体温单、医嘱单、化验单（检验报告）、医学影像检查资料、特殊检查同意书、手术同意书、手术及麻醉记录单、病理资料、护理记录等病历资料原件；

（三）抢救急危患者，在规定时间内补记的病历资料原件；

（四）封存保留的输液、注射用物品和血液、药物等实物，或者依法具有检验资格的检验机构对这些物品、实物作出的检验报告；

（五）与医疗事故技术鉴定有关的其他材料。

在医疗机构建有病历档案的门诊、急诊患者，其病历资料由医疗机构提供；没有在医疗机构建立病历档案的，由患者提供。

医患双方应当依照本条例的规定提交相关材料。医疗机构无正当理由未依照本条例的规定如实提供相关材料，导致医疗事故技术鉴定不能进行的，应当承担责任。

第二十九条　负责组织医疗事故技术鉴定工作的医学会应当自接到当事人提交的有关医疗事故技术鉴定的材料、书面陈述及答辩之日起 45 日内组织鉴定并出具医疗事故技术鉴定书。

负责组织医疗事故技术鉴定工作的医学会可以向双方当事人调查取证。

第三十条　专家鉴定组应当认真审查双方当事人提交的材料，听取双方当事人的陈述及答辩并进行核实。

双方当事人应当按照本条例的规定如实提交进行医疗事故技术鉴定所需要的材料，并积极配合调查。当事人任何一方不予配合，影响医疗事故技术鉴定的，由不予配合的一方承担责任。

第三十一条　专家鉴定组应当在事实清楚、证据确凿的基础上，综合分析患者的病情和个体差异，作出鉴定结论，并制作医疗事故技术鉴定书。鉴定结论以专家鉴定组成员的过半数通过。鉴定过程应当如实记载。

医疗事故技术鉴定书应当包括下列主要内容：

（一）双方当事人的基本情况及要求；

（二）当事人提交的材料和负责组织医疗事故技术鉴定工作的医学会的调查材料；

（三）对鉴定过程的说明；

（四）医疗行为是否违反医疗卫生管理法律、行政法规、部门规章和诊疗护理规范、常规；

（五）医疗过失行为与人身损害后果之间是否存在因果关系；

（六）医疗过失行为在医疗事故损害后果中的责任程度；

（七）医疗事故等级；

（八）对医疗事故患者的医疗护理医学建议。

第三十二条　医疗事故技术鉴定办法由国务院卫生行政部门制定。

第三十三条　有下列情形之一的，不属于医疗事故：

（一）在紧急情况下为抢救垂危患者生命而采取紧急医学措施造成不良后果的；

（二）在医疗活动中由于患者病情异常或者患者体质特殊而发生医疗意外的；

（三）在现有医学科学技术条件下，发生无法预料或者不能防范的不良后果的；

（四）无过错输血感染造成不良后果的；

（五）因患方原因延误诊疗导致不良后果的；

（六）因不可抗力造成不良后果的。

第三十四条　医疗事故技术鉴定，可以收取鉴定费用。经鉴定，属于医疗事故的，鉴定费用由医疗机构支付；不属于医疗事故的，鉴定费用由提出医疗事故处理申请的一方支付。鉴定费用标准由省、自治区、直辖市人民政府价格主管部门会同同级财政部门、卫生行政部门规定。

第四章 医疗事故的行政处理与监督

第三十五条 卫生行政部门应当依照本条例和有关法律、行政法规、部门规章的规定,对发生医疗事故的医疗机构和医务人员作出行政处理。

第三十六条 卫生行政部门接到医疗机构关于重大医疗过失行为的报告后,除责令医疗机构及时采取必要的医疗救治措施,防止损害后果扩大外,应当组织调查,判定是否属于医疗事故;对不能判定是否属于医疗事故的,应当依照本条例的有关规定交由负责医疗事故技术鉴定工作的医学会组织鉴定。

第三十七条 发生医疗事故争议,当事人申请卫生行政部门处理的,应当提出书面申请。申请书应当载明申请人的基本情况、有关事实、具体请求及理由等。

当事人自知道或者应当知道其身体健康受到损害之日起1年内,可以向卫生行政部门提出医疗事故争议处理申请。

第三十八条 发生医疗事故争议,当事人申请卫生行政部门处理的,由医疗机构所在地的县级人民政府卫生行政部门受理。医疗机构所在地是直辖市的,由医疗机构所在地的区、县人民政府卫生行政部门受理。

有下列情形之一的,县级人民政府卫生行政部门应当自接到医疗机构的报告或者当事人提出医疗事故争议处理申请之日起7日内移送上一级人民政府卫生行政部门处理:

(一)患者死亡;

(二)可能为二级以上的医疗事故;

(三)国务院卫生行政部门和省、自治区、直辖市人民政府卫生行政部门规定的其他情形。

第三十九条 卫生行政部门应当自收到医疗事故争议处理申请之日起10日内进行审查,作出是否受理的决定。对符合本条例规定,予以受理,需要进行医疗事故技术鉴定的,应当自作出受理决定之日起5日内将有关材料交由负责医疗事故技术鉴定工作的医学会组织鉴定并书面通知申请人;对不符合本条例规定,不予受理的,应当书面通知申请人并说明理由。

当事人对首次医疗事故技术鉴定结论有异议,申请再次鉴定的,卫生行政部门应当自收到申请之日起7日内交由省、自治区、直辖市地方医学会组织再次鉴定。

第四十条 当事人既向卫生行政部门提出医疗事故争议处理申请,又向人民法院提起诉讼的,卫生行政部门不予受理;卫生行政部门已经受理的,应当终止处理。

第四十一条 卫生行政部门收到负责组织医疗事故技术鉴定工作的医学会出具的医疗事故技术鉴定书后,应当对参加鉴定的人员资格和专业类别、鉴定程序进行审核;必要时,可以组织调查,听取医疗事故争议双方当事人的意见。

第四十二条 卫生行政部门经审核,对符合本条例规定作出的医疗事故技术鉴定结论,应当作为对发生医疗事故的医疗机构和医务人员作出行政处理以及进行医疗事故赔偿调解的依据;经审核,发现医疗事故技术鉴定不符合本条例规定的,应当要求重新鉴定。

第四十三条 医疗事故争议由双方当事人自行协商解决的,医疗机构应当自协商解决之日起7日内向所在地卫生行政部门作出书面报告,并附具协议书。

第四十四条 医疗事故争议经人民法院调解或者判决解决的,医疗机构应当自收到生效的人民法院的调解书或者判决书之日起7日内向所在地卫生行政部门作出书面报告,并附具调解书或者判决书。

第四十五条 县级以上地方人民政府卫生行政部门应当按照规定逐级将当地发生的医疗事故以及依法对发生医疗事故的医疗机构和医务人员作出行政处理的情况,上报国务院卫生行政部门。

第五章 医疗事故的赔偿

第四十六条 发生医疗事故的赔偿等民事责任争议,医患双方可以协商解决;不愿意协商或者协商不成的,当事人可以向卫生行政部门提出调解申请,也可以直接向人民法院提起民事诉讼。

第四十七条 双方当事人协商解决医疗事故的赔偿等民事责任争议的,应当制作协议书。协议书应当载明双方当事人的基本情况和医疗事故的原因、双方当事人共同认定的医疗事故等级以及协商确定的赔偿数额等,并由双方当事人在协议书上签名。

第四十八条 已确定为医疗事故的,卫生行政部门应医疗事故争议双方当事人请求,可以进行医疗事故赔偿调解。调解时,应当遵循当事人双方自愿原则,并应当依据本条例的规定计算赔偿数额。

经调解,双方当事人就赔偿数额达成协议的,制作调解书,双方当事人应当履行;调解不成或者经调解达成协议后一方反悔的,卫生行政部门不再调解。

第四十九条 医疗事故赔偿,应当考虑下列因素,确定具体赔偿数额:

(一)医疗事故等级;

(二)医疗过失行为在医疗事故损害后果中的责任程度;

(三)医疗事故损害后果与患者原有疾病状况之间的关系。

不属于医疗事故的,医疗机构不承担赔偿责任。

第五十条 医疗事故赔偿,按照下列项目和标准计算:

(一)医疗费:按照医疗事故对患者造成的人身损害进行治疗所发生的医疗费用计算,凭据支付,但不包括原发病医疗费用。结案后确实需要继续治疗的,按照基本医疗费用支付。

(二)误工费:患者有固定收入的,按照本人因误工减少的固定收入计算,对收入高于医疗事故发生地上一年度职工年平均工资3倍以上的,按照3倍计算;无固定收入的,按照医疗事故发生地上一年度职工年平均工资计算。

(三)住院伙食补助费:按照医疗事故发生地国家机关一般工作人员的出差伙食补助标准计算。

(四)陪护费:患者住院期间需要专人陪护的,按照医疗事故发生地上一年度职工年平均工资计算。

(五)残疾生活补助费:根据伤残等级,按照医疗事故发生地居民年平均生活费计算,自定残之月起最长赔偿30年;但是,60周岁以上的,不超过15年;70周岁以上的,不超过5年。

(六)残疾用具费:因残疾需要配置补偿功能器具的,凭医疗机构证明,按照普及型器具的费用计算。

(七)丧葬费:按照医疗事故发生地规定的丧葬费补助标准计算。

(八)被扶养人生活费:以死者生前或者残疾者丧失劳动能力前实际扶养且没有劳动能力的人为限,按照其户籍所在地或者居所地居民最低生活保障标准计算。对不满16周岁的,扶养到16周岁。对年满16周岁但无劳动能力的,扶养20年;但是,60周岁以上的,不超过15年;70周岁以上的,不超过5年。

(九)交通费:按照患者实际必需的交通费用计算,凭据支付。

(十)住宿费:按照医疗事故发生地国家机关一般工作人员的出差住宿补助标准计算,凭据支付。

(十一)精神损害抚慰金:按照医疗事故发生地居民年平均生活费计算。造成患者死亡的,赔偿年限最长不超过6年;造成患者残疾的,赔偿年限最长不超过3年。

第五十一条 参加医疗事故处理的患者近亲属所需交通费、误工费、住宿费,参照本条例第五十条的有关规定计算,计算费用的人数不超过2人。

医疗事故造成患者死亡的,参加丧葬活动的患者的配偶和直系亲属所需交通费、误工费、住宿费,参照本条例第五十条的有关规定计算,计算费用的人数不超过2人。

第五十二条 医疗事故赔偿费用,实行一次性结算,由承担医疗事故责任的医疗机构支付。

第六章 罚则

第五十三条 卫生行政部门的工作人员在处理医疗事故过程中违反本条例的规定,利用职务上的便利收受他人财物或者其他利益,滥用职权,玩忽职守,或者发现违法行为不予查处,造成严重后果的,依照刑法关于受贿罪、滥用职权罪、玩忽职守罪或者其他有关罪的规定,依法追究刑事责任;尚不够刑事处罚的,依法给予降级或撤职的行政处分。

第五十四条 卫生行政部门违反本条例的规定,有下列情形之一的,由上级卫生行政部门给予警告并责令限期改正;情节严重的,对负有责任的主管人员和其他直接责任人员依法给予行政处分:

(一)接到医疗机构关于重大医疗过失行为的报告后,未及时组织调查的;

(二)接到医疗事故争议处理申请后,未在规定时间内审查或者移送上一级人民政府卫生行政部门处理的;

(三)未将应当进行医疗事故技术鉴定的重大医疗过失行为或者医疗事故争议移交医学会组织鉴定的;

(四)未按照规定逐级将当地发生的医疗事故以及依法对发生医疗事故的医疗机构和医务人员的行政处理情况上报的;

(五)未依照本条例规定审核医疗事故技术鉴定书的。

第五十五条 医疗机构发生医疗事故的,由卫生行政部门根据医疗事故等级和情节,给予警告;情节严重的,责令限期停业整顿直至由原发证部门吊销执业许可证,对负有责任的医务人员依照刑法关于医疗事故罪的规定,依法追究刑事责任;尚不够刑事处罚的,依法给予行政处分或者纪律处分。

对发生医疗事故的有关医务人员,除依照前款处罚外,卫生行政部门并可以责令暂停6个月以上1年以下执业活动;情节严重的,吊销其执业证书。

第五十六条 医疗机构违反本条例的规定,有下列情形之一的,由卫生行政部门责令改正;情节严重的,对负有责任的主管人员和其他直接责任人员依法给予行政处分或者纪律处分:

(一)未如实告知患者病情、医疗措施和医疗风险的;

(二)没有正当理由,拒绝为患者提供复印或者复制病历资料服务的;

(三)未按照国务院卫生行政部门规定的要求书写和妥善保管病历资料的;

(四)未在规定时间内补记抢救工作病历内容的;

(五)未按照本条例的规定封存、保管和启封病历资料和实物的;

(六)未设置医疗服务质量监控部门或者配备专(兼)职人员的;

(七)未制定有关医疗事故防范和处理预案的;

(八)未在规定时间内向卫生行政部门报告重大医疗过失行为的;

(九)未按照本条例的规定向卫生行政部门报告医疗事故的;

(十)未按照规定进行尸检和保存、处理尸体的。

第五十七条 参加医疗事故技术鉴定工作的人员违反本条例的规定,接受申请鉴定双方或者一方当事人财物或者其他利益,出具虚假医疗事故技术鉴定书,造成严重后果的,依照刑法关于受贿罪的规定,依法追究刑事责任;尚不够刑事处罚的,由原发证部门吊销其执业证书或者资格证书。

第五十八条 医疗机构或者其他有关机构违反本条例的规定,有下列情形之一的,由卫生行政部门责令改正,给予警告;对负有责任的主管人员和其他直接责任人员依法给予行政处分或者纪律处分;情节严重的,由原发证部门吊销其执业证书或者资格证书:

(一)承担尸检任务的机构没有正当理由,拒绝进行尸检的;

(二)涂改、伪造、隐匿、销毁病历资料的。

第五十九条 以医疗事故为由,寻衅滋事、抢夺病历资料,扰乱医疗机构正常医疗秩序和医疗事故技术鉴定工作,依照刑法关于扰乱社会秩序罪的规定,依法追究刑事责任;尚不够刑事处罚的,依法给予治安管理处罚。

第七章 附则

第六十条 本条例所称医疗机构,是指依照《医疗机构管理条例》的规定取得《医疗机构执业许可证》的机构。

县级以上城市从事计划生育技术服务的机构依照《计划生育技术服务管理条例》的规定开展与计划生育有关的临床医疗服务,发生的计划生育技术服务事故,依照本条例的有关规定处理;但是,其中不属于医疗机构的县级以下城市从事计划生育技术服务的机构发生的计划生育技术服务事故,由计划生育行政部门行使依照本条例有关规定由卫生行政部门承担的受理、交由负责医疗事故技术鉴定工作的医学会组织鉴定和赔偿调解的职能;对发生计划生育技术服务事故的该机构及其有关责任人员,依法进行处理。

第六十一条 非法行医,造成患者人身损害,不属于医疗事故,触犯刑律的,依法追究刑事责任;有关赔偿,由受害人直接向人民法院提起诉讼。

第六十二条 军队医疗机构的医疗事故处理办法,由中国人民解放军卫生主管部门会同国务院卫生行政部门依据本条例制定。

第六十三条 本条例自2002年9月1日起施行。1987年6月29日国务院发布的《医疗事故处理办法》同时废止。本条例施行前已经处理结案的医疗事故争议,不再重新处理。

【附件3-4-4】 中华人民共和国侵权责任法
中华人民共和国主席令
第二十一号

《中华人民共和国侵权责任法》已由中华人民共和国第十一届全国人民代表大会常务委员会第十二次会议于2009年12月26日通过,现予公布,自2010年7月1日起施行。

中华人民共和国主席 胡锦涛
2009年12月26日

中华人民共和国侵权责任法
第一章 一般规定

第一条 为保护民事主体的合法权益,明确侵权责任,预防并制裁侵权行为,促进社会和谐稳定,制定本法。

第二条 侵害民事权益,应当依照本法承担侵权责任。

本法所称民事权益,包括生命权、健康权、姓名权、名誉权、荣誉权、肖像权、隐私权、婚姻自主权、监护权、所有权、用益物权、担保物权、著作权、专利权、商标专用权、发现权、股权、继承权等人身、财产权益。

第三条 被侵权人有权请求侵权人承担侵权责任。

第四条 侵权人因同一行为应当承担行政责任或者刑事责任的,不影响依法承担侵权责任。

因同一行为应当承担侵权责任和行政责任、刑事责任,侵权人的财产不足以支付的,先承担侵权责任。

第五条 其他法律对侵权责任另有特别规定的,依照其规定。

第二章 责任构成和责任方式

第六条 行为人因过错侵害他人民事权益,应当承担侵权责任。

根据法律规定推定行为人有过错,行为人不能证明自己没有过错的,应当承担侵权责任。

第七条 行为人损害他人民事权益,不论行为人有无过错,法律规定应当承担侵权责任的,依照其规定。

第八条 二人以上共同实施侵权行为,造成他人损害的,应当承担连带责任。

第九条 教唆、帮助他人实施侵权行为的,应当与行为人承担连带责任。

教唆、帮助无民事行为能力人、限制民事行为能力人实施侵权行为的,应当承担侵权责任;该无民事行为能力人、限制民事行为能力人的监护人未尽到监护责任的,应当承担相应的责任。

第十条 二人以上实施危及他人人身、财产安全的行为,其中一人或者数人的行为造成他人损害,能够确定具体侵权人的,由侵权人承担责任;不能确定具体侵权人的,行为人承担连带责任。

第十一条 二人以上分别实施侵权行为造成同一损害,每个人的侵权行为都足以造成全部损害的,行为人承担连带责任。

第十二条 二人以上分别实施侵权行为造成同一损害,能够确定责任大小的,各自承担相应的责任;难以确定责任大小的,平均承担赔偿责任。

第十三条 法律规定承担连带责任的,被侵权人有权请求部分或者全部连带责任人承担责任。

第十四条 连带责任人根据各自责任大小确定相应的赔偿数额;难以确定责任大小的,平均承担赔偿责任。

支付超出自己赔偿数额的连带责任人,有权向其他连带责任人追偿。

第十五条 承担侵权责任的方式主要有:

(一)停止侵害;

(二)排除妨碍;

(三)消除危险;

(四)返还财产;

(五)恢复原状;

(六)赔偿损失;

(七)赔礼道歉;

(八)消除影响、恢复名誉。

以上承担侵权责任的方式,可以单独适用,也可以合并适用。

第十六条 侵害他人造成人身损害的,应当赔偿医疗费、护理费、交通费等为治疗和康复支出的合理费用,以及因误工减少的收入。造成残疾的,还应当赔偿残疾生活辅助具费和残疾赔偿金。造成死亡的,还应当赔偿丧葬费和死亡赔偿金。

第十七条 因同一侵权行为造成多人死亡的,可以以相同数额确定死亡赔偿金。

第十八条 被侵权人死亡的,其近亲属有权请求侵权人承担侵权责任。被侵权人为单位,该单位分立、合并的,承继权利的单位有权请求侵权人承担侵权责任。

被侵权人死亡的,支付被侵权人医疗费、丧葬费等合理费用的人有权请求侵权人赔偿费用,但侵权人已支付该费用的除外。

第十九条 侵害他人财产的,财产损失按照损失发生时的市场价格或者其他方式计算。

第二十条 侵害他人人身权益造成财产损失的,按照被侵权人因此受到的损失赔偿;被侵权人的损失难以确定,侵权人因此获得利益的,按照其获得的利益赔偿;侵权人因此获得的利益难以确定,被侵权人和侵权人就赔偿数额协商不一致,向人民法院提起诉讼的,由人民法院根据实际情况确定赔偿数额。

第二十一条 侵权行为危及他人人身、财产安全的,被侵权人可以请求侵权人承担停止侵害、排除妨碍、消除危险等侵权责任。

第二十二条 侵害他人人身权益,造成他人严重精神损害的,被侵权人可以请求精神损害赔偿。

第二十三条 因防止、制止他人民事权益被侵害而使自己受到损害的,由侵权人承担责任。侵权人逃逸或者无力承担责任,被侵权人请求补偿的,受益人应当给予适当补偿。

第二十四条 受害人和行为人对损害的发生都没有过错的,可以根据实际情况,由双方分担损失。

第二十五条 损害发生后,当事人可以协商赔偿费用的支付方式。协商不一致的,赔偿费用应当一次性支付;一次性支付确有困难的,可以分期支付,但应当提供相应的担保。

第三章 不承担责任和减轻责任的情形

第二十六条 被侵权人对损害的发生也有过错的,可以减轻侵权人的责任。

第二十七条 损害是因受害人故意造成的,行为人不承担责任。

第二十八条 损害是因第三人造成的,第三人应当承担侵权责任。

第二十九条 因不可抗力造成他人损害的,不承担责任。法律另有规定的,依照其规定。

第三十条 因正当防卫造成损害的,不承担责任。正当防卫超过必要的限度,造成不应有的损害的,正当防卫人应当承担适当的责任。

第三十一条 因紧急避险造成损害的,由引起险情发生的人承担责任。如果危险是由自然原因引起的,紧急避险人不承担责任或者给予适当补偿。紧急避险采取措施不当或者超过必要的限度,造成不应有的损害的,紧急避险人应当承担适当的责任。

第四章 关于责任主体的特殊规定

第三十二条 无民事行为能力人、限制民事行为能力人造成他人损害的,由监护人承担侵权责任。监护人尽到监护责任的,可以减轻其侵权责任。

有财产的无民事行为能力人、限制民事行为能力人造成他人损害的,从本人财产中支付赔偿费用。不足部分,由监护人赔偿。

第三十三条 完全民事行为能力人对自己的行为暂时没有意识或者失去控制造成他人损害有过错的,应当承担侵权责任;没有过错的,根据行为人的经济状况对受害人适当补偿。

完全民事行为能力人因醉酒、滥用麻醉药品或者精神药品对自己的行为暂时没有意识或者失去控制造成他人损害的,应当承担侵权责任。

第三十四条 用人单位的工作人员因执行工作任务造成他人损害的,由用人单位承担侵权责任。

劳务派遣期间,被派遣的工作人员因执行工作任务造成他人损害的,由接受劳务派遣的用工单位承担侵权责任;劳务派遣单位有过错的,承担相应的补充责任。

第三十五条 个人之间形成劳务关系,提供劳务一方因劳务造成他人损害的,由接受劳务一方承担侵权责任。提供劳务一方因劳务自己受到损害的,根据双方各自的过错承担相应的责任。

第三十六条 网络用户、网络服务提供者利用网络侵害他人民事权益的,应当承担侵权责任。

网络用户利用网络服务实施侵权行为的,被侵权人有权通知网络服务提供者采取删除、屏蔽、断开链接等必要措施。网络服务提供者接到通知后未及时采取必要措施的,对损害的扩大部分与该网络用户承担连带责任。

网络服务提供者知道网络用户利用其网络服务侵害他人民事权益,未采取必要措施的,与该网络用户承担连带责任。

第三十七条 宾馆、商场、银行、车站、娱乐场所等公共场所的管理人或者群众性活动的组织者,未尽到安全保障义务,造成他人损害的,应当承担侵权责任。

因第三人的行为造成他人损害的,由第三人承担侵权责任;管理人或者组织者未尽到安全保障义务的,承担相应的补充责任。

第三十八条 无民事行为能力人在幼儿园、学校或者其他教育机构学习、生活期间受到人身损害的,幼儿园、学校或者其他教育机构应当承担责任,但能够证明尽到教育、管理职责的,不承担责任。

第三十九条 限制民事行为能力人在学校或者其他教育机构学习、生活期间受到人身损害,学校或者其他教育机构未尽到教育、管理职责的,应当承担责任。

第四十条 无民事行为能力人或者限制民事行为能力人在幼儿园、学校或者其他教育机构学习、生活期间,受到幼儿园、学校或者其他教育机构以外的人员人身损害的,由侵权人承担侵权责任;幼儿园、学校或者其他教育机构未尽到管理职责的,承担相应的补充责任。

第五章 产品责任

第四十一条 因产品存在缺陷造成他人损害的,生产者应当承担侵权责任。

第四十二条 因销售者的过错使产品存在缺陷,造成他人损害的,销售者应当承担侵权责任。

销售者不能指明缺陷产品的生产者也不能指明缺陷产品的供货者的,销售者应当承担侵权责任。

第四十三条 因产品存在缺陷造成损害的,被侵权人可以向产品的生产者请求赔偿,也可以向产品的销售者请求赔偿。

产品缺陷由生产者造成的,销售者赔偿后,有权向生产者追偿。

因销售者的过错使产品存在缺陷的,生产者赔偿后,有权向销售者追偿。

第四十四条 因运输者、仓储者等第三人的过错使产品存在缺陷,造成他人损害的,产品的生产者、销售者赔偿后,有权向第三人追偿。

第四十五条 因产品缺陷危及他人人身、财产安全的,被侵权人有权请求生产者、销售者承担排除妨碍、消除危险等侵权责任。

第四十六条 产品投入流通后发现存在缺陷的,生产者、销售者应当及时采取警示、召回等补救措施。未及时采取补救措施或者补救措施不力造成损害的,应当承担侵权责任。

第四十七条 明知产品存在缺陷仍然生产、销售,造成他人死亡或者健康严重损害的,被侵权人有权请求相应的惩罚性赔偿。

第六章 机动车交通事故责任

第四十八条 机动车发生交通事故造成损害的,依照道路交通安全法的有关规定承担赔偿责任。

第四十九条 因租赁、借用等情形机动车所有人与使用人不是同一人时,发生交通事故后属于该机动车一方责任的,由保险公司在机动车强制保险责任限额范围内予以赔偿。不足部分,由机动车使用人承担赔偿责任;机动车所有人对损害的发生有过错的,承担相应的赔偿责任。

第五十条 当事人之间已经以买卖等方式转让并交付机动车但未办理所有权转移登记,发生交通事故后属于该机动车一方责任的,由保险公司在机动车强制保险责任限额范围内予以赔偿,不足部分,由受让人承担赔偿责任。

第五十一条 以买卖等方式转让拼装或者已达到报废标准的机动车,发生交通事故造成损害的,由转让人和受让人承担连带责任。

第五十二条 盗窃、抢劫或者抢夺的机动车发生交通事故造成损害的,由盗窃人、抢劫人或者抢夺人承担赔偿责任。保险公司在机动车强制保险责任限额范围内垫付抢救费用的,有权向交通事故责任人追偿。

第五十三条 机动车驾驶人发生交通事故后逃逸,该机动车参加强制保险的,由保险公司在机动车强制保险责任限额范围内予以赔偿;机动车不明或者该机动车未参加强制保险,需要支付被侵权人人身伤亡的抢救、丧葬等费用的,由道路交通事故社会救助基金垫付。道路交通事故社会救助基金垫付后,其管理机构有权向交通事故责任人追偿。

第七章 医疗损害责任

第五十四条 患者在诊疗活动中受到损害,医疗机构及其医务人员有过错的,由医疗机构承担赔偿责任。

第五十五条 医务人员在诊疗活动中应当向患者说明病情和医疗措施。需要实施手术、特殊检查、特殊治疗的,医务人员应当及时向患者说明医疗风险、替代医疗方案等情况,并取得其书面同意;不宜向患者说明的,应当向患者的近亲属说明,并取得其书面同意。

医务人员未尽到前款义务,造成患者损害的,医疗机构应当承担赔偿责任。

第五十六条 因抢救生命垂危的患者等紧急情况,不能取得患者或者其近亲属意见的,经医疗机构负责人或者授权的负责人批准,可以立即实施相应的医疗措施。

第五十七条 医务人员在诊疗活动中未尽到与当时的医疗水平相应的诊疗义务,造成患者损害的,医疗机构应当承担赔偿责任。

第五十八条 患者有损害,因下列情形之一的,推定医疗机构有过错:

(一)违反法律、行政法规、规章以及其他有关诊疗规范的规定;
(二)隐匿或者拒绝提供与纠纷有关的病历资料;
(三)伪造、篡改或者销毁病历资料。

第五十九条　因药品、消毒药剂、医疗器械的缺陷,或者输入不合格的血液造成患者损害的,患者可以向生产者或者血液提供机构请求赔偿,也可以向医疗机构请求赔偿。患者向医疗机构请求赔偿的,医疗机构赔偿后,有权向负有责任的生产者或者血液提供机构追偿。

第六十条　患者有损害,因下列情形之一的,医疗机构不承担赔偿责任:
(一)患者或者其近亲属不配合医疗机构进行符合诊疗规范的诊疗;
(二)医务人员在抢救生命垂危的患者等紧急情况下已经尽到合理诊疗义务;
(三)限于当时的医疗水平难以诊疗。

前款第一项情形中,医疗机构及其医务人员也有过错的,应当承担相应的赔偿责任。

第六十一条　医疗机构及其医务人员应当按照规定填写并妥善保管住院志、医嘱单、检验报告、手术及麻醉记录、病理资料、护理记录、医疗费用等病历资料。

患者要求查阅、复制前款规定的病历资料的,医疗机构应当提供。

第六十二条　医疗机构及其医务人员应当对患者的隐私保密。泄露患者隐私或者未经患者同意公开其病历资料,造成患者损害的,应当承担侵权责任。

第六十三条　医疗机构及其医务人员不得违反诊疗规范实施不必要的检查。

第六十四条　医疗机构及其医务人员的合法权益受法律保护。干扰医疗秩序,妨害医务人员工作、生活的,应当依法承担法律责任。

第八章　环境污染责任

第六十五条　因污染环境造成损害的,污染者应当承担侵权责任。

第六十六条　因污染环境发生纠纷,污染者应当就法律规定的不承担责任或者减轻责任的情形及其行为与损害之间不存在因果关系承担举证责任。

第六十七条　两个以上污染者污染环境,污染者承担责任的大小,根据污染物的种类、排放量等因素确定。

第六十八条　因第三人的过错污染环境造成损害的,被侵权人可以向污染者请求赔偿,也可以向第三人请求赔偿。污染者赔偿后,有权向第三人追偿。

第九章　高度危险责任

第六十九条　从事高度危险作业造成他人损害的,应当承担侵权责任。

第七十条　民用核设施发生核事故造成他人损害的,民用核设施的经营者应当承担侵权责任,但能够证明损害是因战争等情形或者受害人故意造成的,不承担责任。

第七十一条　民用航空器造成他人损害的,民用航空器的经营者应当承担侵权责任,但能够证明损害是因受害人故意造成的,不承担责任。

第七十二条　占有或者使用易燃、易爆、剧毒、放射性等高度危险物造成他人损害的,占有人或者使用人应当承担侵权责任,但能够证明损害是因受害人故意或者不可抗力造成的,不承担责任。被侵权人对损害的发生有重大过失的,可以减轻占有人或者使用人的责任。

第七十三条　从事高空、高压、地下挖掘活动或者使用高速轨道运输工具造成他人损害的,经营者应当承担侵权责任,但能够证明损害是因受害人故意或者不可抗力造成的,不承担责任。被侵权人对损害的发生有过失的,可以减轻经营者的责任。

第七十四条　遗失、抛弃高度危险物造成他人损害的,由所有人承担侵权责任。所有人将高度危险物交由他人管理的,由管理人承担侵权责任;所有人有过错的,与管理人承担连带责任。

第七十五条　非法占有高度危险物造成他人损害的,由非法占有人承担侵权责任。所有人、管理人不能证明对防止他人非法占有尽到高度注意义务的,与非法占有人承担连带责任。

第七十六条　未经许可进入高度危险活动区域或者高度危险物存放区域受到损害,管理人已经采取安全措施并尽到警示义务的,可以减轻或者不承担责任。

第七十七条　承担高度危险责任,法律规定赔偿限额的,依照其规定。

第十章　饲养动物损害责任

第七十八条　饲养的动物造成他人损害的,动物饲养人或者管理人应当承担侵权责任,但能够证明损害是因被侵权人故意或者重大过失造成的,可以不承担或者减轻责任。

第七十九条　违反管理规定,未对动物采取安全措施造成他人损害的,动物饲养人或者管理人应当承担侵权责任。

第八十条　禁止饲养的烈性犬等危险动物造成他人损害的,动物饲养人或者管理人应当承担侵权责任。

第八十一条　动物园的动物造成他人损害的,动物园应当承担侵权责任,但能够证明尽到管理职责的,不承担责任。

第八十二条　遗弃、逃逸的动物在遗弃、逃逸期间造成他人损害的,由原动物饲养人或者管理人承担侵权责任。

第八十三条　因第三人的过错致使动物造成他人损害的,被侵权人可以向动物饲养人或者管理人请求赔偿,也可以向第三人请求赔偿。动物饲养人或者管理人赔偿后,有权向第三人追偿。

第八十四条　饲养动物应当遵守法律,尊重社会公德,不得妨害他人生活。

第十一章　物件损害责任

第八十五条　建筑物、构筑物或者其他设施及其搁置物、悬挂物发生脱落、坠落造成他人损害,所有人、管理人或者使用人不能证明自己没有过错的,应当承担侵权责任。所有人、管理人或者使用人赔偿后,有其他责任人的,有权向其他责任人追偿。

第八十六条　建筑物、构筑物或者其他设施倒塌造成他人损害的,由建设单位与施工单位承担连带责任。建设单位、施工单位赔偿后,有其他责任人的,有权向其他责任人追偿。

因其他责任人的原因,建筑物、构筑物或者其他设施倒塌造成他人损害的,由其他责任人承担侵权责任。

第八十七条　从建筑物中抛掷物品或者从建筑物上坠落的物品造成他人损害,难以确定具体侵权人的,除能够证明自己不是侵权人的外,由可能加害的建筑物使用人给予补偿。

第八十八条　堆放物倒塌造成他人损害,堆放人不能证明自己没有过错的,应当承担侵权责任。

第八十九条　在公共道路上堆放、倾倒、遗撒妨碍通行的物品造成他人损害的,有关单位或者个人应当承担侵权责任。

第九十条　因林木折断造成他人损害,林木的所有人或者管理人不能证明自己没有过错的,应当承担侵权责任。

第九十一条　在公共场所或者道路上挖坑、修缮安装地下设施等,没有设置明显标志和采取安全措施造成他人损害的,施工人应当承担侵权责任。

窨井等地下设施造成他人损害的,管理人不能证明尽到管理职责的,应当承担侵权责任。

第十二章　附则

第九十二条　本法自2010年7月1日起施行。

(罗玉娇)

项目四 培养护士进行健康教育的能力

健康和疾病是生命科学中两个最基本的概念,也是人类生存、发展过程中越来越重视的一个话题。健康是一种动态平衡,而疾病是这种平衡的破坏;健康是人们所期望的状态,而疾病是人们所希望避及但又时时避之不及的状态。护理的宗旨正是帮助人们预防疾病,维持、恢复和增进健康,使人人都尽可能处在最佳健康状态。

本项目就是通过两个任务的学习,使护生更深刻地了解和认识疾病与健康的状况,提高健康教育的能力,掌握更多的健康教育技巧和方法,以更好地宣传卫生保健知识、促进服务对象健康,从而提高护理服务质量,提高全民健康意识、健康水平和保持健康的能力。

任务一 认识健康与疾病

> 1. **素质目标**:培养良好的健康与疾病意识,关注和了解全民健康状况。
> 2. **能力目标**:能够阐释现代健康与疾病的关系,具备开展健康指导的能力。
> 3. **知识目标**:掌握健康、亚健康、疾病的概念;掌握影响健康的原因;熟悉疾病的表现;了解健康与疾病的关系。

【重点难点】
重点:健康、亚健康、疾病等基本概念;亚健康的表现。
难点:健康与疾病的辩证关系。

健康与疾病是医学科学中的两个最基本的概念,是人类生命质量的表现,也是护理理论研究的核心问题。护理服务的宗旨是维持、恢复和增进健康,护士则承担着维护人类健康与提供保健服务的责任。因此,深入探讨健康与疾病的关系,不断研究维护健康的方法、技巧,是护理工作的重要任务之一。

一、认识健康

(一)健康概念及观念转变

总体来讲,健康(health)是一种动态平衡,是一个不断变化的概念,对健康的认识与人类的文明发展、文化背景、历史背景以及价值观念紧密联系。随着科学技术的进步、医学的发展和医学模式的转变,人类对于健康的认识也与时俱进、逐步深入。健康观念的转变主要经历了以下几个认识过程。

1. "健康就是没有疾病" 这种观点是人们对健康最基本、最原始的认识,也是目前不少人的健康观。这种将疾病和健康视为"非此即彼"关系的认识是消极的认识,它没有真正理解健康的特征,也忽视了很多情况下人们虽然没有疾病,却存在着各种问题的亚健康状态,而这种亚健康并不是真正的健康。所以认为没有疾病就是健康的观点有碍于人们进一步认识健康、研究健康、获得健康。

2. "健康是人体正常的生理、心理活动" 这种对健康的认识是进一步深化的认识,它认识到健康不仅指躯体的健康,同时也包括心理的健康,这一观点认识到健康的重要特征。但是这种认识忽略了人的社会属性,忽略了一个健康的人必须有良好的社会适应能力,故此观点仍有其不足。

3. "健康不仅仅是没有疾病和身体缺陷,还要有完整的生理、心理状态和良好的社会适应能力" 这是1946年WHO给健康所下的定义,该定义揭示了健康的本质,指出了健康所应该包含的各个方面。这种健康观的优点在于:①指出了健康不仅是没有疾病,从而弥补了"健康就是没有疾病"这一定义的许多不足;②指出了健康包括身、心两方面,克服了把生理、心理机械分开的传统认识,为护理工作拓宽了工作领域;③明确指出了人的社会属性,指出健康必须包括良好的社会适应能力,将健康与人们的日常生活联系起来。

4. "健康除了具备完整的生理、心理和良好的社会适应能力外,还应具有高尚的道德观念" 这种观点从更高的层次来定义健康,首次将道德高尚纳入健康的概念。认为健康不仅指机体方面,同时也涉及精神方面。这里所说的道德健康可解释为健康者应履行对他人及社会的义务,不违背自己的良知,不做以损害他人利益来获取自身利益的事情,具有辨别是非荣辱的能力,能按照社会道德规范来约束自己,并由此产生价值感和崇高感,以道德健康促进整个身心健康。此认识将健康的认识扩展到一个新的认识境界,对健康认识的深化起到了积极的指导作用。

知识链接

身体健康状态的主要表现

(1) 精力充沛,能从容不迫地应付日常生活和工作的压力而不感到过分紧张。

(2) 处事乐观,态度积极,乐于承担责任,事无巨细,不挑剔。

(3) 善于休息,睡眠良好。

(4) 应变能力强,能适应环境的各种变化。

(5) 能够抵抗一般性感冒和传染病。

(6) 体重得当,身材均匀,站立时头、肩、臂位置协调。

(7) 眼睛明亮,反应敏锐,眼肌轻松,眼睑不发炎。

(8) 牙齿清洁,无空洞,无痛感;齿龈颜色正常,不出血。

(9) 头发有光泽,无头屑。

(10) 肌肉、皮肤富有弹性,走路轻松有力。

(二) 健康的影响因素

人类的健康受多种因素的影响和制约。世界卫生组织经研究提示影响个人健康和寿命有四大因素:生物学因素、环境因素、生活方式因素和卫生服务因素。

1. 生物学因素 生物学因素是影响人类健康的主要因素。主要包括遗传因素、心理因素和病原微生物等。

(1) 遗传因素:机体自身完成一系列生命现象,如新陈代谢、生长发育、防御侵袭、免疫反应、修复愈合、再生代偿等,按照亲体的遗传模式进行世代繁殖。由于遗传病种甚多,某些遗传或非遗传的内在缺陷、变异、老化而导致人体发育畸形、代谢障碍、内分泌失调和免疫功能异常等,且许多疾病目前尚无有效的治疗方法,给人类健康带来极大危害。

(2) 心理因素:遗传因素是不容易改变的,而心理因素却是可以控制和改变的,保持积极心理状态是保持和增进健康的必要条件。心理因素对健康的影响主要是通过情绪和情感起作用的。正性情绪可以促进健康,延缓衰老,而负性情绪的产生和存在,如不能及时排解和调整,则可不同程度损害健康。现代研究表明,目前许多的慢性病都与人的心理因素密切相关,如高血压、癌症等。

(3) 病原微生物:影响健康的生物因素还包括由病原微生物引起的传染病和感染性疾病。随着医学科学研究水平的不断提升和发展,各种抗生素、新型药物、疫苗等的发明和使用,大部分感染性疾病得到有效控制,但也有更多的诸如SARS、甲型流感病毒等的不断出现,给人类健康提出了新的挑战。在社区人群中,特定的人群特征如年龄、民族、婚姻、对某些疾病的易感性、遗传危险性等,是影响该社区人群健康水平的生物学因素。

2. 环境因素　　环境是人类赖以生存的基础,所有人类的健康问题都与环境有关。环境包括自然环境与社会环境。

(1) 自然环境:围绕人类社会的自然条件的组合,包括生物、物理和化学等因素。自然环境中的空气、水、气候、阳光、蔬菜、粮食、动物等,都会给人类健康带来很大影响;社区的地理位置、生态环境、住房条件、基础卫生设施、就业、邻居的和睦程度等,也都会不同程度地影响着人们的健康。

(2) 社会环境:人的文化环境和各种社会关系,包括经济、文化、教育、风俗习惯、职业、社交、婚姻、家庭及社会福利等多个方面。良好的社会环境是人民健康的根本保证,因为,社会环境的各种因素都会直接或间接影响人类的健康和疾病的发生、发展和转归,甚至起着决定性作用。社会环境涉及一个国家或政府的政治制度、经济水平、文化教育、人口状况、科技发展等诸多因素。

3. 生活方式因素　　生活方式是指在一定环境条件下,人们受文化、民族、经济、社会、风俗、家庭和同辈影响,所形成的生活意识和生活行为习惯的统称。健康的生活方式,可提高人们的健康水平,而不良的生活方式和行为习惯,却已成为当今危害人们健康、导致疾病及死亡的重要原因。据调查,我国前三位死因分别是恶性肿瘤、脑血管病和心脏病,而这些疾病都与生活习惯和不良行为有着密切的关系。

4. 卫生服务因素　　一个国家、一个社会的卫生服务范围、内容与质量,都会直接关系到人的生、老、病、死及由此产生的一系列健康问题。

(三) 亚健康

1. 概念　　亚健康(sub-health)是介于健康与疾病之间的中间状态,指人虽然无明确的疾病,但出现机体生理功能降低、适应能力减退的表现,也被称为"第三状态"。亚健康是一个新的医学概念,世界卫生组织一项全球性调查结果表明,全世界约75%的人处于亚健康状态,如不能充分认识或适时调整,则会向疾病状态转变。

2. 亚健康的表现形式　　亚健康的表现多种多样,最常见的有以下几类。

(1) 躯体性亚健康状态:主要表现为疲乏无力,精神不振。

(2) 心理性亚健康状态:主要表现为烦躁、易怒,焦虑、睡眠不佳等,严重时可伴有头痛、心慌等躯体不适。

(3) 社会性亚健康状态:主要表现为与社会成员的关系不稳定,心理距离变大,产生被社会和群体抛弃和忽视的孤独感。

3. 亚健康的防治　　预防和调整亚健康的主要措施如下。

(1) 合理饮食,营养全面:改变不良生活和饮食习惯,科学合理摄入营养是预防亚健康状态发生、促进亚健康状态向健康转化的重要因素。如一些幼儿、青少年生长发育的需要与食品质量、消化吸收能力相矛盾,一些中老年人因年龄增长、消化功能衰退、慢性病等原因的影响而长期难以达到"平衡饮食和合理营养",均可造成维生素、有益的常量元素和微量元素缺乏,这种情况下可以从一些营养素及元素类制剂中获得,如钙、铁、锌、硒、维生素C、B族维生素、维生素A和维生素D等,以保证营养全面,提高机体免疫能力。

(2) 适量运动,劳逸结合:平时注意锻炼身体,适当参加一些户外有氧运动,做到劳逸结合,有助于保持和提高机体健康水平。运动可以保持脑力和体力的协调,提高心肺功能,改善脂肪和糖代谢,减轻肥胖,防止骨质疏松,提高免疫力;还可使情绪乐观,精力充沛,改善心理素质。特别是有氧运动,如慢跑、步行、游泳、骑脚踏车、跳健身舞等,更是运动强度低、有节律、持续时间较长的全身大肌肉群的运动,适合长期锻炼。应注意根据自己的年龄和身体状况循序渐进,逐渐加强,持之以恒,保持健康。

(3) 健康生活,戒烟限酒:戒除不良生活习惯,其中戒烟限酒非常重要。大量资料表明,很多疾病的发生都与吸烟、酗酒等不良生活习惯有关。戒烟可使心脑血管病的死亡率下降25%~40%;大量饮酒会损害心血管系统、神经系统和肝脏。对身体状况较好的人来说,少喝一点红葡萄酒、米酒是有好处的。

(4) 心理平衡,自减压力:心理平衡就是心理承受能力要强。当今知识信息时代竞争激烈,工作、生活节奏快,人们的心理压力、精神负担也随之增大。心理压力过大,将导致心理失衡、神经系统功能失调、内分泌紊乱等,从而引起各种疾病。保持健康的心理状态,提高心理素质,是抵御疾病的有力武器。应该有科学的人生观、价值观,淡泊名利,知足常乐,学会调适自己,学会宽恕忍让,不要事事以自我为中心。提倡健康的休闲文化,并以此来缓解紧张的情绪,调整紊乱的内分泌系统,提高健康水平。

二、认识疾病

(一) 疾病概念及认识观发展

1. 疾病(disease) 对疾病的认识和对健康的认识一样,经历了漫长的、不断发展变化的过程。总体来讲,疾病是在一定病因损害作用下,由于自稳调节紊乱,引起机体一系列机能、代谢和形态结构的变化,发生异常生命活动的过程。表现为症状、体征和行为异常。

2. 自稳(self-stabilization) 所谓自稳是指在多种调节机制作用下,机体内环境的理化性质、各组织细胞及整体的功能与代谢保持相对稳定的状态。

3. 疾病认识观的发展 对于疾病的认识,有着明显的时代特点,从起初的迷信色彩浓厚到当下的科学诠释,证明着人类对于自身认识的进步。主要认识观如下。

(1) 鬼神附体说:在远古时代,生产力低下,人们的认识能力有限,很多疾病都超出了人们的理解,对于这种无法解释的现象,人们往往会给疾病蒙上神秘色彩,认为疾病是鬼神附体的结果,因此古代出现了巫与医的结合。

(2) 阴阳失衡说:随着人们对人与自然界关系认识的不断加深,在春秋战国时期提出人体由阴、阳两部分组成,阴阳协调则健康,阴阳失调则产生疾病。

(3) 机体改变说:此观点认为疾病是机体功能、结构和形态的改变,其特点是把疾病视为人体某个或某些组织、器官或细胞的结构、功能或形态的改变,这就从本质上基本把握了疾病发生的原因。

(4) 恒定状态破坏说:此观点认为疾病是机体恒定状态的破坏。在20世纪30年代,美国生理学家沃尔特·坎农首次提出"内环境稳定"一词,指出"机体整体及体内某一功能系统、器官或细胞在各种调节与控制机制作用下所保持的功能与结构上的平衡,是机体及其他所有生命系统的根本特征之一"。此观点用整体的观点取代了局部的观点,是疾病认识上的一大进步。

(二) 疾病发生的原因

1. 生物性因素 主要指病原微生物及寄生虫。这类病因引起各种感染性疾病,其致病性取决于数量、毒力及侵袭力,也与机体本身的防御及抵抗力大小有关。

2. 理化因素 物理因素诸如温度、噪声、辐射等,化学因素诸如强酸、强碱、药物、毒物等。

3. 营养因素 各类必需物质或营养物质等的缺乏或过多。如体重超重30%的人比体重正常人患糖尿病的概率要高3倍;若体重超过正常体重15%以上,可减寿11年左右等。

4. 遗传因素 遗传因素是指染色体畸变或基因突变等遗传物质缺陷。遗传易感性,是指某些家族具有易患某种疾病的倾向,如精神病、糖尿病、结肠癌等,应在预防上高度重视。

5. 先天因素 先天因素是指在妊娠期能损害胎儿发育的有害因素,这些因素可导致各种畸形和发育缺陷,如唇裂、腭裂、无脑儿等。

课堂互动:
在小组中相互交流和讨论一下:你目前的生活行为习惯有哪些是健康的?哪些应该改变和矫正?为什么?

6. 免疫因素 人体免疫功能的改变、不足或缺陷也是致病因素,常见的疾病有血清病、过敏性休克、荨麻疹、自身免疫疾病和免疫缺陷综合征等。

7. 心理、社会因素 心理、社会因素会导致疾病已早为人所知,中医古书《黄帝内经》指出:"怒伤肝,喜伤心,思伤脾,忧伤肺,恐伤肾",明确地提出了心理、社会因素与疾病的关系。

（三）疾病的影响

1. 对个人的影响

（1）积极的影响:当疾病降临在一个人身上时,由于角色的转变,作为患者往往会暂时放下平日所承担的一些责任而专心休息,调整机体状态。同时,疾病往往会作为警钟,提醒他（或她）爱惜身体,改变平日不合理的饮食习惯、调整心态、加强锻炼等,这些都有利于健康的恢复和增强身体素质。

（2）消极的影响:当一个人生病时,由于其身体的不适以及由此带来的心理压力,会使其生活、学习、工作都受到不同程度的影响;疾病会造成一定的经济压力;疾病还可能导致患者原有的社会关系发生紊乱,甚至会引起个人角色和人际关系的改变。

2. 对家庭的影响 家庭是由家庭成员组成的一个整体,任何一个家庭成员生病都会对整个家庭产生影响,严重时甚至会导致家庭结构和功能的破坏。

（1）经济的影响:疾病的诊治需要一定的经济支出,这势必会影响家庭的生活水平,严重者甚至会使家庭承受债务的压力。如果患者是家庭主要的经济来源者,家庭除了面临开支增加,同时还面临着收入减少,这就更加重了家庭的经济负担。

（2）精神、心理的影响:当某个家庭成员生病,尤其是患严重疾病后,由于其原有的生活、工作规律被打乱,甚至可能需要其他家庭成员的照顾,这就会使患者产生相应的心理压力;由于患者患病后会出现许多心理反应,有时甚至会出现一些异常心理状况,如不愿与人接触、对周围人发脾气等,加之患者患病后其原有的家庭角色功能需要由其他家庭成员来承担,这都会使患者家属心理和精神负担加重。

3. 对社会的影响

（1）对社会经济的影响:体现在两方面。一是降低社会生产力,疾病会导致患者劳动能力减弱甚至完全丧失,并需要其他人的照顾,这些都会导致整个社会生产力降低。二是浪费或消耗社会医疗资源,生病就需要诊治,诊治过程中需要投入一定的社会医疗资源。由此可见,疾病不仅给个人和家庭带来经济负担,同时也给整个社会经济造成很大影响。

（2）对社会健康状况的影响:社会是由个体所组成,所以个体患病也是一种社会问题。某些传染性疾病（如艾滋病、SARS）的出现可能对整个社会的健康状况造成危害,甚至引发社会恐慌。

（四）疾病的转归

疾病的转归主要有康复和死亡两种。疾病转归的方向主要取决于致病因素作用于机体后发生的损伤与抗损伤反应的力量对比,治疗可影响疾病的转归。

1. 康复 根据患者康复的程度,可分为以下几种。

（1）不完全康复:疾病所致的损伤已得到控制,主要症状消失,机体通过代偿机制维持相对正常的生命活动,但疾病基本病理改变并未完全恢复,有些可留有后遗症（如心肌梗死后留下的瘢痕）。

（2）完全康复:疾病所致的损伤已完全消失,机体的功能、代谢及形态完全恢复正常。

2. 死亡 死亡是指心跳、呼吸的永久性停止。死亡是一个连续过程,包括濒死期、临床死亡期与生物学死亡期。一旦死亡,机体作为一个整体的功能永久停止。目前对死亡的判定标准以脑死亡为准,即枕骨大孔以上全脑死亡。

三、能够正确认识和阐释疾病与健康的关系

健康指机体的一种平衡状态,疾病指机体平衡状态的破坏,两者并没有明显的界限,亚健康

课堂互动:

小组交流一下:你或你的家人、你的朋友、你的同学最近有生病的吗?用疾病的相关理论和观点,分析一下其原因、所造成的影响。

就介于健康和疾病之间。三者之间有着密不可分的联系：不注意正确的生活习惯，健康会转为亚健康，甚至发生疾病；良好的生活习惯会使疾病逐渐减轻，甚至发展成健康的状态。通过"健康-疾病连续性模式"和"健康与环境相互影响坐标模式"理论，可以更深入地阐释健康与疾病的关系。

（一）健康-疾病连续性模式

1. 理论概述 在健康-疾病连续性模式中，健康是指人在不断适应内、外环境变化过程中所维持的生理、心理及社会等方面的动态平衡状态；疾病则是指人的某些方面打破了原先的平衡状态。

每个人的健康状况可能都处在这种健康与疾病所构成的线性谱上的某一点，且处在不断变化的动态过程中。人体任何时候都包含健康和疾病两种成分，哪一方面占主导就表现出哪一方面的现象与特征。所以健康和疾病是相对而言的，在一定条件下可以相互转化。某些人可能在生理、心理、社会的某方面处于低水平的健康甚至是疾病状态，但在其他方面可能仍是健康的，比如某些残疾人的心理方面和社会交往方面都很健康。

2. 关系分析 健康-疾病连续性模式视健康与疾病为一种连续的过程，处于一条连续的直线上，其范围从濒临死亡到最佳健康，人体在不同时间所处位置会发生变化，医务人员的努力会影响健康和疾病的发展。健康与疾病的关系可以体现在以下三个方面：健康与疾病之间没有明显或绝对的界限；对具有双重属性的人而言，在任何时候健康或疾病都是相对的；人的健康和疾病状态是一个不定的、动态的概念和过程，见图4-1-1。

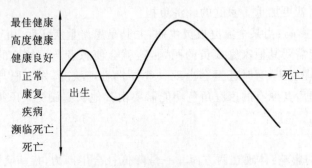

图4-1-1 健康-疾病连续性

（二）健康与环境相互影响坐标模式

人类是一个开放的整体，不停地与周围环境进行物质、能量、信息的交换，一切活动都离不开环境。一方面人类通过自身的应对机制在不断地适应环境，并且不断对环境进行征服和改造；另一方面环境又不断地影响着人们的健康。见图4-1-2。

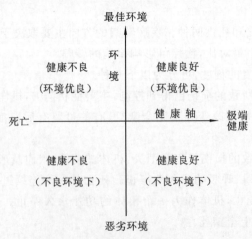

图4-1-2 健康与环境相互影响坐标

知识链接

健康相关行为

健康相关行为是指个体或团体的与健康和疾病有关的行为。一般可分为两大类：促进健康的行为和危害健康的行为。

1. 促进健康的行为

(1) 日常健康行为，如合理营养、平衡膳食、睡眠适量、积极锻炼、有规律作息等。

(2) 保健行为，如定期体检、预防接种等合理应用医疗保健服务。

(3) 避免有害环境行为，"环境"既指自然环境（环境污染），也指紧张的生活环境。

(4) 戒除不良嗜好，戒烟、不酗酒、不滥用药物。

(5) 求医行为，觉察自己有某种疾病时寻求科学可靠的医疗帮助的行为。如主动求医、真实提供病史和症状、积极配合医疗护理、保持乐观向上的情绪。

(6) 尊医行为，发生在已知自己确有疾病后，积极配合医生、服从治疗的行为。

2. 危害健康的行为

(1) 日常危害健康的行为。如吸烟、酗酒、滥用药物（吸毒）、不洁性行为等。

(2) 不良生活习惯。如饮食过度，高脂、高糖、高盐、低纤维素饮食，偏食、挑食和过多吃零食，嗜好含致癌物的食品（烟熏火烤、长时间高温加热的食品、腌制品），不良进食习惯（过热、过硬、过酸食品）。

(3) 不良疾病行为。如求医时瞒病行为、恐惧行为、自暴自弃行为以及悲观绝望或求神拜佛的迷信行为。

要点小结

通过完成本任务学习，你应该提升的素质主要是作为一名临床护士应该具备认识健康价值的素质；应具备的能力是能为周围人讲解健康的影响因素、保持健康状态应该注意的问题等健康教育相关能力；应掌握的知识有健康的定义、亚健康的表现、疾病的影响。重点是能够分析和阐述健康与疾病的关系。

能力检测

一、名词解释

1. 健康
2. 亚健康
3. 疾病

二、简答题

1. 请简述健康的影响因素。
2. 试述疾病的影响。

三、选择题（5个备选答案中可能有1个或1个以上正确答案）

1. 以下哪项不属于护理的任务？（　　）

A. 恢复健康　　B. 预防疾病　　C. 减轻痛苦　　D. 促进健康　　E. 降低伤残

2. 下列相关陈述中，正确的是（　　）。

A. 疾病是机体结构和功能障碍过程的主观表现

B. 健康是机体稳定、平衡和功能完整的客观过程

C. 安适是个体对机体客观状态的主观体验
D. 患病是个体对机体客观改变的整体体验
E. 以上都不对

3. 有关疾病对患者和家庭的影响，下列说法正确的是（　　）。

A. 患者行为和情绪的改变主要受患者的角色改变的影响
B. 患者体像的改变是普遍存在的，改变的程度与个性相关
C. 疾病所致的家庭角色改变主要为角色重叠和角色缺失
D. 疾病不会导致患者和家庭改变原有的生活方式和行为
E. 以上都不对

四、实践与操作

请你自行确定主题，准备一个健康知识小讲座，向周围人讲解何为健康？保持健康、预防疾病应注意哪些问题？要求：用 PPT 形式，其中应根据内容设计动画、图片、实物等生动形式和案例。通过小组选拔，参加全班的小讲座和交流。

五、案例与讨论

张某，女，32 岁，本科，公司白领。自诉近一年来睡眠不佳、食欲差，近一个月脾气暴躁，经常出现头痛。来我院就诊，但各项检查均未发现异常。

请问：

1. 该就诊者是否健康？请给出理由。
2. 作为一名护士，请你针对该就诊者给出一些改善症状、提高生活质量的建议。

（张晓怡）

任务二　具备进行健康教育的素质和能力

 学习目标

1. **素质目标**：培养良好的健康与疾病意识，提升健康教育意识和素质。
2. **能力目标**：具备开展健康指导的能力；制作 PPT 进行健康教育小讲座。
3. **知识目标**：掌握健康教育、健康促进、健康管理等概念；掌握健康教育的方法和途径；熟悉健康教育模式；了解健康相关行为改变模式。

【重点难点】
重点：健康教育、健康促进、健康管理等概念；健康教育方法。
难点：健康教育模式；健康相关行为改变模式。

健康是人的一项基本权利，也是社会进步的重要标志。保证人民的健康是各国政府的重要职责，也是全社会的共同责任。健康教育是一项以提高全民健康水平为目的的教育活动与社会活动，是健康促进的组成要素之一，其最终都是为了提高人们的健康素养。护士的基本工作职责之一，就是借助多学科的理论，应用健康教育的方法和理论，唤起全社会对健康的关注，培养健康行为，养成健康习惯，提高健康水平，同时促进健康教育的发展。

一、认识健康教育

（一）了解相关概念

1. 健康教育

（1）概念：健康教育（health education）是指通过有计划、有组织、有系统的社会教育活动，使人们自觉地采纳有益于健康的行为和生活方式，消除或减轻影响健康的危险因素，预防疾病，促进健康，提高生活质量，并对教育效果做出评价。

健康教育是借助多学科的理论和方法,通过信息传播和行为干预,帮助个人和群体掌握卫生保健知识,树立健康观念,自愿采纳有利于健康的行为和生活方式的教育活动与过程。即健康教育是一项有计划、有目的、有评价的社会教育活动,其着眼点是行为问题,它帮助人们了解自己的健康状况,认识危害健康的因素,促使人们自觉地选择有益于健康的行为和生活方式,从而减少或消除影响健康的危险因素,达到促进健康的目的。

(2) 目的:健康教育的核心是教育人们树立健康意识、促使人们改变不健康的行为和生活方式,养成良好的行为和生活方式,以降低或消除影响健康的危险因素。通过健康教育,能帮助人们了解哪些行为是有益于健康或影响健康的,并能自觉地选择有益于健康的行为和生活方式。

(3) 发展:我国健康教育起步于20世纪30—40年代。专业机构和学术团体的出现是健康教育事业兴起的重要标志。1935年7月,由胡安定、邵象伊等发起成立了中国卫生教育社。1936年,中华健康教育学会在南京成立,推选朱章赓为理事长。这两个全国性健康教育群众性学术团体的成立,为促进当时健康教育事业的发展起到了积极的作用。

(4) 途径:健康教育是联系健康知识与健康实践的桥梁,是通过传播与教育的方法,向全社会普及卫生科学的知识,强化人的健康意识,建立和改变与健康相关的行为和生活方式,促进人群健康的活动。健康教育一方面需要通过人们自我学习或相互学习取得经验和技能,另一方面还需要通过有计划、多部门、多学科的社会实践获取经验。它不仅涉及整个卫生体系和卫生服务的开展,还涉及农业、教育、大众媒体、交通和住房等非卫生部门。因此,健康教育活动已经超出了保健的范畴,即是一项以健康为中心的全民性教育活动。

2. 健康教育学

(1) 概念:健康教育学(health pedagogy)是研究健康教育与健康促进的理论、方法和实践的科学,是健康学与教育学交叉综合所形成的一门新兴的学科。它不仅仅涉及医学领域,还涉及行为学、教育学、心理学、社会学、传播学、人类学、经济学等相关的学科领域。因此,健康教育学是一门以人类健康发展为中心,借助多学科的理论和方法,向人们揭示"人—自然界—社会"体系中健康本质的交叉学科。

(2) 特点:健康教育学这个学科不仅具有很强的理论性和实践性,也有很强的政策导向性,为制定卫生政策提供服务,并通过教育活动的广泛开展,研究成果的推广应用服务民众和社会。

3. 健康管理

(1) 概念:健康管理(managed care)是一种对个人或人群的健康危险因素进行全面管理的过程,其宗旨是调动个人及集体的积极性,有效地利用有限的资源来达到最大的健康效果。实施健康管理是变被动的疾病治疗为主动的管理健康,达到节约医疗费用支出、维护健康的目的,但现阶段在我国还处于起步阶段。

(2) 核心:健康管理是20世纪50年代末最先在美国提出的概念,其核心内容是医疗保险机构通过对其医疗保险客户(包括患者或高危人群)开展系统的健康管理,达到有效控制疾病的发生和发展,显著降低出险概率和实际医疗支出,从而减少医疗保险赔付损失的目的。

(3) 健康教育与健康管理:健康教育与健康管理在目标和理念上是互通的,且我国社区健康教育已经形成机构、人员、职责等相对固定的制度化建设,并得到了人们的广泛认可。在社区健康教育中引入健康管理的理念和方法,利用社区健康教育资源进行慢性病健康教育是可行的、有益的。

世界卫生组织在2002年世界卫生报告中将改善人们的行为作为当前减少疾病风险的最主要策略,而改善人们健康相关行为的任务主要由健康教育来承担。可见,健康教育是健康管理过程中干预的重要手段,两者的目的是一致的,都是要更好地维护人们的健康,而健康管理更侧重于监测和针对致病危险因素的评估,以促进疾病的预防和康复。

4. 健康促进

(1) 概念:健康促进(health promotion)是以教育、组织、法律和经济等手段干预那些对健康有害的生活方式、行为和环境,以促进健康。其目的在于努力改变人群不利于健康的行为,改善预防性服务以及创造良好的社会与自然环境。

(2) 内涵：美国健康教育专家格林(Lawrence W. Green)指出："健康促进是指一切能促使行为和生活条件向有益于健康改变的教育与环境支持的综合体。"其中环境包括社会的、政治的、经济的和自然的环境；支持即指政策、立法、财政、组织等各系统。1995年WHO又提出"健康促进是指个人与其家庭、社区和国家一起采取措施，鼓励健康行为，增强人们改进和处理自身健康问题的能力。"由此可见，健康促进的内涵基本包括个人行为改变和政府行为（社会环境）改变两个方面，并重视发挥个人、家庭和社会的健康潜能。

(3) 健康教育与健康促进

① 从以上定义可以看出，健康促进的含义比健康教育更为广泛。健康促进涉及整个人群和人们社会生活的各个方面，而健康教育则侧重于影响那些有改变自身行为愿望的人群。

② 与健康教育相比，健康促进将客观的支持与主观参与融为一体。"客观支持"包括政策和环境的支持，"主观参与"则着重于个人与社会的参与意识与参与水平。因而健康促进不仅包括健康教育的行为干预内容，同时还强调行为改变所需的组织支持、政策支持、经济支持等环境改变的各项策略。

③ 健康工程不仅是卫生部门的事业，而且也是要求全体社会参与和多部门合作的社会工程。因此，健康教育是健康促进的必要条件，没有健康教育也就没有健康促进；健康促进是健康教育发展的结果，是健康教育发展的最高阶段。

5. 卫生宣传 健康教育与卫生宣传两者既相互区别又紧密联系。卫生宣传是我国健康教育和健康促进发展初级阶段的一种基本模式，也是今天健康教育的重要内容和手段之一。健康教育则是通过传播知识与教育的方法，以及有组织、有目的、有计划、有评价的教育活动和社会活动，唤起公众的健康意识，提供改变行为所必需的知识、技能与服务，促使人们自觉地建立与形成有益于健康的行为和生活方式，它的最终目标是从"普及卫生知识"延伸到"建立健康行为"上来，是一种干预措施。卫生宣传仅仅是卫生知识的传播，因此，不能等同于健康教育。

（二）健康教育的意义

1. 实现"人人享有卫生保健"的目标 "人人享有卫生保健"是全球卫生战略目标，初级卫生保健是实现此战略目标的基本途径和基本策略，而健康教育是初级卫生保健八大要素之首，《阿拉木图宣言》指出："健康教育是所有卫生问题、预防方法及控制措施中最为重要的，是能否实现初级卫生保健任务的关键"。

2. 提高人群自我保健意识和能力的需要 通过健康教育可以使公众了解和掌握自我保健知识，培养人们的健康责任感，促使他们改变不良的行为方式及生活习惯，建立良好的生活方式，提高个人的自我保健能力。同时可以明确政府及社会对健康的责任，使公众更有效地维护自身的健康和生存环境，并做出有利于健康的选择。

3. 降低医疗费用和提高效益的需要 各国的健康教育实践充分证明，人们只要改变不良的行为方式及生活习惯，采取有益于健康的生活方式，就能有效地降低疾病的发病率和死亡率，减少医疗费用。健康教育的成本投入所产生的效益，远远大于医疗费用高昂投入所产生的效益。WHO指出"1美元的健康投资可取得6美元的经济回报"。可见，健康教育不仅是保护和增进人的健康的重要举措，而且对社会进步和经济的持续发展具有重要意义。

（三）护士在健康教育中的作用

1. 为服务对象提供有关健康的信息 护士应根据人群的不同特点和需要，为其提供有关预防疾病、促进健康的信息。将健康知识传播给公众，唤起人们对自己及社会的健康责任感，使其投入到卫生保健活动中，以提高公众的健康水平。

2. 帮助服务对象认识影响健康的因素 影响健康的因素多种多样。护士应帮助人们认识危害个体健康的环境因素及不良的行为和生活方式，根据个体、家庭和人群的具体情况，有针对性地教育人们保护环境，鼓励他们保持健康的生活方式和行为，提高人群的健康素质。

3. 帮助服务对象确定存在的健康问题 护士通过对个人、家庭、社区的全面评估,帮助服务对象认识其现存和潜在的健康问题,通过健康教育,帮助服务对象解决问题,恢复和保持健康。

4. 指导服务对象采纳健康行为 护士为服务对象提供有关卫生保健的知识和技能,帮助他们解决自身的健康问题,从而提高人群自我保健能力。如教会妇女乳房自我检查的方法,教育儿童如何预防近视和正确刷牙,或为中老年人举办健康生活讲座等。

5. 开展健康教育的研究 健康教育在我国还是一门非常年轻的学科,需要不断地完善及提高。因此,护士应重视对不同地域的不同人群健康教育方法与手段的研究,如城市、农村、学校等不同社区的健康教育,不同职业人群的健康教育、不同患者的健康教育、不同人生阶段的健康教育、环境保护的健康教育、心理卫生的健康教育、生殖健康教育、控制吸烟酗酒和滥用药物的健康教育以及死亡的健康教育等。

二、了解健康相关行为改变模式

(一)健康相关行为

健康相关行为是指个体或团体的与健康和疾病有关的行为。一般可分为两大类,即促进健康的行为和危害健康的行为。

1. 促进健康的行为 促进健康的行为(health-promoted behavior)是个体或群体表现出的、客观上有利于自身和他人健康的一组行为。对日常生活中的各种促进健康的行为,有一定的判断标准,主要有以下5项。

(1)有利性:表现有利于自己、他人和全社会,如不吸烟、不乱扔垃圾等。

(2)规律性:表现有恒常的规律,如定时睡觉、定时定量进餐等。

(3)和谐性:个体的行为表现有自己的鲜明个性,又能根据整体环境随时调节自身行为,使个体或团体行为有益于他人的、自身的健康。

(4)一致性:外显的表现行为和内在思维动机与能力的协调一致。

(5)适宜性:行为程度有理性控制,个体行为能表现出忍耐和适应,无明显冲动表现。且强度对健康有利。

2. 危害健康的行为 危害健康的行为(health-risky behavior)是个体或群体在偏离个人、他人、社会的期望方向上表现的一组行为。其主要特点如下。

(1)该行为为对人、对己、对整个社会的健康有直接或间接的、明显或潜在的危害作用。

(2)该行为对健康的危害有相对的稳定性,及对健康的影响具有一定作用强度和持续时间。

(3)该行为是个体在后天生活经历中习得,故又被称为"自我创造的危险因素"。

知识链接

致病性行为模式

致病性行为模式是导致特异性疾病发生的行为模式。目前研究较多的有A型和C型行为。A型行为,又称为"冠心病易发行为",其核心表现有两种,即不耐烦和敌意。产生该行为的根本原因是过强的自尊和严重的不安全感。A型行为者还有一些重要的外部体征,如语言带有突发性敌意、前额口唇汗津津、常打断别人讲话、眼周有色素沉着等。其体内通常有去甲肾上腺素、ACTH、血清胆固醇的异常增高。所以,有A型行为者其冠心病发病率、复发率和致死率均比正常人高2~4倍。C型行为,又称为"肿瘤易发性行为",核心行为表现是情绪好压抑,性格好自我克制,表面上处处依顺、谦和忍让,内心却是强压怒火,爱生闷气。C型行为者宫颈癌、胃癌、食管癌、肝癌和恶性黑色素瘤的发生率都比正常人高3倍左右。

（二）健康教育模式

1. 知-信-行模式

1) 概念　"知-信-行"（knowledge-attitude-belief-practice，KABP）模式，即知识、信念和行为的简称，是有关行为改变的较成熟模式。见图4-2-1。

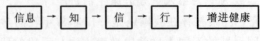

图4-2-1　知-信-行模式

知（知识和学习）是基础，信（信念和态度）是动力，行（包括产生促进健康的行为、消除危害健康的行为等行为改变过程）是目标。如对艾滋病的教育，教育者通过多种方法和途径将艾滋病的全球蔓延趋势、严重性、传播途径和预防方法等知识传授给群众。群众接受知识后，通过思考，加强了对保护自己和他人健康的责任感，形成信念。在强烈的信念支配下，绝大多数群众能摒弃各种不良的行为，并确信只要杜绝传播艾滋病的途径，人类一定能战胜艾滋病。预防艾滋病的健康行为模式就此逐步建立。

2) 促进态度转变的方法

（1）增强信息影响力　增强信息的权威性和传播效能，让被教育者对信息产生兴趣，感到需要，做出自己的思考、选择和决定。教育者不应满足于被教育者有多少知识，而应帮助其形成某一态度的转变，最后导致与这个态度相联系的一系列行为转变。

（2）有效宣传实例　利用信息接受者身边的实例，现身说法，强化对行为改变所获效益的宣传，特别有助于那些半信半疑者和信心不足者的态度转化。

（3）加强针对性　针对那些"明知故犯，知而不行"者的具体原因，有针对性地强化行为干预措施。如对明知吸烟有害，但又不能主动戒烟的人，可借助外力如政策法律、经济和组织手段、公众舆论监督等加速态度和行为转变。

（4）强化落实手段　利用凯尔曼提出的"服从-同化-内化"态度改变的阶段理论，对严重危害社会的行为可依法采取强制手段，促进其态度转化。如将吸毒者强行送入戒毒所。在戒毒所，吸毒者一开始是被迫服从，内心并不心甘情愿"服从"，经过一段时间治疗后，他开始自愿自觉地服从帮带人员，对和其他戒毒同伴的共同生活感到愉快，从而产生"同化"；最后他从内心深处接受"吸毒有害"的信念，彻底改变态度，并把这一新观点纳入自己的价值观体系，成为动机的内在行为标准，将正确行为"内化"。

2. 健康信念模式

1) 概念　健康信念模式（health belief model，HBM）是用社会心理学方法解释健康相关行为的重要理论模式。它以心理学为基础，由刺激理论和认识理论综合而成，并在预防医学领域中得到应用和发展。

健康信念模式遵循认知理论原则，首先强调总体的主观心理过程，即期望、思维、推理、信念等对行为的主导作用。因此，健康信念是人们接受劝导、改变不良行为、采纳健康促进行为的关键。健康信念模式是一个结构模型，主要由三部分组成，即对疾病的认知、提示因素、影响及制约因素。见图4-2-2。

2) 影响健康信念形成的因素

（1）产生"恐惧"　个体从疾病的高发率和引起死亡的临床后果感知到对健康的威胁，知觉到易感性和严重性，由此产生害怕情绪。能否形成疾病易感性和严重性的信念是健康教育成败的关键。

（2）对行为效果的期望　个体仅仅认识到危害性和严重性还不够，重要的是知觉到益处和障碍。只有意识到自己用摒弃危害健康的行为的代价（如时间、负担、毅力）确实能换取到预防效果，即行为的有效性，人们才会采取行动，并有明确的行为方式和路线。人们对所采纳的促进健康的行为的困难的认识是使行为巩固持久的必要前提。正如美国心理学家罗森·斯托克

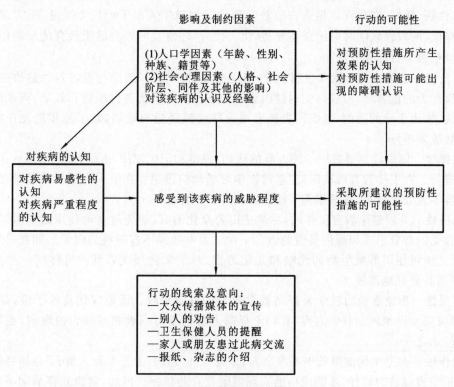

图 4-2-2　健康信念模式

(Rosen-stock)所说,"知觉到易感性和严重性,确实为行动提供了能量和力量;但只有让公众知觉到效益,并能先了解所有困难再决心克服之,他才算是(真正)找到了行为的道路"。

（3）效能期待　主要有自我效能,即对自己的能力有正确的评价和判断,相信自己一定能通过努力成功执行一个导致期望结果(如戒烟)的行为。此外还要善于寻找其他可借助的力量。如家庭成员帮助等,以间接帮助实现结果期望和效能期望等影响行为。

综上所述,健康信念模式在产生促进健康的行为和摒弃危害健康的行为的过程中遵循以下步骤:首先,让人们对他们目前的不良行为方式感到害怕(知觉到威胁和严重性);其次,让人们坚信一旦他们改变不良行为会得到非常有价值的后果(知觉行为效益),同时清醒地认识到行为改变中可能出现的困难(知觉到障碍);最后,使人们感到有信心、有能力通过长期努力改变不良行为(自我效能)。

三、护士应如何开展健康教育

（一）掌握健康教育基本原则

1. 科学性　健康教育内容的科学、正确、翔实是达到健康教育目的的首要环节。教育的内容必须有科学依据,并注意应用新的科学研究结果,及时摒弃陈旧过时的内容,引用的数据要可靠无误,举例应实事求是。缺乏科学性的教学内容和方法往往起到适得其反的效果。

2. 可行性　健康教育必须建立在符合当地的经济、社会、文化及风俗习惯的基础上,否则难以达到预期的目的。改变人的行为和生活方式不能依靠简单说教或个人良好愿望实现。许多不良行为或生活方式受社会习俗、文化背景、经济条件、卫生服务等影响,如居住条件、饮食习惯、工作条件、市场供应、社会规范、环境状况等,因此,健康教育必须考虑到以上的制约因素,以促进健康教育目的的实现。

3. 针对性　学习者的年龄、性别、健康状况、个性、嗜好、学习能力等千差万别,对卫生保健知识的需求也不相同。因此,在实施健康教育计划之前,应全面评估学习者的学习需要,了解学习者需要了解和掌握的知识,并在此基础上制订出有效可行的健康教育计划。在实施健康教育时,除了根据教育目标选择不同的教育策略外,还应根据不同人群的特点,采用不同的教育方法,设

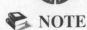

计与年龄、性别、爱好、文化背景相适宜的教学活动。如老年人由于记忆力减退,听力、视力也有不同程度降低,所以在教学时应注意重复、强化。此外,注意及时收集健康教育的反馈信息,根据反馈及时调整教学目标和方法。

4. 启发性 健康教育不能靠强制手段,而是通过启发教育,鼓励与肯定行为的改变,让人们理解不健康行为的危害性,形成自觉的健康意识和习惯。为了提高健康教育效果,可采取多种启发教育方式,如用生动的案例,组织同类患者或人群交流经验与教训,其示范和启发作用往往比单纯的说教效果更好。

5. 规律性 健康教育要按照不同人群的认知、思维和记忆规律,由简到繁、由浅入深、从具体到抽象的进行。在安排教育活动时,注意每次学习活动应该建立在上一次学习的基础之上,一次的教学内容不宜安排过多,逐渐累积才能达到良好的教育效果。

6. 通俗性 开展健康教育工作时,尽量使用公众化语言,避免过多地使用医学术语,采用学习者易于接受的教育形式和通俗易懂的语言是保证教学效果不容忽视的因素。如在讲解健康知识时,对于儿童可使用形象生动的比喻和儿化语言,对于文化层次较低的群体用一些当地的俗语,可以帮助其更好地理解。

7. 直观性 形象直观的教学是提高教学效果的有效手段。运用现代技术手段,如影像、动画、照片等可以生动地展示教学内容,有利于提高人群的学习兴趣和对知识的理解,也是现代健康教育的标志之一。

8. 合作性 在卫生保健服务中要求个人、家庭、社区组织、卫生专业人员、卫生服务机构和政府共同承担健康促进的责任,才能成功地实现健康教育的目标。因此,健康教育活动不仅需要教学对象、教学者以及其他健康服务者的共同参与,也需要动员社会和家庭等支持系统的参与,如父母、子女、同事、朋友等的支持与参与,以帮助学习者达到健康的行为。合作与支持系统运用得越好,健康教育的目标越容易实现。

9. 行政性 健康行为并非完全属于个人的责任,政府部门的领导与支持是推动全民健康促进活动最重要的力量,医疗卫生部门的作用也已经不仅仅是提供临床和治疗服务,开展健康教育和健康促进活动也应包含在整个医疗卫生计划内,应有专人、专项经费支持以推动健康教育的开展。

(二)熟悉健康教育程序

健康教育是一项系统工程,是一个连续不断的过程,包括评估学习者的学习需要(评估),设立教育目标(设立目标),制订教育计划(制订计划),实施教育计划(实施计划)及评价教育效果(效果评价)5个步骤。

1. 评估 评估是为了了解学习者的学习需要、学习准备状态、学习能力及学习资源,是制订健康教育目标和计划的先决条件。同时,也是健康教育者准备的阶段。

(1) 评估学习者的需要及能力:在健康教育前,需了解学习者的基本情况,如年龄、性别、学习能力、对健康知识及健康技能的缺乏程度,对健康教育的兴趣及态度等,以根据不同的学习需要及特点来安排健康教育活动。

(2) 评估学习资源:评估达到健康教育目标所需的时间、参与人员、教学环境、教育资料及设备(如小册子、幻灯机、投影仪)等。

(3) 评估准备情况:教育者在为服务对象提供健康教育前,应对自己的准备情况进行评估。如计划是否周全、备课是否充分、对象是否了解、教具是否齐全等,以指导自己做好充分的准备。

2. 设立目标 设立教育目标是健康教育中的一项重要内容,明确教育的具体目标有助于教育计划的实施,也是评价教育效果的依据。

(1) 目标应具有针对性和可行性:制订目标时需要清楚以下情况,如学习者对学习的兴趣与态度、缺乏哪些知识与技能、学习的能力如何、支持系统怎么样等等,从而制订切实可行的目标。

(2) 目标应具体、明确、可测:目标应表明具体需要改变的行为,以及要达到目标的程度及预期时间等,目标越是具体、明确、可以测量,越具有指导性和可及性。如实现戒烟的目标,目标可以明确到每周减少2支烟。

(3) 目标应以学习者为中心：制订目标要充分尊重学习者的意愿，通过共同讨论，达成共识，激励和调动受教育者的主观能动性，取得较好的效果。

3. 制订计划 计划是为了实现健康教育目标而事前对措施和步骤做出的部署。计划可以使工作变得有序，减少不确定性和变化的冲击，同时计划也是一种协调，可以减少重叠性和浪费性的活动，因此，一个好的计划是实现目标的行动纲领。

(1) 明确实施计划的前提条件：制订计划时应根据目标，列出实现计划所需的各种资源，可能遇到的问题和阻碍，找出相应的解决办法，确定计划完成的日期。

(2) 将计划书面化、具体化：整个健康教育计划应有具体、详细的安排，如每次教育活动有哪些人员参加，教育地点及教育环境、内容、时间、方法、进度、教育所需的设备和教学资料等都应有详细的计划。

(3) 完善和修订计划：完成计划初稿后，进一步调查研究，提出多种可供选择的方案，最好邀请有关组织和学习者参与修订，经过比较分析，确定最优或最满意的方案，使计划更加切实可行。

4. 实施计划 在实施计划前，应对实施健康教育的人员做相应的培训，使之详细了解目标、计划和具体的任务。在实施计划的过程中，及时了解教育效果，定期进行阶段性的小结和评价，重视与各部门及组织之间的密切配合与沟通，根据需要对计划进行必要的调整，以保证计划的顺利进行。计划完成后，应及时进行总结。

5. 效果评价 评价是整个健康教育活动中不可或缺的一环，它应该贯穿活动的全过程，评价的目的在于根据评价结果及时修改和调整教育计划、改进教学方法、完善教学手段，以取得最佳的教学效果。

健康教育效果评价可以是阶段性的、过程性的或结果性的。评价的内容包括是否达到教学目标，所提供的健康教育是否为公众所需要，教学目标及计划是否切实可行，执行教育计划的效率和效果如何，是否需要修订教育计划等。

（三）会用健康教育的方法

健康教育的方法有多种，教学者可依据教育的目的，并针对不同的学习者，选择相应的方法。为增加学习者的知识，可应用个别会谈、讲授、提供阅读材料、讨论等方式；为改变学习者的态度，可用小组讨论、角色扮演、辩论等方式；帮助学习者获得某种技能，则可用示范等方法。具体的方法介绍如下。

1. 专题讲座法 专题讲座是就某个健康方面的问题以口头语言系统（课堂讲授的形式）向学习者传授知识的方法。实施中应注意以下几点。

(1) 备课：在提供讲座前应预先了解听众的人数、教育程度、职业等基本资料，进行有针对性的备课。

(2) 环境：做好讲授环境的布置，如视听教具、照明、通风、避免噪声等，应尽量提供安静、光线充足、温度适宜和教学音响设备良好的学习环境。

(3) 讲课：讲授要讲究语言艺术，做到条理清楚、重点分明、通俗易懂、逻辑清楚；讲授的概念、原理、事实、观点必须正确；最好配有文字资料、幻灯片、图片以帮助理解；讲授时注意调动学习者的学习热情，如选择与听众接近的人和事的生动案例，并以提问等方式及时了解听众对知识掌握的反馈。

(4) 内容：内容要简明扼要，时间不宜过长，一般以 30~60 min 为佳；在演讲结束后鼓励听众提问，形成双向沟通。

2. 讨论法 讨论法是以教学对象为互动主体，教学者加以引导，在教学过程中主要以交流的方式进行，通过让学习者主动探究教学内容，完成教学目标。实施中应注意以下几点。

(1) 人数和形式：参加小组讨论的人员以 8~15 人为宜，尽量选择年龄、健康状况、教育程度等相似的人组成同一小组，选择的讨论场地应便于交流，如环境安静、圆形或半圆形就座。

(2) 主题和内容：讨论前须确定讨论的主题和讨论的基本内容，并制订一些讨论规则，如每人争取发言、把握讨论主题和发言时间、别人发言时要安静，要尊重别人的意见等等，以保证讨论顺利进行。

(3) 主持和过程：一般由卫生保健人员如护士、医生充当主持人，一般在开始时先介绍参加人员及讨论主题，在讨论过程中注意调节讨论气氛，适时给予引导、提示、鼓励和肯定，在结束时对讨论结果进行简短的归纳及总结。

3. 角色扮演法 角色扮演法是一种通过行为模仿或行为替代来影响个体心理过程的方法。通过制造或模拟一定的现实生活片段，使教学内容剧情化，由学习者扮演其中的角色，使之在观察、体验和分析讨论中理解知识和受到教育。实施中应注意以下几点。

(1) 事先排练：为了取得理想的结果，角色扮演前，应注意整个扮演主题的选择与编排，角色的分配与排练。

(2) 明确主题：角色扮演时，主持人应报告此项教学活动的目的与意义，并对剧情及有关的表演人员进行简单的介绍。

(3) 做好总结：角色扮演后应进行讨论，可先由表演者谈自己的感受，然后让其他人员积极参加讨论。主持人可以引导参加人员讨论剧中的重点及内容，以使其了解相关的知识及原理。讨论部分为角色扮演的重点，通过讨论可以让有关人员真正获得有关知识。

4. 实地参观法 参观法是根据教学目的，组织学习者到实际场景中观察某种现象，以获得感性知识或验证已经学习过的知识的教学方法。实施中应注意以下几点。

(1) 做好参观的准备：应当事先到参观地进行实地考察，选择合适的参观地点，与参观单位沟通参观访问的事宜，全面了解各种需要注意的问题，并据此做好参观计划。

(2) 指导参观：参观前告知参观者参观的目的、重点及注意事项；参观时间要充分，允许学习者有时间提问；参观后应配合讨论，以减少疑虑或恐惧。

5. 示范法 示范法是指教学者通过具体动作示范，使学习者直接感知所要学习的动作的结构、顺序和要领的一种教学方法。实施中应注意以下几点。

(1) 注意位置和方向：示范的位置和方向，会影响示范的效果。一般示范者要站在学习者的正面，与学习者的视线垂直，使所有学习者都能看清楚。

(2) 注意示范动作节奏：在实施教学时示范动作不宜太快，应将动作分解，让学习者能清楚地看到，在示范的同时，应配合口头说明。

(3) 做好示范准备：示范的内容较复杂时，可事先利用视听教具，如录音带，说明操作的步骤及原理，然后示范。

(4) 注意互动：安排一定的时间让学习者有练习的机会，示范者在纠正错误时，分析其存在的错误，并详细说明错误的地方，避免使用责备的口气，注意给予鼓励和耐心的指导。

(5) 做好总结：在结束时让学习者表演或充当教师进行示范，便于了解和评价掌握的情况。

课堂互动：

1. 在小组内交流一下：根据所学知识，列出需要进行健康教育的人群和主题。

2. 以文稿或PPT的形式写出健康教育方案。

3. 在小组内讲一节健康教育课程，选拔优秀者参加班级讲课。

6. 个别会谈法 个别会谈法是指健康教育工作者根据学习者已有的知识经验，借助启发性问题，通过口头回答的方式，引导学习者通过比较、分析、判断等思维活动获取知识的教学方法。实施中应注意以下几点。

(1) 准备：事先了解学习者的基本背景资料，如姓名、年龄、教育程度、家庭状态、职业等；选择会谈的环境应安静、舒适，有利于交谈；会谈应从最熟悉的人或事物谈起，使学习者产生信任感。

(2) 内容：会谈时谈话内容要紧扣主题，及时观察及了解学习者对教育内容的反应，并鼓励学习者积极参与交谈；一次教育内容不可过多，以防学习者产生疲劳。

(3) 总结：会谈结束时，应总结本次的教育内容，并了解学习者是否确实了解了教育内容，如有必要，预约下次会谈时间。

7. 展示与视听教学法 展示与视听教学法是以图标、模型、标本或录像、电视、电影等视听材料向人们讲解健康知识与技能的教学方法。实施中应注意以下几点。

(1) 便于理解：图表、模型的展示应配有通俗易懂、简明扼要的文字说明帮助理解。

(2) 生动醒目：图表设计尽可能生动醒目，有利于吸引观众的注意力和易于记忆。

(3) 时间适宜：播放视听教学片，要保证光碟、录像带、音响和播放器的质量，选择安静、大小适宜的播放环境，教学内容一次以 20～30 min 为宜。

8. 其他健康教育方式 健康教育除了上述教育方式外，还可采用其他多种方式。如计算机辅助教学(CAI),不仅可以进行知识讲解,还可以做题、解答,实现人机互动;利用广播、电视、报纸、杂志、小册子等公共传播媒体介绍预防保健的知识;还可以利用各种社会团体及民间组织活动的机会进行健康教育和健康促进活动。

健康教育是一种有目的、有组织、有计划的系统活动。它通过信息传播及行为干预,帮助个人和群体掌握卫生保健知识,树立健康观念,改变不良的生活习惯,自觉地采纳有益于健康的行为和生活方式,以预防疾病,促进健康和提高生活质量。护士可以通过各种途径及方法,对服务对象实施健康教育,以达到促进全民健康的目的。

知识链接

21世纪是健康管理的世纪

1. 降低医疗费用的开支 健康管理参与者与未参与者平均每年人均少支出200美元,这表明健康管理参与者每年总共节约了440万美元的医疗费用。

2. 减少了住院的时间 在住院患者中,健康管理参与者住院时间比未参与者平均减少了2天,参与者的平均住院医疗费用比未参与者平均减少了509美元。在4年的研究期内,健康管理的患者节约了146万美元的住院费用。

3. 健康管理是一个慢性过程,但回报很快 健康管理参与者在两年或者少于两年的时间内的投资回报:参与者总的医疗费用净支出平均每年减少75美元。

4. 减少了被管理者的健康危险因素 有2个或者更少健康危险因素的参与者的数量从24%增加到了34%(随着年龄的增长,人的健康危险因素必然会增长);有3个到5个健康危险因素的参与者的数量从56%减少到了52%;有6个或者更多健康危险因素的参与者的数量从21%减少到了14%。

要点小结

通过完成本任务学习,你应该提升的素质主要是作为一名临床护士应该具备健康教育的意识和素养;应具备的能力是能正确选择和运用多种健康教育的方法开展健康教育活动;应掌握的知识有健康教育与健康促进、健康管理、卫生宣传之间的关系、健康教育模式运用于健康教育的指导作用和局限性。重点是识记健康教育的概念、健康教育的基本原则和程序,能够有针对性地开展健康教育。

能力检测

一、名词解释
1. 健康教育
2. 健康管理
3. 健康促进
4. 健康相关行为

二、简答题
1. 简要说明健康教育与健康管理、健康促进、卫生宣传之间的关系。
2. 试述健康教育的发展简史及特征。
3. 试述健康教育的目的及意义。
4. 健康教育主要包括哪几个步骤?

三、选择题(5个备选答案中可能有1个或1个以上正确答案)
1. 实现2000年人人享有卫生保健的基本途径是(　　)。

A. 卫生宣传　　　B. 健康教育　　　C. 健康促进　　　D. 保健服务　　　E. 信念干预

2. 健康教育学围绕什么中心而发展?(　　)

A. 以人类社会发展为中心　　　　　　　　B. 以健康教育发展为中心
C. 以提高人类健康水平为中心　　　　　　D. 以提高健康保健水平为中心
E. 以人类健康发展为中心

3. 健康促进模式(HPM)的提出者是(　　)。

A. 霍克巴姆　　　B. 贝克　　　C. 伦斯·格林　　　D. 勒·潘德　　　E. 恩格尔

4. 从结果入手是下列哪一种健康教育模式的特点?(　　)

A. 健康信念模式　　　　　　B. 健康促进模式　　　　　　C. 保健教育过程模式
D. 自我调节模式　　　　　　E. 健康系统模式

5. 健康教育发展历经的阶段包括(　　)。

A. 宗教迷信阶段　　　　　　B. 自然哲学阶段　　　　　　C. 医学阶段
D. 行为阶段　　　　　　　　E. 社会环境阶段

6. 健康教育程序的步骤包括(　　)。

A. 评估　　　B. 设立目标　　　C. 制订计划　　　D. 实施计划　　　E. 效果评价

7. 健康教育的目的主要包括(　　)。

A. 实现"人人享有卫生保健"的目标　　　　B. 提高人群自我保健意识和能力
C. 提高临床护士的理论及技能水平　　　　D. 降低发病率和医疗费用
E. 促进国民经济发展

8. 护士在健康教育中的作用包括(　　)。

A. 为服务对象提供有关健康的信息　　　　B. 帮助服务对象认识影响健康的因素
C. 帮助服务对象确定存在的健康问题　　　D. 指导服务对象采纳健康行为
E. 开展健康教育的研究

四、实践与操作

作为一名临床护士,如何将健康教育在临床工作中更好地开展?请你设计一个具体的实施方案,要求如下。

(1) 结合某一临床案例,分组讨论并设计一个合理可行的健康教育实施方案。
(2) 合作完成实施方案评价书的填写。
(3) 完成健康教育小组或班级讲课。

五、案例与讨论

李某,男,48岁,高中文化,职员。诊断:冠心病、心绞痛、高脂血症。因发作性心绞痛3年,复发3天入院。

护理体检:轻度胸闷。无咳嗽、咳痰及呼吸困难。一般状况佳,呈紧张面容。血压:15/11 kPa。心率:84次/分。偏肥胖。

入院评估资料:本次发病原因为情绪激动,出现心前区疼痛,呈针刺样向背部放射,休息后有所缓解。患者有吸烟史,每天20支,吸23年。心电图显示:心肌缺血,心脏超声示左心室肥大。实验室检查示甘油三酯偏高。性格特征:A型性格。

治疗:生理盐水100 mL加刺五加100 mg静滴1次/天,清栓酶1.5 U静滴1次/日,消心痛10 mg 3次/天,阿司匹林80 mg 1次/天,卡托普利12.5 mg 1次/天。一级护理,普通饮食。请问:

1. 可为该患者提出哪两个护理诊断?
2. 如何运用健康教育的相关知识为该患者进行健康教育?

(吕孝臣)

附:本任务附件

【附件 4-2-1】　　　　　　　　　健康教育评价表

科别_____　床号_____　姓名_____　病案号_____　时间_____

教育项目		教育时间	教育方式		效果评价			护士签名	患者签名
			讲解	示范	掌握	了解	未掌握		
入院教育	入院须知								
手术前后教育	1. 手术及特殊检查相关知识								
	2. 术前准备项目、意义、配合要点								
	3. 戒烟,深呼吸、咳痰、床上排便的方法及意义								
	4. 术后卧位、吸氧、置各种管道的意义及配合要点								
	5. 术后饮食方式、目的及注意事项								
住院教育	1. 疾病治疗、护理的目的及相关知识								
	2. 各种器械、药物治疗知识及配合要点								
	3. 各种检验的意义、标本采集方法及配合要点								
	4. 正确的服药方法、不良反应及注意事项								
出院教育	1. 活动、休息等康复知识								
	2. 正确用药知识								
	3. 饮食、营养知识								
	4. 自我护理知识								
	5. 定期复查、随诊知识								

【附件 4-2-2】 内科患者标准教育计划

入院教育

【教育目标】 适应病区环境,建立良好的遵医行为

【教育内容】 1. 病区环境

2. 科室相关人员

3. 就餐规定

4. 个人物品摆放

5. 探视、陪护制度

6. 病区安全

7. 作息时间

8. 等级护理要求

9. 公物管理规定

10. 常规检查意义及标本留取方法

【教育方法】 1. 讲解或指导患者、家属阅读入院须知

2. 指出病区环境设施设置及使用方法

3. 讲解建立遵医行为的必要性

【教育效果】 1. 复述入院须知的有关规定

2. 表示积极配合治疗和护理

住院教育

【教育目标】 提高患者住院适应能力,减轻心理负担

【教育内容】 1. 所患疾病的定义、主要诱因、诱发因素

2. 目前治疗方法及配合要点

3. 目前医嘱用药的主要作用、用法及可能出现的副作用

4. 各种检查的意义及配合要点

5. 放松技巧

6. 饮食与活动的要求

7. 疾病治疗进展

8. 生活方式与生活质量的概念

【教育方法】 1. 讲解有关知识

2. 演示行为训练内容

3. 推荐有关学习资料

4. 播放专题影视录像

5. 患者现身说法

6. 专题讲座

【教育效果】 1. 复述疾病相关知识

2. 演示行为训练内容

特殊检查与治疗教育

【教育目标】 提高患者配合检查和治疗能力,减少并发症

【教育内容】 1. 检查的方法与意义

2. 常见并发症的预防知识

3. 检查前准备项目及配合要点

4. 检查后可能出现的反应、配合要点及注意事项

【教育方法】 1. 讲解有关知识

2. 演示行为训练内容

3. 推荐有关学习材料

4. 患者现身说法

【教育效果】 1. 正确复述有关检查的意义、配合要点及注意事项

2. 主动配合检查治疗

出院教育

【教育目标】 提高患者自我保健能力,建立健康行为,提高生活质量

【教育内容】 1. 活动、休息与睡眠要求

2. 正确用药知识

3. 饮食营养需求

4. 自我护理方法

5. 康复知识

6. 随诊与定期复查要求

【教育方法】 1. 讲解有关知识

2. 推荐学习资料

3. 演示自我护理技巧

4. 建立出院后咨询联系

【教育效果】 1. 复述与健康相关的知识要点

2. 理解生活质量的意义

3. 愿意纠正影响健康的不良行为

附 录

附录 A 项目/任务教案设计（注：相当于传统的预习）

根据教学内容和进度可安排学生分组进行，自行设计，并最终以文字形式完成，教师批改打分。

内容包括：学习目标（情感、技能、知识）、学习重点、学习难点、课型、活动过程（准备、实施、总结）

附录 B 项目任务书（根据教学内容酌情参考使用）

项目名称			
学习小组		组长	
小组成员			
激励口号			
目标实施计划			
组长职责			
纪律制度			
具体任务			
相关要求			

附录 C 项目/任务完成评价书

班级_____ 小组_____ 姓名_____ 学号_____ 评价时间_____

项目内容	分值	评分标准	自评		互评		教师评分	
			扣分	得分	扣分	得分	扣分	得分
实用性	35	设计场景合理 10 沟通方法得当 10 合理使用了沟通技巧 15						
完整性	20	环节完整 10 设计合理 10						
创新性	10	自主探索，勇于创新 10						
协作性	15	积极协作，解决任务 10 总结提升 5						

续表

项目内容	分值	评分标准	自评		互评		教师评分	
			扣分	得分	扣分	得分	扣分	得分
合理性	20	各环节设计合理 10 沟通表达合理 10						
总 分		85分以上为优秀,75~85分为良好,65~74分为中等,60~64分为合格,60分以下为不合格	总评级别：优 良 中 差					

附录D 《护理导论》教学大纲

一、课程简介

护理导论是护理专业学生的专业基础入门课程,旨在通过体现"知识、能力、素质"的专业教育思想,激发学生热爱专业的情感,提高专业服务意识,培养科学精神和创造性思维习惯。对学生认识护理、了解护理、热爱护理、学习护理,都起着重要的引导和奠基作用,对学生掌握相应的基础理论、基本操作和基本技能具有重要的指导作用。

护理导论课程学科理论较为抽象,教学活动除课堂讲授外,可主要采用讨论、自学、角色扮演、见习等多种方式进行；建议在第一学期后半学期或第二学期前半学期开设；总课时36学时,建议理论20学时,实践14学时,机动或考核2学时；也可根据各专业具体情况进行选学。

二、课程目标

通过本课程的学习,学生能够：

1. 对我国医疗卫生服务体系和医院的基本情况有大致的了解。
2. 明白护士的角色和护理工作基本内涵是怎样的。
3. 简单概述护理工作服务对象、范围和特点是什么。
4. 正确阐释护理相关理论和专业理论的基本要点和如何应用。
5. 正确总结和概括护士如何才能做好护理工作。
6. 正确理解并说出培养科学思维对于护士的重要性。
7. 掌握护理程序的步骤、内容和工作程序是怎样的。
8. 正确阐释护理工作中常遇到的法律问题及应对方法。
9. 具备独立进行一般慢性病的健康教育的素质和能力。

三、学时分配

项 目	任 务	学 时		
		理论	实践	合计
一、认识医院和护理	1. 认识我国医疗卫生服务体系	1	1	2
	2. 认识护理和护理学	2	0	2
	3. 认识护士	2	0	2
二、初步掌握护理学理论	1. 学会应用相关护理学理论	3	1	4
	2. 学会应用护理专业理论	3	1	4

续表

项目	任 务	学 时		
		理论	实践	合计
三、护士怎样才能做好护理工作	1. 重视护理工作中各种人际关系的处理 2. 培养护士科学思维的习惯和能力 3. 培养护士按照程序进行护理工作的素质和能力 4. 培养护士依法执业的意识及能力	0 3 4 1	2 1 4 1	2 4 8 2
四、培养护士进行健康教育的能力	1. 认识健康与疾病 2. 具备进行健康教育的素质和能力	1 0	0 3	1 3
机动或考核		2	0	2
合 计	共11个任务	22	14	36

四、项目及任务学习目标

项 目	任 务	学习目标	教/学活动	评价
一、认识医院和护理	任务一:认识我国医疗卫生服务体系 1. 了解我国医疗卫生服务体系 2. 了解我国护理组织系统 3. 认识医院 4. 了解社区	1. 了解医疗卫生系统的基本结构 2. 熟悉护理系统的构成及相关知识 3. 掌握医院的分类及任务 4. 了解社区的基本知识 5. 实践:写出二甲以上等级医院见习报告	讲授 自学 辅导 讨论 见习	提问 观察 作业 报告
	任务二:认识护理和护理学 1. 什么是护理 2. 什么是护理学	1. 掌握护理和护理学相关概念 2. 掌握护理的四大基本概念内涵 3. 能够举例,简要说出护理相关概念的内涵		
	任务三:认识护士 1. 什么人可以成为护士 2. 护士所承担的角色 3. 认识护士的服务对象	1. 熟悉护士的角色 2. 熟悉患者的角色 3. 能举出你熟悉的医院、护理或社区等相关例子说明自己工作的性质		

续表

项 目	任 务	学 习 目 标	教/学活动	评价
二、初步掌握护理学理论	任务一：学会应用相关护理学理论 1. 一般系统理论 2. 基本需要层次理论 3. 压力与适应理论 4. 成长与发展理论	1. 能够简要总结和概述相关护理学理论要点 2. 掌握系统论、需要论、压力与适应理论的基本内容 3. 能举出生活或工作中的例子来验证相关理论的重要性	讲授 自学 辅导 讨论 总结 角色 扮演	提问 观察 作业 测验
	任务二：学会应用护理专业理论 1. 奥瑞姆的自护理论 2. 罗伊的适应模式 3. 纽曼的健康系统模式 4. 佩皮劳的人际关系模式	1. 理解各专业理论的机制与内涵 2. 掌握自护理论、适应模式要点 3. 实践：能够用表格形式列出各专业理论对护理学基本概念阐释的相同与不同点 4. 实践：小组成员分别扮演不同角色，体现所用理论的内涵		
三、护士怎样才能做好护理工作	任务一：重视护理工作中各种人际关系的处理 1. 了解护士各种人际关系 2. 慎重维护护患关系 3. 提升自己人际沟通能力	1. 能说出护理工作中的各种人际关系 2. 掌握维护良好的护患关系的技巧 3. 实践：角色扮演，正确处理工作中遇到的人际问题	讲授 自学 辅导 讨论 讲评	提问 观察 作业 分析 讨论 效果
	任务二：培养护士科学思维的习惯和能力 1. 培养评判性思维习惯，学会并敢于质疑 2. 培养逻辑思维能力，学会应用循证护理 3. 培养临床护理决策能力，善于解决护理问题	1. 掌握护士科学思维的素质 2. 掌握在工作中如何培养科学思维习惯和能力 3. 掌握护士如何提升临床护理决策能力 4. 思考：你惯用的思维方式是怎样的？优势和劣势各有哪些？如何改变？		
	任务三：培养护士按照程序进行护理工作的素质和能力 1. 认识程序和护理程序如何评估不同类别患者 2. 学会初步判断患者的基本问题 3. 能应用科学思维方式为患者做出护理计划 4. 具有落实计划和修正计划的能力	1. 掌握护理程序的概念及其步骤 2. 举例说明按照护理程序开展护理工作的素质和能力 3. 实践：根据教材内容收集一位患者的资料 4. 实践：根据所收集的资料，做出诊断和计划 5. 实践：评价护理计划的实施效果的步骤及方法		
	任务四：培养护士依法执业的意识及能力 1. 熟悉医疗卫生法 2. 熟悉护理法规 3. 熟悉侵权责任法 4. 护理工作中常见的法律问题及应对	1. 掌握如何培养护士依法行护的法律意识 2. 熟悉各种常用法律 3. 实践：以角色扮演的形式，展示护理工作遇到法律问题的处理和应对		

续表

项　目	任　　务	学 习 目 标	教/学活动	评价
四、培养护士进行健康教育的能力	任务一：认识健康与疾病 1. 什么是健康 2. 什么是疾病 3. 能够正确认识和阐释疾病与健康的关系	1. 举例说明健康与疾病的概念 2. 简要概述健康与疾病的关系	讲授 自学 辅导 讨论 欣赏 讲评	提问 观察 作业 课件
	任务二：具备进行健康教育的素质和能力 1. 认识健康教育 2. 了解健康相关行为改变模式 3. 护士应如何开展健康教育	1. 能够说出什么是健康教育 2. 理解健康相关行为的概念及内涵 3. 掌握健康教育的方法 4. 实践：讲一节健康教育课		

参考答案

【项目一:任务一】

一、名词解释

1. 医疗卫生服务体系:不同层次的医疗卫生机构在提供医疗、预防、保健、康复、计划生育、健康教育和科研工作等卫生服务过程中,所形成的具有一定结构和功能的有机整体。

2. 医院:对广大人民群众进行防病治病,以提供诊疗和护理服务为主要目的的医疗事业机构。

3. 社区护理:社区卫生服务的重要组成部分,以护理学和公共卫生学的理论和技术,借助社区基层卫生机构的力量,在社区范围内开展以社区人群为服务对象,以促进和维护社区内个人、家庭及人群健康为目的,集预防、保健、医疗、康复、健康教育和计划生育指导为一体的系统化整体护理服务。

二、简答题

1. 简述医疗卫生服务体系的组织设置。

包括卫生行政组织、卫生事业组织、群众卫生组织和其他卫生组织。

2. 阐述医院的功能。

以医疗工作为中心,在提高医疗质量的基础上保证教学和科研任务的完成,同时做好预防和社区卫生服务工作,如指导基层计划生育和妇幼保健、健康教育、家庭卫生服务、疾病普查等工作。

3. 简述社区卫生服务的特点。

以人群健康为中心,以家庭为单位,以社区为范围,以需求为导向,以妇女、儿童、老年人、慢性病患者、残疾人等为重点,以解决社区主要卫生问题和满足基本卫生服务需求为目的,融预防、医疗、保健、康复、健康教育、计划生育服务等为一体,是一种有效、经济、方便、综合、连续的基层卫生服务。

三、选择题

1. E 2. A 3. C 4. A 5. A
6. C 7. D 8. E 9. B 10. D

四、实践与操作

1. 按卫生部分级管理制度划分:一级医院(甲、乙、丙等);二级医院(甲、乙、丙等);三级医院(特、甲、乙、丙等)。

2. 见习报告 要求:可以个人或5人以下小组形式进行见习,按项目要求写出见习报告,鼓励用示意图加文字形式完成见习报告。

【项目一:任务二】

一、名词解释

1. 护理:1980年,美国护士协会(ANA)提出"每个人自身存在的或潜在的健康问题,必有一定的表现和反应,对这种反应的诊断和处理即称为护理"。

2. 护理学:一门以自然科学和社会人文科学为理论基础,研究有关预防保健、疾病治疗及促进康复的护理理论、知识、技能及其发展规律的综合性应用学科。

3. 健康：WHO 于 1948 年提出的健康定义认为，"健康，不仅是没有躯体疾病，还要有完整的生理、心理状态和良好的社会适应能力"。

二、简答题

1. 现代护理学的发展经历了哪几个阶段？简述现阶段护理的特点。

现代护理学的发展经历了三个阶段：以疾病为中心的阶段、以患者为中心的阶段、以健康为中心的阶段。现阶段护理正处于以健康为中心的阶段，其特点如下。

(1) 护理学发展成为一门独立的学科。

(2) 护士已成为健康保健服务的主要力量。

(3) 护理的任务已经超出原有的患者或疾病护理的范畴，扩展到对所有人、生命周期所有阶段的护理。

(4) 护理的工作场所从医院扩展到了家庭、社区、社会。

(5) 护理教育形成了从专科、本科到硕士、博士培养的完整体系，以满足护理专业发展的需要。

2. 护理学的基本概念有哪些？简述你对"人"的理解。

护理学的基本概念包括：人、健康、环境、护理。

"人"是护理的对象，不仅指个体，也包括由个体组成的家庭、社区、团体或整个社会；可以是患病的人，也可以是健康的人。人具有以下特点。

(1) 人是一个统一的整体。

(2) 人是一个开放系统。

(3) 人有基本需要。

(4) 人具有独特性。

(5) 人有自我的概念。

(6) 人有权利和责任拥有适当的健康状态。

"护理"的特点如下。

(1) 护理是一门科学。

(2) 护理是一门艺术。

(3) 护理是一个整体。

(4) 护理是助人的活动。

(5) 照顾是护理的核心。

(6) 护理是一个过程，其方法是护理程序。

(7) 护理是一门专业。

3. 简述护理学的实践范畴。

临床护理、社区护理、护理管理、护理教育、护理科研。

三、选择题

1. C　2. C　3. E　4. B　5. D

四、实践与操作

略

【项目一：任务三】

一、选择题

1. D　2. C　3. D　4. B　5. B　6. D

二、简答题

1. 简述现代护士所承担的角色。

护理者、决策者、计划者、沟通者、管理者及协调者、促进康复者、教育者及咨询者、代言人及保护者、研究者及著作者、权威者。

2. 简述患者角色适应不良常见的几种情况。

角色行为缺如、角色行为冲突、角色行为消退、角色行为强化、角色行为异常。

3. 简述成为护士需要具备的条件和素质。

1）应具备的条件：具有完全民事行为能力；完成规定的在校学习及临床实习任务，并取得相应学历证书；通过护士执业资格考试；符合规定的健康标准；执业注册申请通过批准。

2）思想道德素质、科学文化素质、专业素质、身体及心理素质。

三、应用分析题

1. 王某角色适应不良的类型属于：角色行为缺如。

2. 略。

四、实践与操作

略

【项目二：任务一】

一、名词解释

1. 系统：由若干相互联系、相互作用的要素所组成的，具有一定功能的有机整体。

2. 需要：主体对自身生存和发展的一切条件的依赖、指向和需求。

3. 应激：环境中的刺激所引起的人体的一种非特异性反应。

4. 适应：生物体促使自己更能适合生存的一个过程，是应对行为最终目标，是所有生物的特征。

5. 成长：又称生长，是指由于细胞增殖而产生的生理方面的改变，表现为各器官、系统体积和形态的改变，是量的变化，可用量化的指标来测量，如身高、体重等。

6. 发展：又称发育，是指生命中有顺序的可预测的功能改变，是个体随着年龄的增长以及与环境间互动而产生的身心变化过程。表现为细胞、组织、器官功能的成熟和机体能力的成熟。

二、简答题

1. 系统的基本属性有哪些？

系统的基本属性有整体性、相关性、层次性、动态性。

2. 马斯洛的需要层次理论的内容有哪些？

马斯洛的需要层次理论的内容有生理的需要、安全的需要、爱与归属的需要、自尊的需要、自我实现的需要。

3. 人在对抗压力时有哪三线防卫？

（1）第一线防卫——生理与心理防卫；

（2）第二线防卫——自力救助；

（3）第三线防卫——专业辅助。

三、选择题

1．A 2．C 3．C 4．C 5．D

6．C 7．D 8．B 9．A 10．C

四、实践与操作

1. 能够正确将一般系统论应用于护理实践中。

（1）系统论促进了整体护理思想的产生和发展；

（2）系统论是护理程序的基本框架；

（3）系统论为护理管理者提供理论支持。

2. 根据马斯洛的需要层次理论写出患者健康评估单。

1）生理的需要 疾病通常导致患者生理的需要无法得到满足，护士应全面评估患者尚未满足的生理的需要。如：因呼吸道堵塞导致的缺氧、呼吸困难对氧气的需要；脱水、水肿、电解质紊乱、酸碱平衡失调时对水的需要；肥胖、消瘦、各种营养素缺乏，不同疾病的特殊饮食需要；便秘、腹泻、大小便失禁、胃肠道手术后对排泄的需要；疲劳、各种睡眠型态紊乱对休息和睡眠的需要；各种急慢性疼痛对摆脱疼痛的需要等。

2）安全的需要　患病时的安全感会降低，包括担心自己的健康没有保障；住院时的无助和孤独；容易对各种检查和治疗产生恐惧和焦虑；对医护人员的技术不信任以及担心经济负担等。因而安全的需要包括：避免身体受到伤害，应注意防止发生意外；避免给患者心理上造成负面影响。

3）爱与归属的需要　人在患病后常常会产生孤独感，因此，爱与归属的需要也就变得更加强烈。患者希望得到亲人、朋友、周围人的关心、理解和支持。所以，应建立良好的护患关系，允许家属探视并鼓励其参与患者的护理，帮助患者之间沟通建立信任。患者在获得安全感和归属感后，才能真正接受护理。

4）自尊的需要　患病会影响自尊需要的满足。患者会觉得因生病失去自身价值或成为他人的负担，出现依赖、缺乏信心、无法胜任等行为，如当对患者进行体检或治疗时暴露躯体，或因病不得不接受一些侵犯隐私的处置。

5）自我实现的需要　个体最高层次的需要，自我实现需要的产生和满足程度因人而异。患病常能影响各种能力的发挥，尤其是当重要能力丧失时，如偏瘫、失明等；疾病导致才智的运用和发展受阻，因疾病暂时或长期失去某些能力，不得不离开自己的学习、工作岗位，使其人才目标不能实现。

五、案例与讨论

李某面对的压力有陌生的环境、疾病的威胁、与外界的隔离、信息的缺乏、自尊的丧失等。帮助患者适应的措施如下。

1. 协助患者适应医院环境　护士应为患者创造一个整洁、安静、舒适、安全的病室环境，主动热情地接待患者，介绍医院环境、有关规章制度及负责的医生与护士，使者消除由于陌生和孤独带来的心理压力。

2. 尽量满足患者的需要　由于乙肝这种疾病的影响，患者的需要往往不能完全满足，会出现紧张、焦虑、抑郁等负面情绪，护士应及时和患者沟通，缓解其不良情绪。

3. 提供有关患者的信息　护士应将有关乙肝的诊断、治疗、护理、预后等方面的信息及时告诉患者，减少患者的焦虑及恐惧，增加其安全感和信任感。

4. 协助患者适应其角色　护士对患者要表示接纳、尊重、关心、爱护，护士应主动了解不同病情、具有不同生活背景的患者的心理、生理感受，给予恰当的心理疏导；让患者参与治疗和护理计划，以减轻焦虑，主动配合。

5. 协助患者保持良好的自我形象　住院后，患者的穿着、饮食、活动都受到医院的限制，因此会感到失去自我；同时由于疾病所致自理能力的降低，又会使患者感到自卑。护士应尊重患者，协助患者保持整洁的外表，改善患者的自我形象，尊重患者原来的爱好和习惯，使患者获得自尊和自信。

6. 协助患者建立良好的人际关系　护士应鼓励患者与同病房的病友融洽相处，并动员家庭和社会支持系统的关心和帮助，使患者感受到周围人对她的关怀和爱护，促进其身心健康的恢复。李某思念女儿，应适时通过电话联系她女儿或鼓励亲友带女儿前来探视，以缓解李某的思念和担忧。同时，动员李某的社会支持力量帮助其缓解经济压力。

【项目二：任务二】

一、名词解释

1. 自我护理：个体在稳定或变化的环境中为了维持自身的结构完整、功能正常及生长发育的需要，所采取的一系列自发性的调节行为和自我照顾活动。

2. 主要刺激:当前所面临的、促进行为发生、引起人体最大程度变化的刺激。

3. 正常防线:抵抗线外层的实线圈,是机体的第二层防线,位于弹性防线和抵抗线之间,是机体防御系统的主体,通过生理、心理、社会文化、生长发育、精神信仰的变化来预防压力源的袭击。

4. 压力源:又称应激源,是来自环境中,威胁个体的弹性防线和正常防线,可引发紧张并影响个体不稳定和平衡状态的所有刺激或力量。

5. 应对机制:机体外界环境刺激或内在环境刺激时的内部控制过程。

二、简答题

1. 奥瑞姆自护理论中护理系统有哪三种?
(1) 完全补偿护理系统。
(2) 部分补偿护理系统。
(3) 支持-教育系统。

2. 说出罗伊适应模式中刺激的种类。
(1) 主要刺激。
(2) 相关刺激。
(3) 固有刺激。

3. 人在对抗压力源时有哪三线防卫?
(1) 第一线防卫——生理与心理防卫。
(2) 第二线防卫——自力救助。
(3) 第三线防卫——专业辅助。

4. 佩皮劳人际关系模式中护士承担哪些角色?
(1) 陌生人角色。
(2) 信息提供者角色。
(3) 教师角色。
(4) 领导者角色。
(5) 代理人角色。
(6) 咨询者角色。

三、选择题

1. A 2. B 3. E 4. D 5. A
6. C 7. D 8. A 9. A 10. E

四、实践与操作

1. 根据罗伊适应模式,正确写出围绝经期妇女保健的评估、诊断及干预措施。

一级评估,即行为评估。包括生理功能、自我概念、角色功能、相互依赖四个方面。

二级评估,即刺激的评估。

(1) 主要刺激:雌激素水平下降的一系列生理变化,如月经紊乱、停经、潮热、汗出、心悸等。随着年龄增长,身体器官、内分泌系统衰老退化以及生理变化引起情绪降低或心理障碍,如易怒、焦虑、抑郁等。

(2) 相关刺激:职业变化、退休、婚姻不稳、离婚、独居。父母疾病或死亡,儿女成家立业,相继离开家,身体发胖,体力下降等。

(3) 固有刺激:以往健康状况、教育水平、家庭经济状况、子女对母亲态度、丈夫及子女身体健康情况等。

主要诊断:
(1) 生理功能方面:舒适的改变、活动无耐力、睡眠型态改变、疼痛、排尿异常、性功能减退。
(2) 自我概念方面:焦虑、恐惧、抑郁、知识缺乏、自我形象紊乱、家庭作用改变、个人应对能力失调。

(3) 相互依赖方面:社交孤立、预感性悲哀。
(4) 角色功能方面:退休后变为家庭主妇、孙子的奶奶。
护理干预措施:
(1) 帮助适应健康的生活方式;
(2) 帮助建立家庭及社会支持系统;
(3) 教会定期进行自我检测和记录;
(4) 针对存在的问题做好健康教育;
(5) 建立围绝经期专科门诊,开展身心健康咨询。
2. 略

五、案例与讨论

1. 护理评估
1) 行为评估
(1) 生理功能方面:张某出现了失眠,食欲降低和体重下降等生理反应。
(2) 自我概念方面:张某对自己所处的状况感到沮丧。
(3) 角色功能方面:张某认为目前的主要角色还是学生,但不能正常执行这一功能,所以感到沮丧。
(4) 相互依赖方面:张某与同学关系紧张,未提及与家长和老师的关系。
2) 刺激评估
① 张某面临的主要刺激是面对大学生活;相关刺激是独生女、面对环境的改变没有采取积极措施进行调整;固有刺激是个人的性格、原有的生活方式。
② 张某出现了生理功能方面的改变,对于自己所处的状况感到沮丧,不能正常执行学生的角色功能,与同学的关系紧张,这些都属于无效反应。
③ 这些无效反应又构成了新的内部刺激,进一步加重了张某的反应,形成了恶性循环。
2. 护理诊断
(1) 睡眠型态紊乱　与环境改变有关。
(2) 营养失调:低于机体需要量　与营养摄入减少有关。
(3) 无能为力　与生活环境改变和自我概念紊乱有关。
(4) 无效性角色行为　与不适应大学生活有关。
(5) 社交孤立　与独生子女生活习惯有关。
3. 护理计划和实施
(1) 帮助张某认识学校环境的改变,协调与同学的关系,加强与同学之间的交流。
(2) 请同学帮助张某补习功课。
(3) 增加营养,促进营养平衡。
(4) 帮助其建立良好的睡眠习惯。
4. 评价　经过护理措施的干预,张某出现以下结果时认为干预有效:
(1) 逐渐适应大学生活,与某些同学建立了朋友关系。
(2) 上课注意力集中,能进行有效的学习,学习成绩有所提高。
(3) 睡眠质量得到了提高。
(4) 食欲增加,体重有上升趋势。
(5) 变得活泼善言,对自己的学习和生活充满信心。

【项目三:任务一】

一、名词解释

1. 护理工作中的人际关系:包括护士与护士之间的护护关系、护士与医生之间的护医关系、护士与医技人员之间的护技关系等多方面的关系。

2. 护患关系:在医疗护理实践活动中,护士与患者之间确立的一种人际关系。

3. 人际沟通:个人之间在共同活动中彼此交流思想、感情和知识等信息的过程。

二、简答题

1. 请举例说明护士的角色有哪些。

护理执行者、护理计划者、护理管理者、健康教育者、健康协调者、健康咨询者、患者权益保护者、护理研究者。

2. 护理工作中有哪些人际关系?

护护关系、护医关系、护技关系。

3. 护患关系的性质和特点是什么?

护患关系的性质:护患关系是一种工作关系,护患关系是一种信任关系,护患关系是一种治疗关系,护患关系是一种契约关系。

护患关系的特点:目的专一性、地位不平衡性、特殊亲密性、选择不对等性、情感中立性。

4. 护患关系是怎样发展起来的?

经历了解期、信任期、结束期三个阶段。

5. 人际沟通的方式有哪些?

语言性沟通、非语言性沟通。

6. 怎样提升自己的人际沟通能力?

提升提问技巧、倾听技巧、自我表达技巧、营造气氛技巧、同理他人技巧、沉默技巧。

三、选择题

1. B 2. D 3. E 4. C 5. B 6. B

四、实践与操作

略

五、案例与讨论

1. 护士王某应该用实际行动来帮助患儿及家属解决问题,并在护理过程中及时调整相互关系,满足患儿和家长需求,赢得进一步的信任。

2. 为了获得患者的信任,护士应充分展示自己精湛的技术、高尚的职业道德、热情耐心的服务态度。只有这样,患者才会对护士的专业知识、专业技能、专业态度进行综合评价,从而对护士产生信赖并积极配合治疗。

【项目三:任务二】

一、名词解释

1. 评判性思维:也称为批判性思维,是指个体在复杂情境中,在反思的基础上灵活应用已有知识和经验进行分析、推理,做出合理判断,在面临各种复杂问题和选择时,对问题的解决方法进行选择,能正确进行取舍。

2. 循证护理:又称实证护理或以证据为基础的护理,是循证医学在护理专业中的应用。循证护理的基本含义是以有价值、可信的科学研究结果为依据,提出问题,寻找并运用证据,对服务对象实施最佳的护理。

3. 临床护理决策:在临床护理实践过程中,护士对面临的现象或问题,从所拟定的若干个可供选择的方案中做出决断并付诸实施的过程。也就是护士做出关于服务对象护理的专业决策的复杂过程,这种专业决策可以针对服务对象个体,也可以针对服务对象群体。

二、简答题

1. 评判性思维的特点有哪些?

评判性思维是主动思考的过程、是质疑、反思的过程、是审慎开放的过程。

2. 评判性思维在护理临床实践中的作用可体现在哪些方面？

有利于临床护理决策、提供科学思维方法、便于相互沟通和交流。

3. 循证护理的证据来源于哪些方面？

包括系统评价、实践指南和概述性循证资源等方面。

4. 常见的临床护理决策有哪几种类型？

确定型临床护理决策、风险型临床护理决策和不确定型临床护理决策。

三、选择题

1. ACE 2. ABC 3. DE 4. ABE 5. ACD
6. A 7. ABC 8. BCE

四、实践与操作

1. 检查：小剧本，小品形式分角色表演。
2. 开放性讨论，培养学生的质疑能力。

【项目三：任务三】

一、名词解释

1. 护理程序：护士在为护理对象提供护理照顾时所应用的工作程序，是一种在护理工作中科学地确认问题、解决问题的思想方法和工作方法。

2. 护理诊断：关于个人、家庭、社区对现存的或潜在的健康问题及生命过程的反应的一种临床判断。

二、简答题

1. 护理程序的步骤包括哪些？

护理程序包括5个步骤：评估、诊断、计划、实施、评价。

2. 护理程序每个步骤的任务是什么？

各步骤的任务如下：

评估——收集资料、整理资料、记录资料；

诊断——分析资料，找出异常、确认相关因素或危险因素、确认健康问题、形成护理诊断陈述；

计划——护理诊断排序、制订预期目标、制订护理措施、护理计划成文；

实施——实施前准备（再评估、修订计划、组织护理措施、预测风险、准备知识技能、准备资源、患者准备）、实施、实施后记录；

评价——收集资料、判断效果、分析原因、修订计划。

三、选择题

1. B 2. E 3. D 4. D 5. E
6. B 7. E 8. A 9. D 10. C

四、案例与讨论

1. 护理诊断及排序

(1) 体温过高　与肺部感染有关。

(2) 清理呼吸道无效　与肺部感染、痰液黏稠、年老体弱、胸痛有关。

(3) 低效性呼吸型态　与肺部感染及胸痛有关。

(4) 焦虑　与疾病的威胁有关。

(5) 疼痛　与肺部感染有关。

(6) 自理缺陷　与疾病、年老体弱有关。

(7) 有口腔黏膜改变的危险　与高热、大量应用抗生素有关。

(8) 知识缺乏：缺乏肺炎的疾病进展及预后的相关知识。

(9)潜在并发症:感染性休克。

2."体温过高"的护理措施:(以下为答案要点,详细内容略)

(1)降温与保暖。

(2)病情观察。

(3)遵医嘱使用抗生素。

(4)环境与休息。

(5)补充营养与水分。

(6)心理护理。

(7)皮肤及口腔护理。

五、实践与操作

1.按照实践与操作指导要求填写《患者入院护理评估单》。

2.按照实践与操作指导要求提出患者的护理诊断并排序。

【项目三:任务四】

一、名词解释

1.医疗卫生法:由国家制定或认可,并由国家强制力保证实施的关于医疗卫生方面法律规范的总和。

2.护理法:由国家、地方以及专业团体等颁布的有关护理教育和护理服务的一切法令、法规的总和。

3.侵权行为:民事主体违反民事义务,侵害他人合法权益,依法应当承担民事责任的行为。

4.医疗事故:医疗机构及其医务人员在医疗活动中,违反医疗卫生管理法律、行政法规、部门规章和诊疗护理规范、常规,过失造成患者人身损害的事故。

二、简答题

1.简述在我国护理立法的意义。

(1)为护士提供最大限度保护和支持。

(2)促进护理教育和护理服务的发展。

(3)促进护理管理科学化的进程。

(4)加快护理国际化的步伐。

(5)促进护士素质的提高。

(6)维护一切护理对象的权利。

2.护理立法应遵循哪些基本原则?

(1)宪法是护理立法的最高守则。

(2)护理法必须符合本国护理专业的实际情况。

(3)护理法要反映科学的现代护理观。

(4)护理法条款要显示法律特征。

(5)护理法要注意国际化趋势。

(6)护理法要维护社会护理活动。

3.在护理实践中应如何保障护理安全,规避护理风险?

(1)增强护士的风险意识。

(2)完善有效的管理制度,制订紧急风险预案,对护理安全实施持续监控。

(3)增进护患沟通,建立抵御风险的共同体。

(4)加强护理风险高危区的管理。

三、选择题

1.B 2.D 3.C 4.D 5.C

6. B 7. B 8. D 9. A 10. E
11. E 12. A 13. A 14. A 15. E

四、案例与讨论

讨论要点：从护士责任、查对制度、规章制度、护理道德、法律法规、操作规范、业务能力、服务态度、沟通技巧等方面进行分析与讨论。

【案例1】 这是一起护士责任心不强，在处理医嘱时工作不认真、细致，执行医嘱时不认真审核医嘱内容并且业务知识缺乏而导致的护理差错。医嘱固然要求医生在开列医嘱时勿忘重新核对、检查一遍，但对护士来说，也应对药物的药理作用及特殊使用方法有所了解和掌握，在执行时若发现与治疗常规不符，切勿盲目执行而应提出问题，以确保医嘱正确，保护患者免受损失，甚至是生命的代价。如护士明知有错，或应该预见不良后果，却不反对、不拒绝，只是机械地执行医嘱，由此造成的严重后果，护士与医生一起承担法律责任。

【案例2】 此案例中，护士未认真执行"三查七对一注意"制度，导致病患者的药物错发错配。如此不履行职责要求，马虎对待医护技术性工作，造成事故，危及患者生命，不仅要负道德责任，而且必须负法律责任。护士在护理工作中应遵循护理客观性的基本原则，摒弃先入为主的习惯性、主观性思维，以免限制护士思想的开拓，影响判断问题的准确性。在临床工作中要从实际出发，严格执行"三查七对一注意"制度，以减少护理差错事故的发生。

【案例3】 此案例中导致患儿死亡的主要原因是护士违反医疗规章制度，超越职权范围，不按规定对患儿进行预检分诊再交由值班医师或专科医师进行诊治，仅留观了30 min便将患儿推走，致使延误救治时机，最终导致患儿窒息死亡。

【案例4】 此案例中因护士缺乏临床经验，护理安全意识较差，没有把握好病情的动态变化，且存有侥幸心理而导致患者死亡。护士在护理操作前应先评估患者，不能盲目执行医嘱，当患者发生病情变化时应及时与医生沟通，要取得彼此间的信任与理解，给危重患者操作时应要求医生在旁，以便意外发生时能及时处理。

【案例5】 该护士违反护理操作规程，缺乏临床经验，没有详细询问患者的用药史和过敏史，也没有详细介绍药物的不良反应，从而导致患者过敏性休克死亡，造成严重的护理事故。护士在给药前应详细询问过敏史、用药史、家族史和药物不良反应史，评估患者前次用药后的药效、副作用，并给予相应的用药指导。静脉注射药物速度宜慢，特别是静脉注射抗生素药物时更应慎重，在给药中、给药后要严密观察病情变化，做好药物疗效和不良反应的观察和记录。一旦出现药物不良反应，应立即停药，报告医生处理。

【项目四：任务一】

一、名词解释

1. 健康：除了具备完整的生理、心理和良好的社会适应能力外，还应具有高尚的道德观念。
2. 亚健康：介于健康与疾病之间的中间状态，指人虽然无明确的疾病，但出现机体生理功能降低、适应能力减退的表现，也被称为"第三状态"。
3. 疾病：在一定病因损害作用下，由于自稳调节紊乱，引起机体一系列机能、代谢和形态结构的变化，发生异常生命活动的过程。表现为症状、体征和行为异常。

二、简答题

1. 请简述健康的影响因素。
生物学因素、环境因素、生活方式因素和卫生服务因素。
2. 试述疾病的影响。
1) 对个人的影响
积极的影响：有利于健康的恢复和增强身体素质。
消极的影响：会使其生活、学习、工作都受到不同程度的影响，同时疾病会造成一定的经济压力,甚至会引起个人角色和人际关系的改变。

2)对家庭的影响

经济的影响:疾病会加重家庭的经济负担。

精神、心理的影响:疾病会使患者及其家属心理和精神负担加重。

3)对社会的影响

对社会经济的影响体现在两方面:降低社会生产力,浪费或消耗社会医疗资源。

对社会健康状况的影响:某些传染性疾病(如艾滋病、SARS)的出现可能对整个社会的健康状况造成危害,甚至引发社会恐慌。

三、选择题

1. E　2. B　3. D

四、实践与操作

按要求完成,并形成相应的PPT课件。

五、案例与讨论

1. 该就诊者不健康。因为虽然该就诊者各项检查未发现异常,但是该就诊者出现了亚健康状态的一些表现,如睡眠不佳,食欲减退,就诊前甚至出现了躯体不适(头痛),故该就诊者不是健康状态。

2. 对该就诊者的建议如下:①改变生活缺陷及不良的饮食习惯,科学合理的摄入营养是预防亚健康状态发生,促进亚健康状态向健康状态转化的重要因素。②适量运动就是劳逸结合,平时注意锻炼身体,适当参加一些户外有氧活动。③戒除不良生活习惯,戒烟限酒非常重要,很多疾病都与吸烟、饮酒有关,劝诫其不要熬夜。④心理平衡:就是心理承受能力要强。

【项目四:任务二】

一、名词解释

1. 健康教育:一项有计划、有目的、有评价的社会教育活动,其着眼点是行动问题,它帮助人们了解自己的健康状况,认识危害健康的因素,促使人们自觉地选择有益于健康的行为和生活方式,从而减少或消除影响健康的危险因素,达到促进健康的目的。

2. 健康管理:以预防和控制疾病发生与发展,降低医疗费用,提高生命质量为目的,针对个体及群体进行健康教育,提高自我健康管理意识和水平,并对其生活方式相关的健康危险因素,通过健康信息采集、健康检测、健康评估、个性化健康管理方案、健康干预等手段持续加以改善的过程和方法。

3. 健康促进:以教育、组织、法律和经济等手段干预那些对健康有害的生活方式、行为和环境,以促进健康。其目的在于努力改变人群不利于健康的行为,改善预防性服务以及创造良好的社会与自然环境。

4. 健康相关行为:个体或团体的与健康和疾病有关的行为,一般可分两大类:促进健康的行为和危害健康的行为。促进健康的行为是个体或群体表现出的、客观上有利于自身和他人健康的一组行为;危害健康的行为是个体或群体在偏离个人、他人、社会的期望方向上表现的一组行为。

二、简答题

1. 简要说明健康教育与健康管理、健康促进、卫生宣传之间的关系。

①健康教育是健康管理过程中干预的重要手段,两者的目的是一致的,都是要更好地维护人们的健康,而健康管理更侧重于监测和针对致病危险因素的评估以促进疾病的预防和康复。

②健康教育是健康促进的必要条件,没有健康教育也就没有健康促进;健康促进是健康教育发展的结果,是健康教育发展的最高阶段。

③卫生宣传是健康教育发展初级阶段的一种基本模式,也是今天健康教育的重要内容和手

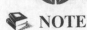

段之一,卫生宣传仅仅是卫生知识的传播,因此,不能等同于健康教育。

2. 试述健康教育的发展简史及特征。

大致可以分为三个阶段。

① 医学阶段(20世纪70年代以前) 此阶段的特征是对疾病重治轻防,一般的卫生知识宣传是健康教育的主要内容及手段。

② 行为阶段(20世纪70年代至20世纪80年代) 此阶段的特征是在新的医学模式指导下开展针对不良生活方式的健康教育。

③ 社会环境阶段(20世纪80年代后) 此阶段的特征是从宏观的角度认识健康与疾病,健康教育从单纯改变个体的生活方式逐渐扩大到重视生态环境及社会文化因素对健康的影响。

3. 试述健康教育的目的及意义。

主要有3个方面:①实现"人人享有卫生保健"的目标;②提高人群自我保健意识和能力的需要;③降低医疗费用和提高效益的需要。

4. 健康教育主要包括哪几个步骤?

主要包括5个步骤:①评估 评估学习者的需要及能力,评估学习资源,评估准备情况;②设立目标 目标应具有针对性和可行性,目标应具体、明确、可测,目标应以学习者为中心;③制订计划 明确实施计划的前提条件,将计划书面化、具体化,完善和修订计划;④实施计划;⑤效果评价。

三、选择题

1. B 2. E 3. D 4. C 5. CDE
6. ABCDE 7. ACD 8. ABCDE

四、实践与操作

提示要点:按照健康教育5个程序:①评估;②设立目标;③制订计划;④实施计划;⑤效果评价。

(一)评估

评估的内容:1. 学习能力评估

2. 心理状况评估

3. 社会文化背景评估

4. 学习态度评估

5. 以往学习经历评估

6. 学习准备评估

7. 学习需求评估

评估的方法:1. 收集与患者学习有关的资料

2. 问卷调查

3. 心理测量

(二)设立目标

目标的确立要结合实际情况,不可盲目、不切实际。

(三)制订计划

见附件4-4-2:内科患者标准教育计划

(四)实施计划

结合患者的学习特点,因材施教。

(五)效果评价

评价内容:1. 学习需要评价

2. 教学方法评价

3. 计划目标评价

4. 知识行为评价

5. 教育质量评价

评价方法:1. 观察法

2. 直接提问法

3. 书面评分法

五、案例与讨论

1. 护理诊断:①舒适的改变　与心肌缺血有关;

②生活自理缺陷　与一级护理卧床和心绞痛有关。

2. 教育需求评估:患者有学习能力,病情缓解时愿意了解控制疾病发作的保健知识和药物治疗的意义。

住院教育计划:

【教育目标】　消除紧张心理,纠正不良行为,提高患者住院适应能力。

【学习目标】　①列出诱发 CAD 的危险因素和预防 CAD 的正确行为模式。

②说出本次发病的主要原因。

③描述当前所用药物的作用、副作用。

④住院期间学会两种以上的放松技巧。

⑤患者在住院期间能控制吸烟。

【教育内容】　①诱发 CAD 的危险因素。

②防治 CAD 的 5 种措施,即控制体重、适量运动、戒烟、低脂饮食、放松训练。

③制订戒烟计划,并督促实施。

④制订控制体重计划。

⑤当前所用 5 种药物的作用、副作用,及配合治疗的要点。

⑥A 型性格与 CAD 的关系,控制情绪的方法:肌肉放松、深呼吸。

⑦一级护理卧床休息与疾病恢复的关系。

【教育方法】　①指导阅读专科教育手册。

②演示放松技巧。

③推荐阅读 CAD 保健书籍。

【效果评价】　①口头提问能复述相关知识要点。

②会演示放松训练方法。

③患者住院期间情绪稳定,主动控制体重和吸烟量。

参考文献

[1] 刘喜文.护理学导论[M].北京:人民军医出版社,2007.
[2] 李小妹.护理学导论[M].3版.北京:人民卫生出版社,2012.
[3] 李晓松.护理学导论[M].北京:人民卫生出版社,2014.
[4] 王维利.护理学导论[M].合肥:安徽大学出版社,2011.
[5] 姜安丽.护理理论[M].北京:人民卫生出版社,2009.
[6] 龙亚香.护理伦理与法规[M].西安:第四军医大学出版社,2011.
[7] 隋树杰.护理学导论[M].北京:人民卫生出版社,2013.
[8] 冯先琼.护理学导论[M].北京:人民卫生出版社,2012.
[9] 李小寒.基础护理学[M].北京:人民卫生出版社,2012.
[10] 邹恂.现代护理新概念与相关理论[M].2版.北京:北京大学医学出版社,2004.